MATHILDE BETTI

GESUND ESSEN IN DER *Schwangerschaft*

INHALT

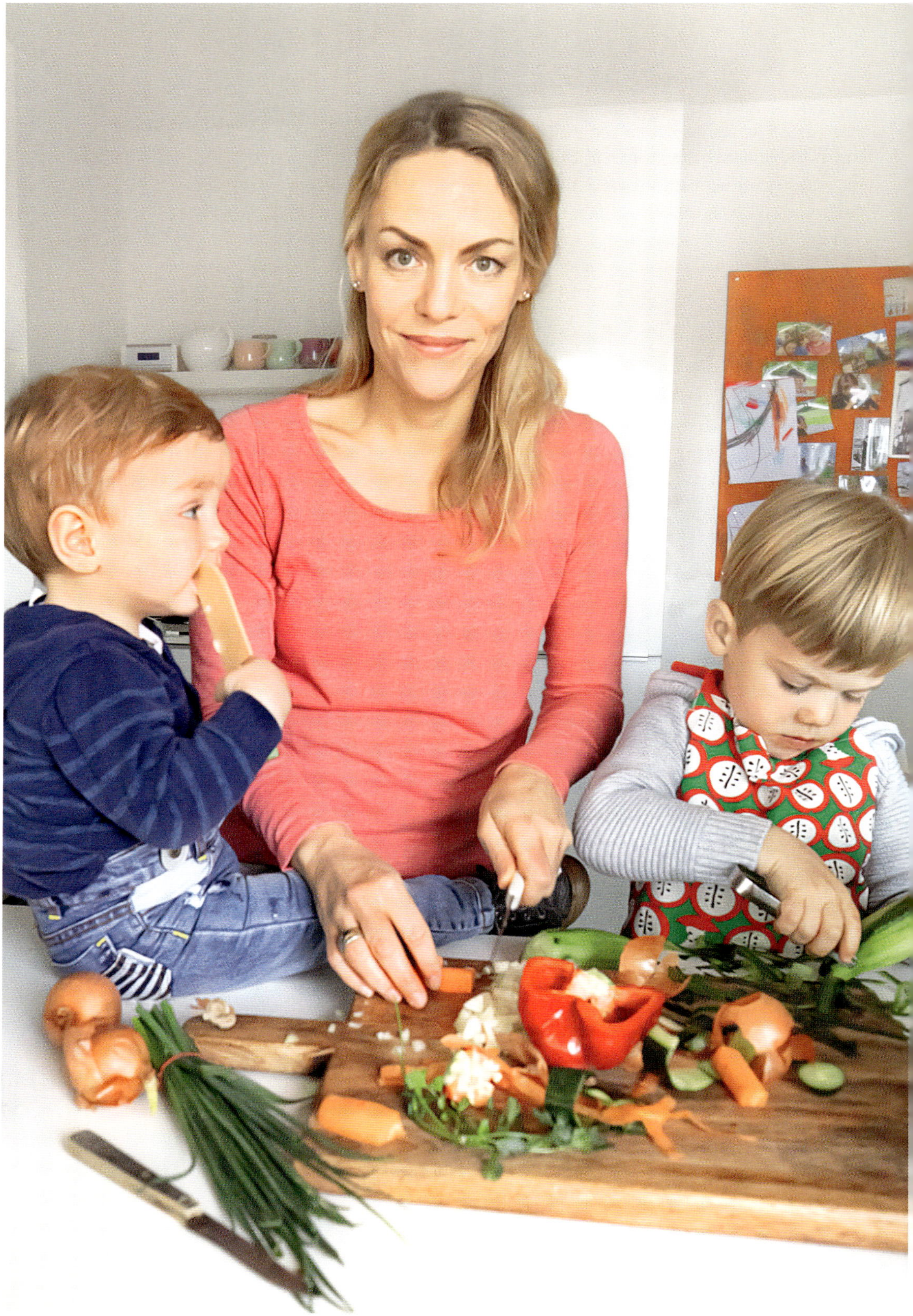

LIEBE LESERINNEN,

dieses Buch habe ich geschrieben, weil ich genau so eines gerne in meinen Schwangerschaften gehabt hätte. Ich fragte mich, was und wie ich essen muss, um mein Baby mit allem zu versorgen, was es braucht. Ihr könnt euch euer Baby wie ein Samenkorn vorstellen, das am besten in einer fruchtbaren, nährstoffreichen und möglichst giftfreien Erde wachsen und gedeihen kann. Also erfahrt ihr hier, wie ihr euch während der Schwangerschaft ausgewogen, genussvoll und gesund ernähren könnt – einfach und alltagstauglich. Und da Ernährung nicht alles ist, gebe ich euch auch ein paar Ratschläge, wie ihr insgesamt gesünder leben könnt, vor allem was das Thema Stress betrifft, und auch, welche Weichen ihr schon in der Schwangerschaft stellen könnt, um in der ersten Zeit mit Baby genug Unterstützung zu haben.

Verboten oder erlaubt?

Mich haben in meinen Schwangerschaften die zahlreichen Verbote verunsichert, die – oft ohne Begründung – für den Verzehr bestimmter Lebensmittel ausgesprochen werden und teilweise auch noch widersprüchlich sind, je nach Quelle. In diesem Buch erfahrt ihr daher in ausführlichen Checklisten sowie im Einkaufs- und Gastroratgeber zu allen Lebensmittelgruppen, welche Speisen ihr bedenkenlos essen könnt, welche ein gewisses Risiko bergen und warum und auf welche ihr lieber ganz verzichten solltet, ebenfalls mit Begründung.
Mit diesem Wissen könnt ihr selbst entscheiden, welches Ernährungsrisiko ihr eingehen möchtet, denn viele Schwangere verzichten auf viel mehr, als sie es aus Gründen der Gesundheitsvorsorge tun müssten. Dabei ist Genuss so wichtig für eine angenehme Schwangerschaft.

Auch euer Darm zählt

Ich erkläre euch zudem, warum die Darmgesundheit der Schwangeren so wichtig für das Baby ist, wie sich die Verdauung in der Schwangerschaft verändert, warum dadurch typische Beschwerden wie Sodbrennen, Völlegefühl und Verstopfung entstehen und was ihr dagegen tun könnt. Unser Experte Dr. med. Christian Matthai, Facharzt für Gynäkologie und Geburtshilfe, Ernährungs- und Vitalstoffmediziner, wird für euch einordnen, wann ihr bei diesen Beschwerden ärztlichen Rat einholen solltet.

Achtung, lecker!

Und natürlich gibt es auch Rezepte: Mit 50 köstlichen Ideen könnt ihr euch und euer Baby verwöhnen und erhaltet zudem zahlreiche Anregungen, wie ihr Speisen unkompliziert und lecker zubereiten könnt, damit eine gesunde und ausgewogene Ernährung auch wirklich schmeckt.

Ich wünsche euch eine angenehme Schwangerschaft mit viel Freude am Essen!
Eure Mathilde Betti

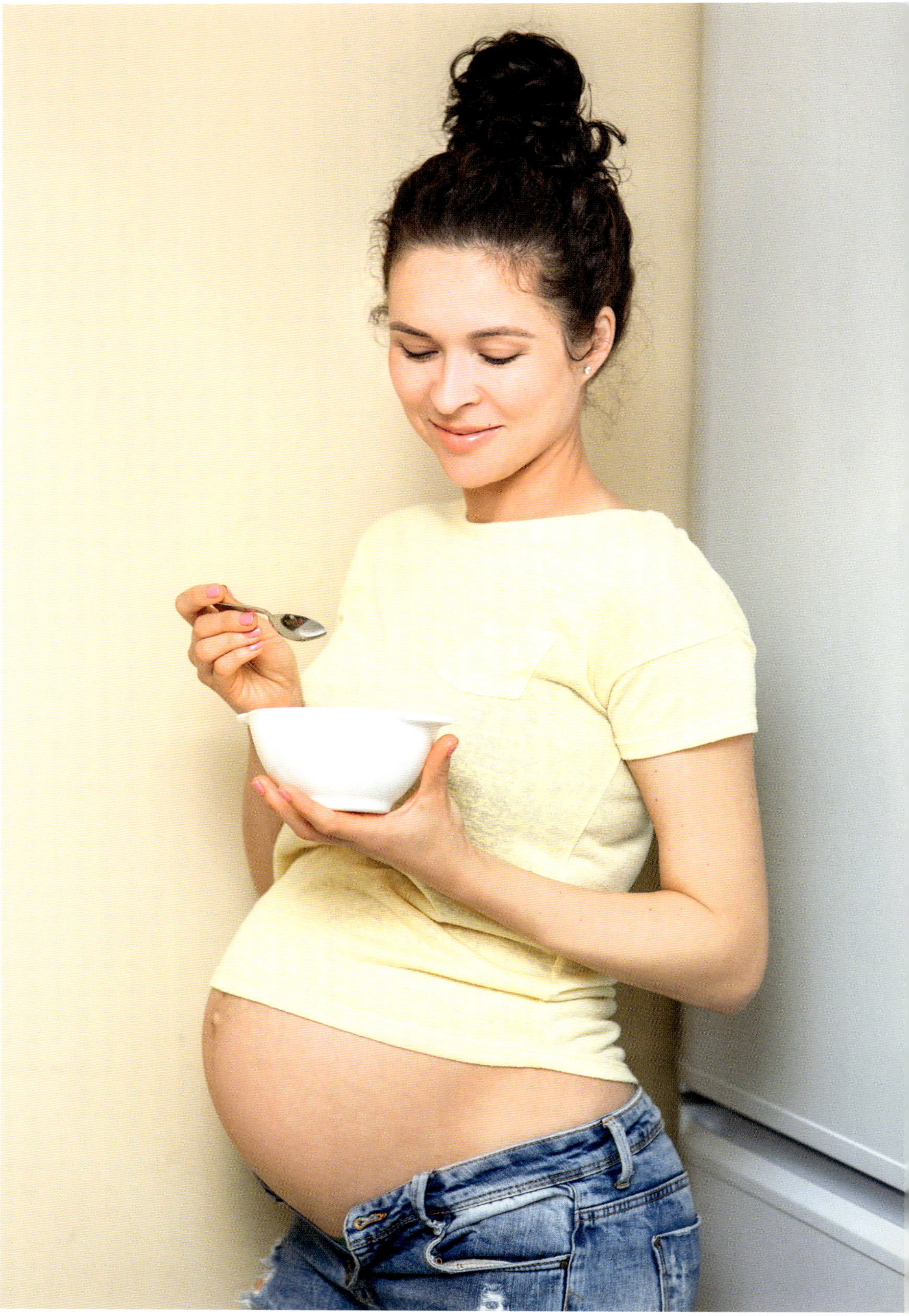

1

ZUR BESSERESSERIN WERDEN

In der Schwangerschaft benötigt ihr viel Energie für das Wachstum eures Kindes – euer Körper vollbringt Höchstleistungen! Daher ist eine gute Lebensmittelqualität so wichtig. Daneben braucht ihr Grundvertrauen und ein gutes Bauchgefühl. Daher spielen auch die Gewichtsentwicklung, genug Bewegung und ein besserer Umgang mit Stress eine tragende Rolle.

ERNÄHRUNGSBASICS

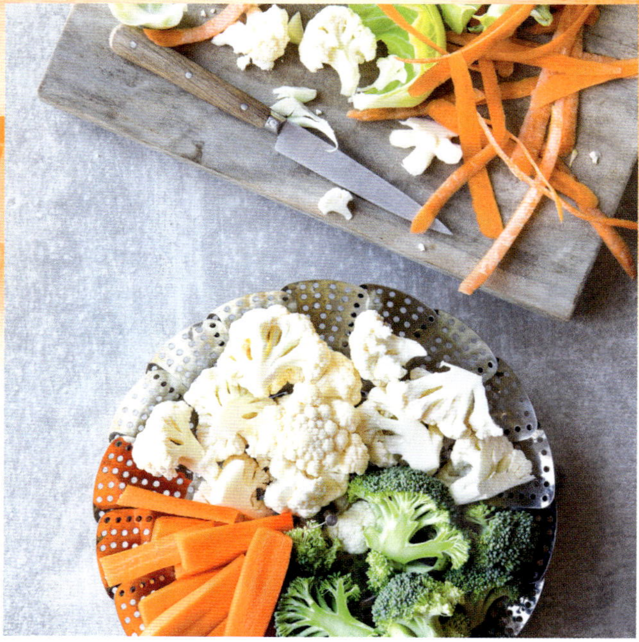

Alles was in das Blut einer Schwangeren gelangt, landet – vereinfacht gesagt – über kurz oder lang auch beim Baby. Und zwar in einer Phase, in der es sich sehr schnell von einer winzigen befruchteten Eizelle zu einem kompletten Menschlein entwickelt. Unser Nachwuchs erhält also über uns Vitamine, Mineralien und Spurenelemente, aber auch Zucker, Alkohol, Nikotin, Drogen, Arzneimittel, chemische Zusatz-, Konservierungs-, Farb- und Schadstoffe wie Pestizide und vieles andere mehr. Die Plazentaschranke kann nicht alle Schadstoffe abhalten – und genau darum ist es so wichtig, dass Frauen in der Schwangerschaft noch mehr auf die Qualität ihres Essens achten als sonst. Sie ernähren damit nicht nur sich selbst besser, sondern auch ihr Baby und unterstützen so seine gesunde Entwicklung.

Als ich schwanger war, wusste ich das – im Gegensatz zu meiner Mutter, der in den siebziger Jahren von allen Seiten dazu geraten wurde, einfach für zwei zu essen. Es zählt aber nicht die schiere Menge, sondern vielmehr, dass die ausgewählten Speisen ausreichend Vitamine, Spurenelemente, Mineralstoffe, Ballaststoffe und andere gesunde Bestandteile beinhalten.

Der Speiseplan einer Schwangeren soll möglichst gesund, nährstoffreich und ausgewogen sein. Saisonale und regionale Bio-Lebensmittel sind zu bevorzugen. All diese Vorgaben jederzeit zu beachten, ist manchmal zu viel verlangt. Aber man kann sich daran orientieren. Dass eine Mahlzeit gut schmeckt, ist fast genauso wichtig wie die Qualität der Speisen. Denn was bringt ein gesundes Essen, wenn man es nur aus Vernunftgründen zu sich nimmt, dabei jedoch von fettigen Pommes, würzigen Burgern und tütenweise Gummibärchen träumt? Auf diese Weise lassen sich gute Vorsätze nicht lange durchhalten.

Aber es gibt die Möglichkeit, Speisen gesund, unkompliziert und schmackhaft zuzubereiten. Manchmal muss man dafür seine Geschmacksgewohnheiten zwar etwas umstellen, aber fades, langweiliges Essen muss wirklich keine Schwangere zu sich nehmen. Es geht auch nicht darum, in der Schwangerschaft immer nur gesund zu essen und sich keine »Sünde« mehr zu erlauben. Wie in so vielen Lebensbereichen gilt auch hier: Die Dosis macht das Gift!

BIO ODER KONVENTIONELL?

Gerade für schwangere Frauen lohnt es sich, zu hinterfragen, wie gesund oder schädlich die Nahrungsmittel, die wir täglich zu uns nehmen, eigentlich sind. Bio-Lebensmittel enthalten in der Regel deutlich weniger oder sogar gar keine Schadstoffe, haben eine gesündere Fettzusammensetzung (das betrifft vor allem Milchprodukte und Fleisch) und werden unter besseren Anbau- und faireren Produktionsbedingungen hergestellt. Damit schützen sie die Menschen, die Umwelt und schonen die Resourcen. Klingt gut, oder? Aber bio ist nicht gleich bio. Es gibt zahlreiche unterschiedliche Siegel, die uns Verbraucherinnen verwirren. Die Kriterien, um z. B. das EU-Bio-Siegel auf Waren drucken zu dürfen, sind längst nicht so streng wie die des Demeter-Siegels. Demeter-Waren haben also die bessere Qualität, sind aber auch teurer. Nicht jede kann oder will daher komplett auf bio umsteigen und auch nicht alle konventionell erzeugten Lebensmittel sind gleich stark belastet. Doch ihr solltet euch überlegen, ob ihr nicht wenigstens ein paar wichtige Basisprodukte und Lebensmittel, von denen ihr viel esst, in Bioqualität kauft.

»Dirty Dozen« möglichst meiden

Es gibt beispielsweise Gemüse- und Obstsorten, die aus verschiedenen Gründen deutlich schadstoffbelasteter sind als andere – die solltet ihr in der Schwangerschaft am besten nur in Bioqualität zu euch nehmen. Da helfen die Empfehlungen der amerikanischen Aktivistengruppe »Environmental Working Group (EWG)«. Sie untersucht jedes Jahr, welche Obst- und Gemüsesorten besonders stark mit Pestiziden belastet sind. 2020 waren das folgende, auch »Dirty Dozen« genannt:

- Erdbeeren
- Spinat
- Grünkohl
- Nektarinen
- Äpfel
- Weintrauben

> Lebensmittel aus biologischem Anbau sind gerade für Schwangere so wichtig, um mehr Nährstoffe und weniger Gifte aufzunehmen: Euer Essen sollte also doppelt so gut statt doppelt so viel sein.

- Pfirsiche
- Kirschen
- Bohnen
- Tomaten
- Sellerie
- Kartoffeln

Kleiner Wermutstropfen: Diese Analysen werden in den Vereinigten Staaten durchgeführt, sind also nicht zu 100 Prozent auf unser europäisches Obst und Gemüse zu übertragen, da die USA z. B. anderen Vorschriften beim Pestizideinsatz folgen – aber als Richtlinie sind diese Angaben auch bei uns hilfreich: Empfindliche Produkte wie z. B. Beeren, Aprikosen, Birnen, Tomaten oder Paprika weisen auch hierzulande häufiger Pestizidrückstände auf als die meisten Kohlarten, Möhren oder Kartoffeln. Hilfreich ist eine Untersuchung des Bundesamts für Verbraucherschutz und Lebensmittelsicherheit (BVL), deren Ergebnisse Anfang 2020 bekannt gegeben wurden und die ergab, dass in Importware aus Nicht-EU-Staaten häufig weitaus mehr Pestizidrückstände gefunden werden als in europäischer Ware. Deutsches Obst und Gemüse schneidet noch besser ab als EU-Ware und Lebensmittel aus ökologischem Anbau weisen am wenigsten Rückstände auf.

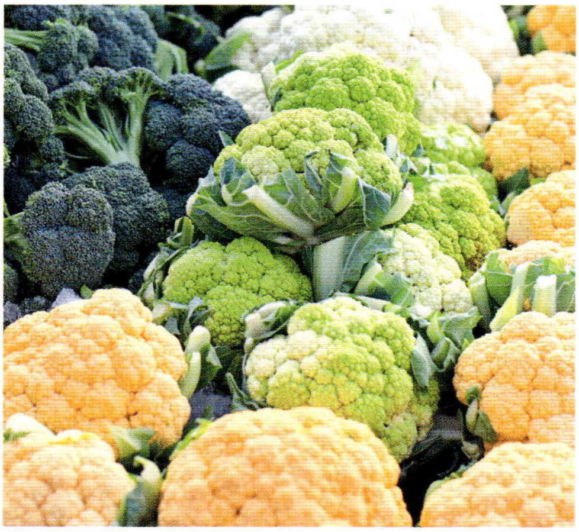

Blumenkohl und Brokkoli sind sehr nährstoffreich und wenig schadstoffbelastet.

Ich habe in meinen Schwangerschaften nicht nur beim Essen, sondern auch bei Kosmetikprodukten, Seife und Waschmittel auf ökologische Produkte geachtet. Vor allem um zu vermeiden, dass ich hormonell wirksame Stoffe zu mir nehme und an das Baby weitergebe. Denn diese wirken im Körper wie natürliche Hormone und können gravierende Gesundheitsprobleme bis hin zu Unfruchtbarkeit mitverursachen.

»Clean Fifteen« bevorzugen

Die EWG (Europäische Wirtschaftsgemeinschaft) lobt jährlich die »Clean Fifteen« aus. Diese Produkte sind weniger belastet und müssen nicht immer in Bioqualität gekauft werden:

- Avocado
- Zuckermais
- Ananas
- Zwiebeln
- Papaya
- Zuckererbsen (TK)
- Aubergine
- Spargel
- Blumenkohl
- Cantaloupe
- Brokkoli
- Champignons
- Weißkohl
- Honigmelone
- Kiwi

VEGETARISCHE ERNÄHRUNG

Da vegetarisch lebende Schwangere bestimmte Lebensmittel weglassen (es gibt verschiedene Arten von Vegetarismus), müssen sie besonders auf ihre Nährstoffzufuhr achten. Der Grund: Bei vegetarischer Ernährung tritt häufiger ein Nährstoffmangel auf als bei Mischkosternährung. Und ein Nährstoffmangel wird schnell gefährlich fürs

Kind. Wer ovo-lakto-vegetarisch isst, also Eier und Milchprodukte als tierische Nahrungsbestandteile zu sich nimmt, kann theoretisch so auch in der Schwangerschaft den erhöhten Nährstoffbedarf decken, sofern die Speisen gezielt und ausgewogen zusammengestellt werden. Das betrifft beispielsweise die Aufnahme von Eisen – so sollten eisenhaltige Lebensmittel wie Hülsenfrüchte und (Vollkorn-)Getreideprodukte immer zusammen mit Vitamin-C-haltigen Lebensmitteln, wie roten Paprika, Petersilie oder Zitrusfrüchten, gegessen werden, um die Eisenaufnahme zu unterstützen. Das Vitamin ist jedoch sehr hitze- und lichtempfindlich, sodass nur rohe Lebensmittel es in nennenswerten Mengen enthalten. Auch die Versorgung mit Jod, Vitamin B_{12}, der Omega-3-Fettsäure DHA und eventuell Zink ist bei Vegetarierinnen oft nicht optimal.
Es ist also wichtig, dass ihr regelmäßig eure Blutwerte überprüfen lasst, damit keinesfalls ein Mangel auftritt. Die Deutsche Gesellschaft für Ernährung (DGE) rät schwangeren Vegetarierinnen grundsätzlich, Folsäure, Jod und DHA als Nahrungsergänzungsmittel einzunehmen. Mehr über diese Mikronährstoffe erfahrt ihr ab Seite 14.

HILFREICHE APPS

Um herauszubekommen, welche Produkte bedenkliche Inhaltsstoffe enthalten, hat mir die App »ToxFox« des Bunds für Umwelt und Naturschutz Deutschland (BUND) gute Dienste geleistet. Auch drei weitere Apps sind hilfreich, um bedenkliche Produktinhaltsstoffe aufzudecken: »Codecheck« findet heraus, was hinter den Inhaltsstoffen bestimmter Lebensmittel und Kosmetik steckt, »Giftfrei einkaufen« informiert Verbraucher über Schadstoffe, die in den Bereichen Babypflege, Bekleidung, Textilien, Kosmetik, Reinigungsmittel, Renovieren, Einrichten und Spielzeug auftauchen können. Auch Ökotest und Stiftung Warentest bieten Orientierung – sie enthalten viele Tests auf schädliche Inhaltsstoffe und zur Sicherheit von Schwangerschafts-, Baby- und Kinderprodukten.

WAS ESSEN VEGETARIER UND VEGANER?

	Fleisch	Fisch	Eier	Milchprodukte	Honig
Flexitarier	☐	☐	✓	✓	✓
Pescetarier	–	✓	✓	✓	✓
Ovo-lacto-Vegetarier	–	–	✓	✓	✓
Ovo-Vegetarier	–	–	✓	–	✓
Lacto-Vegetarier	–	–	–	✓	✓
Veganer	–	–	–	–	–

gelegentlicher Verzehr: ☐ Verzicht: – Erlaubt: ✓

VEGANE ERNÄHRUNG

Grundsätzlich können Veganerinnen sich auch in der Schwangerschaft ausschließlich ohne tierische Produkte ernähren, aber das Risiko einer Fehlernährung ist hoch, höher noch als bei Vegetarierinnen, und die möglichen Folgen damit für das Baby gravierender. Vegane Schwangere sollten ihre Nährstoffzufuhr daher engmaschig ärztlich überprüfen lassen und ihren Speiseplan sehr sorgfältig planen, idealerweise schon vor der Schwangerschaft in der Kinderwunschzeit, ruhig auch mithilfe einer Ernährungsberatung – denn eine solche Ernährungsweise erfordert Zeit, um sie so zu praktizieren, dass sie für Mutter und Kind gesund ist. Denn nicht nur Jod und Folsäure, sondern auch Vitamin B_{12}, Eisen, DHA, Zink, Proteine und Kalzium gehören zu den Nährstoffen, die in der Schwangerschaft dringend für eine gesunde Entwicklung des Babys benötigt werden. Ein Eisen- und Vitamin-B_{12}-Mangel kann z. B. Störungen der Blutbildung nach sich ziehen, eine Protein-Energie-Unterernährung führt eventuell zu Wachstumsverzögerungen und ein Mangel an Jod und Vitamin B_{12} kann teils irreversible neurologische Störungen hervorrufen. Veganen Schwangeren wird daher geraten, sicherheitshalber die wichtigsten Mikronährstoffe zu supplementieren und auch im Alltag mit Vitaminen angereicherte Lebensmittel zu verzehren.

Interessanterweise habe ich bei einigen vegetarischen und veganen Freundinnen erlebt, dass sie in der Schwangerschaft plötzlich zu Flexitarierinnen wurden und wieder zu Fleisch und/oder anderen tierischen Produkten gegriffen haben – einfach weil sie Heißhunger darauf bekamen. Das zeigt, wie unser Körper uns Hinweise geben kann, was er in speziellen Lebenssituationen gerade braucht.

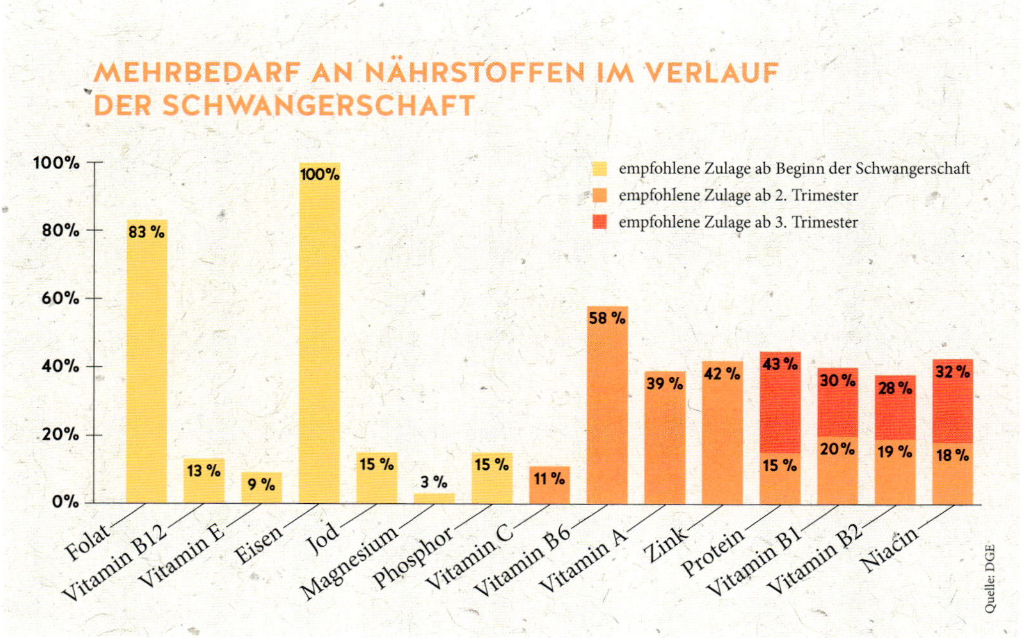

Der Bedarf an einer ganzen Reihe von Nährstoffen wie Vitaminen und Mineralien steigt in der Schwangerschaft stärker an als der generelle Energiebedarf, darum ist jetzt eine nährstoffreiche Ernährung so wichtig.

BRAUCHE ICH EXTRAVITAMINE?

Schwangeren wird häufig suggeriert, dass sie unbedingt Nahrungsergänzungsmittel einnehmen müssen, um ihr Kind gesund in sich heranwachsen zu lassen und selbst gesund zu bleiben, da der Bedarf an einigen Mikronährstoffen in der Schwangerschaft so stark ansteigt. Meine Hebamme hingegen sagte mir, der Körper einer werdenden Mutter sei besonders aufnahmefähig und daher reiche eine ausgewogene und bewusst zusammengestellte Ernährung völlig aus. Die Unsicherheit darüber, welche Aussage nun richtig ist und ob ich mich auch ausgewogen genug ernähre, um alle wichtigen Mikronährstoffe in ausreichender Menge zu bekommen, blieb bestehen.
Auch Experten bezweifeln, dass werdende Mütter den Mehrbedarf in der Schwangerschaft allein durch Lebensmittel decken können, denn Untersuchungen haben gezeigt, dass das häufig nicht der Fall ist. Das ist problematisch, denn ein Nährstoffmangel in der Schwangerschaft kann sich negativ auf die Gesundheit und Entwicklung des Babys auswirken. Ich habe mich daher entschieden, Jod und Folsäure zu supplementieren, Eisen ebenfalls (weil mein Wert sehr niedrig war) sowie Vitamin D (auch hiervon hatte ich zu wenig) und mich ansonsten so gut und vielseitig wie möglich zu ernähren, denn ein Mangel geht immer erst auf Kosten der Mutter, bevor es sich auf die Entwicklung des Kindes auswirkt. Beides wollte ich nach Möglichkeit vermeiden.
Ich möchte euch aber davon abraten, in der Schwangerschaft einfach irgendwelche Vitaminpräparate zu nehmen, ohne dass ein Mangel festgestellt wurde, denn zu hoch dosiert können einige euch und eurem Kind schaden. Wenn eure Ärztin bzw. euer Arzt oder die Hebamme hingegen Präparate empfehlen, nehmt diese auch ein. Ihr müsst nur wissen, dass synthetisch hergestellte Vitamine, Mineralien und Spurenelemente kein Ersatz für eine gesunde, nährstoffreiche Ernährung sind, sondern allenfalls eine sinnvolle Ergänzung. Denn: Nahrungsmittel, die natürlicherweise Vitamine, Spurenelemente und Mineralstoffe enthalten, liefern außerdem noch zahlreiche andere wertvolle Stoffe. Experten vermuten, dass diese im Körper auf hochkomplexe Weise zusammenwirken und so vielfältige positive Auswirkungen auf die Gesundheit haben. Unser Verständnis darüber, wie die Ernährung die Gesundheit beeinflusst, beschränkt sich auf 150 wichtige Nährstoffkomponenten – das ist nur ein Bruchteil der mehr als 26 000 verschiedenen definierbaren Biochemikalien, die in unserer täglichen Nahrung enthalten sind. Diese Zusammenhänge werden also fortlaufend weiter erforscht.

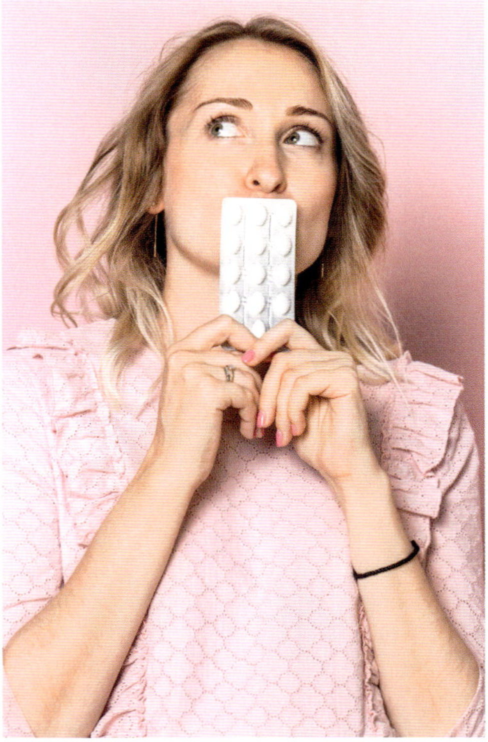

Schwangere haben die Qual der Wahl: Nahrungsergänzungsmittel nehmen? Und wenn ja, welche?

NÄHRSTOFFE: MIT DEM BAUCH WÄCHST DER BEDARF

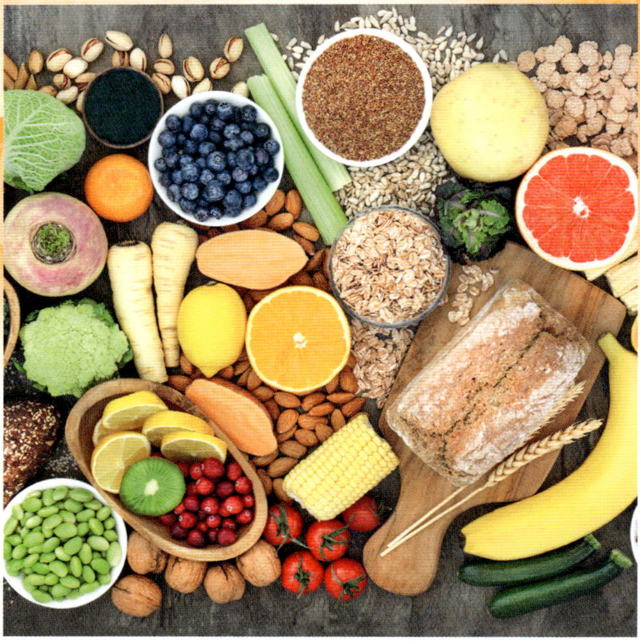

Ohne Nährstoffe kommt der menschliche Körper nicht weit. Und wenn er eine so komplexe Aufgabe zu bewältigen hat, wie ein Kind in sich heranwachsen zu lassen, erst recht nicht – denn in der Schwangerschaft benötigt er viel Kraft und dadurch deutlich mehr wertvolle Inhaltsstoffe aus unserer Nahrung. Es gibt Grundnährstoffe wie Kohlenhydrate, Fette und Eiweiße – auch Makronährstoffe genannt –, die vor allem als Energielieferanten dienen, aber auch andere wichtige Aufgaben im Körper ausüben. Die übrigen Nährstoffe, Vitamine, Mineralien und Spurenelemente – auch Mikronährstoffe genannt –, sind unentbehrlich zur Aufrechterhaltung aller Körperfunktionen und tragen dazu bei, uns gesund zu erhalten. Da in der Schwangerschaft sehr viel mehr Mikronährstoffe ge- und verbraucht werden, sind Lebensmittel mit einer hohen Mikronährstoffdichte besonders wichtig.

Die Mikronährstoffdichte bezeichnet das Verhältnis von Kalorien- zu Mikronährstoffgehalt. Gemüse enthält vergleichsweise wenig Kalorien, aber viele Vitamine, Mineralien, Spurenelemente und andere kraftvolle Pflanzenstoffe, es weist also eine hohe Mikronährstoffdichte auf und sollte häufig auf dem Speiseplan stehen. Die folgenden Mikronährstoffe gelten in der Schwangerschaft als besonders wichtig für die Entwicklung des Babys.

B-VITAMINE

Zu den B-Vitaminen gehören u. a. Vitamin B_1 (Thiamin), Vitamin B_2 (Riboflavin), Vitamin B_3 (Niacin), Vitamin B_5 (Pantothensäure), Vitamin B_6 (Pyridoxin) und B_{12} (Cobalamin), Biotin und Folate. Sie sind oft zu mehreren in einer Vielzahl von Lebensmitteln enthalten. Für viele Stoffwechselprozesse sind sie unerlässlich und gerade in der Schwangerschaft wichtig für die gesunde Entwicklung des Ungeborenen. Außer Vitamin B_{12} kann der Körper sie nicht speichern, daher ist eine regelmäßige Zufuhr nötig, am besten mehrmals täglich. Dabei müsst ihr wissen, dass einige B-Vitamine nicht hitzeresistent sind.
Vitamin B_{12} weist zudem eine weitere Besonderheit auf: In nennenswerten Mengen ist es nur in Lebensmitteln tierischer Abstammung vorhanden, daher ist es so schwierig für vegetarische und vor allem vegane Schwangere, genug davon über die Nahrung aufzunehmen. In diesem Fall ist es besser, die Vitamine durch Nahrungsergänzungsmitteln zu substituieren.

Vitamin B_{12}

Vitamin B_{12} ist u. a. für die Bildung der roten Blutkörperchen unerlässlich, ist am Aufbau der DNS beteiligt und regt Zellteilung und -wachstum an. Zudem unterstützt es Folsäure, damit diese im Körper überhaupt erst wirken kann.

Pflanzliche Quellen, die geringe Spuren enthalten

- Pflanzliche Lebensmittel, die durch bakterielle Gärung konserviert wurden, wie z. B. Sauerkraut

Gute tierische Quellen

- Innereien wie Leber, Nieren, Herz
- Rind- und Schweinefleisch
- Meeresfrüchte und Fisch wie Makrele, Hering
- Milchprodukte wie Käse
- Eier

FOLSÄURE

Auch Folsäure zählt zur großen Familie der B-Vitamine. Streng genommen gibt es zwei unterschiedliche Formen: Einerseits die natürlich in der Nahrung vorkommenden Folate, andererseits eine synthetisch hergestellte Variante, die Folsäure genannt wird. Im alltäglichen Sprachgebrauch hat sich jedoch als Oberbegriff Folsäure eingebürgert. In der Schwangerschaft hat sie wichtige Funktionen bei der normalen und gesunden Entwicklung des Babys: bei der Zellteilung und -neubildung, der Blutbildung sowie beim Eiweißstoffwechsel und damit bei sämtlichen Wachstumsprozessen. Ein Mangel kann zu Fehlgeburten führen oder zu Neuralrohrdefekten wie einem offenen Rücken. Den erhöhten Bedarf allein über die Nahrung abzudecken, ist laut der Deutschen Gesellschaft für Ernährung (DGE) kaum möglich. Frauen sollten übrigens am besten schon in der Kinderwunschzeit anfangen, Folsäure einzunehmen, um schon zu Beginn der Schwangerschaft gut mit dem Vitamin versorgt zu sein. Über die richtige Dosis und die nötige Einnahmelänge informieren euch die Frauenärztin bzw. der Frauenarzt oder eure Hebamme.

Gute pflanzliche Quellen

- Weizenkleie
- Haferflocken
- Hülsenfrüchte wie Erbsen, Linsen, Bohnen, Kichererbsen
- dunkelgrüne Blattgemüse und -salate
- Kohlarten wie Grünkohl, Brokkoli, Rosenkohl, Blumenkohl
- grüner Spargel
- Obst wie Aprikosen, Erdbeeren, Kirschen, Trauben, Himbeeren
- Vollkornprodukte

Gute tierische Quellen

- Eigelb
- Milchprodukte wie Camembert, Brie, Gouda

- Joghurt
- Schweineleber
- Niere
- Hummer
- Lachs

Folate sind empfindlich, sie werden durch Licht, Hitze, Warmhalten und Sauerstoff rasch zerstört. Zudem sind sie wasserlöslich und ein Teil geht beim Garen ins Kochwasser über.

JOD

Jod wird von der Schilddrüse zum Aufbau der Schilddrüsenhormone benötigt und ist unerlässlich für eine gute Schilddrüsenfunktion. Auch dieser Mikronährstoff ist für eine gesunde geistige und körperliche Entwicklung des Babys essenziell. Ein Jodmangel erhöht die Gefahr von Fehlgeburten und Fehlbildungen und kann die geistige Entwicklung des Babys beeinträchtigen. Auch bei Jod berichtet die DGE, dass es schwer sei, allein durch eine ausgewogene Ernährung ausreichende Mengen des Spurenelements aufzunehmen. Eine Substitution sei daher sinnvoll. Über die richtige Dosis und die nötige Einnahmelänge informieren euch die Frauenärztin, der Frauenarzt oder eure Hebamme. Frauen mit Schilddrüsenerkrankungen sollten eine Jodeinnahme unbedingt ärztlich abklären lassen.

Gute tierische Quellen

- Schellfisch
- Kabeljau
- Bückling
- Scholle
- Meeresfrüchte wie Krabben, Garnelen, Hummer

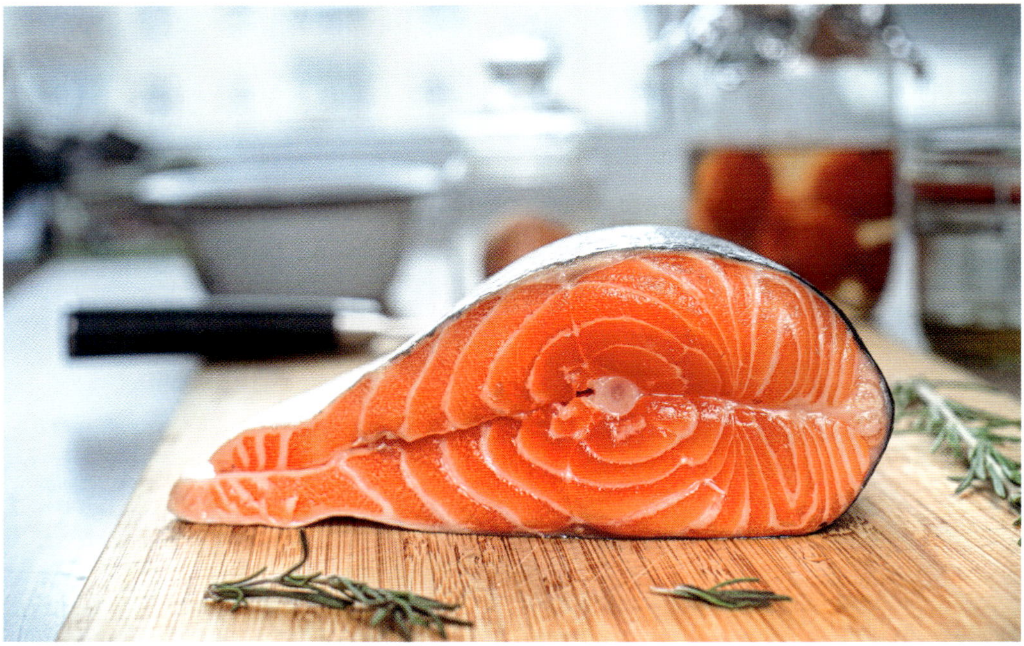

Fisch ist die beste Quelle für Nährstoffe wie beispielsweise Jod, Omega-3-Fettsäuren, Vitamin D und Selen, die alle wichtig für das gesunde Wachstum und die Entwicklung des ungeborenen Babys sind.

Gute andere Quellen

- Algen
- jodiertes Speisesalz
- mit Jodsalz versetzte Lebensmittel wie Brot, Wurst und Käse

SELEN

Auch Selen ist ein wichtiger Mikronährstoff für eine gut funktionierende Schilddrüse, die besonders in der Schwangerschaft gut versorgt sein sollte, um ein gesundes Wachstum des Kindes zu unterstützen. Selen schützt zudem die Zellen vor oxidativem Stress durch freie Radikale, die aus Umweltgiften stammen. Auch für das Immunsystem spielt Selen eine relevante Rolle.

Gute pflanzliche Quellen

- Paranüsse
- Weizenkleie
- Kohlarten

Gute tierische Quellen

- Rind- und Schweinefleisch
- Fisch und Meeresfrüchte
- Milch und Milchprodukte

Grundsätzlich sind tierische Lebensmittel die besten Selenlieferanten, daher haben Vegetarier und Veganer ein erhöhtes Risiko, schlechter mit Selen versorgt zu sein.

VITAMIN A

Vitamin A ist u. a. wichtig für die Wachstumsprozesse vieler Zellen und eine gute Augenfunktion. Es unterstützt zudem die Entwicklung und Reifung der Lunge des Embryos. Da Vitamin A fettlöslich ist, kann der Körper es speichern. Diese Eigenschaft kann zu Überdosierungen führen, die besonders am Anfang der Schwangerschaft negative Auswirkungen auf das Kind haben können. Daher sollen Schwangere z. B. auf den Genuss von Leber, die viel Vitamin A enthalten kann, verzichten. Den in der Schwangerschaft erhöhten Bedarf an Vitamin A können Provitamine des Vitamins A, wie beispielsweise Betacarotin, decken. So erhält der Körper nur die Vorstufe des Vitamins und bildet es sich daraus bei Bedarf selbst.

Gute Quellen für Vitamin A

- Leber und Leberprodukte
- Eier
- Milch, Milchprodukte
- Butter
- Aal
- Thunfisch

Gute Quellen für Provitamin A

- dunkelgrüne Gemüsesorten wie Feldsalat, Grünkohl, Spinat

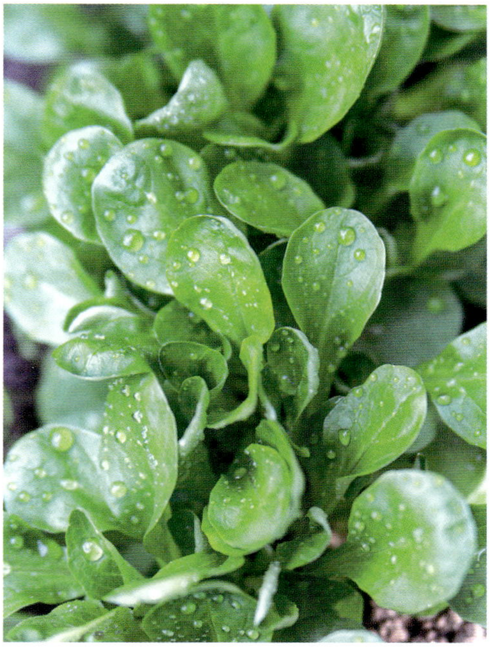

Feldsalat punktet mit dem grünen Pflanzenfarbstoff Chlorophyll, der Gifte bindet und die Eisenaufnahme unterstützt.

- gelbe Gemüsesorten wie Aprikosen, Möhren, Khaki
- rote Gemüsesorten wie Tomaten, Paprika

Betacarotine sind besonders gut aus gekochten Lebensmitteln bioverfügbar, brauchen jedoch etwas Öl oder Butter, um optimal aufgenommen zu werden.

KALZIUM

In der Schwangerschaft bildet sich das Knochengerüst des Babys, wodurch der Bedarf am Mineralstoff Kalzium ansteigt, insbesondere im letzten Trimester. Ist zu wenig Kalzium vorhanden, greift der Körper – vereinfacht gesagt – auf die Vorräte in Mutters Knochen zurück, was sich z. B. durch Zahnbeschwerden zeigen kann. Daher ist es für eure eigene Gesundheit wichtig, dass ihr einem Kalziummangel gezielt vorbeugt. Der Mineralstoff sorgt für starke Knochen und Zähne und ist darüber hinaus an vielen weiteren wichtigen Prozessen im Organismus beteiligt. Vitamin D hilft bei der Kalziumaufnahme, reguliert den Kalziumstoffwechsel und fördert den Einbau des Mineralstoffs in den Knochen.

Gute tierische Quellen

- Milchprodukte wie z. B. Käse (Emmentaler, Parmesan, Gouda u. a.)

Gute andere Quellen für Kalzium

- grünes Gemüse wie Grünkohl, Brokkoli, Lauch
- Fenchel
- Sojabohnen und -produkte
- Nüsse wie Erd- und Walnüsse, Paranüsse

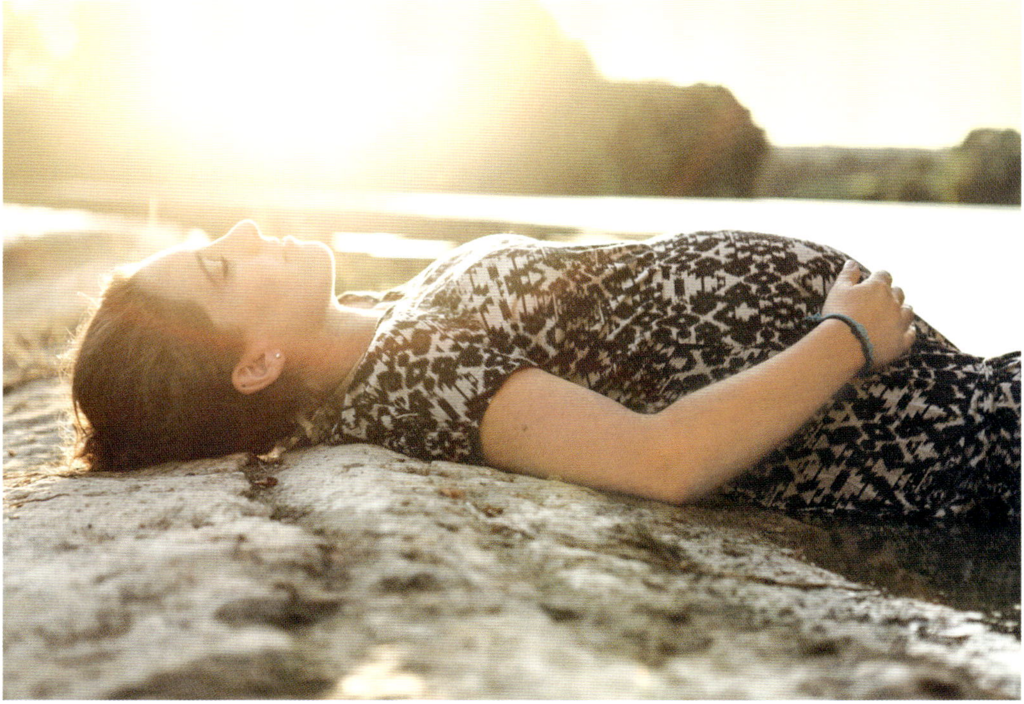

Kalzium unterstützt auch die Vitamin-D-Aufnahme. Das Sonnenvitamin ist unerlässlich für ein gut funktionierendes Immunsystem und eine gesunde Entwicklung des Babys.

- Mandeln
- Sonnenblumenkerne
- Sesam
- kalziumreiches Mineralwasser

VITAMIN D

Vitamin D unterstützt den Organismus bei der Kalzium- und Phosphorverwertung und stärkt auf diese Weise Zähne, Knochen und Muskeln. Auch für ein gut funktionierendes Immunsystem ist eine ausreichende Versorgung essenziell, ebenso für die psychische Verfasstheit: Vitamin D kann bei depressiven Verstimmungen helfen und beugt Erschöpfung und Konzentrationsstörungen vor. In der Schwangerschaft trägt Vitamin D zur gesunden Entwicklung des Fötus bei, ist aber auch beim Stillen wichtig für das Wachstum des Babys.
Vitamin D wird überwiegend über den UVB-Anteil des Sonnenlichtes in der Haut gebildet, während die Vitamin-D-Zufuhr über die Ernährung nur einen relativ geringen Anteil ausmacht. Die meisten Menschen halten sich heute tendenziell weniger im Freien auf und schützen sich mehr vor der Sonne, wodurch sie schlechter mit Vitamin D versorgt sind. Im Winter verschärft sich die Situation zusätzlich: Durch den veränderten Winkel der Sonneneinstrahlung gelangt nicht mehr genug UV-Licht für die Bildung von Vitamin D durch die Ozonschicht. Lasst daher euren Vitamin-D-Spiegel regelmäßig ärztlich überprüfen, auch im Sommer.

EISEN

Der Eisenbedarf von Schwangeren ist etwa doppelt so hoch wie sonst, da mehr Eisen für das Wachstum des Fötus, die Plazenta und die größere Blutmenge benötigt wird. Haben Frauen zu niedrige Eisenwerte, sind Müdigkeit, Erschöpfung und Infektanfälligkeit die Folge.

Anders als bei Jod und Folsäure lässt sich Eisen, zumindest wenn kein akuter Mangel vorliegt, vollständig über eine darauf abgestimmte Ernährung decken. Das funktioniert jedoch nicht bei jeder Schwangeren gleich gut, lasst daher eure Eisenwerte hin und wieder prüfen, vor allem wenn ihr entsprechende Symptome an euch wahrnehmt. Bei einem Eisenmangel werden meist Tabletten oder Kapseln verschrieben, um den Mineralstoff zu substituieren. Eisenpräparate solltet ihr wenn möglich auf nüchternen Magen einnehmen, da sich die Bioverfügbarkeit so verbessert. Wer Tabletten und Kapseln nicht verträgt, kann vom Arzt oder von der Ärztin möglicherweise auch eine Eiseninfusion bekommen.
Eine zu hohe Eisenaufnahme ist auch nicht gut und kann gesundheitliche Probleme nach sich ziehen, daher solltet ihr keinesfalls einfach nur auf Verdacht Eisentabletten nehmen. Über die richtige Dosis und die nötige Einnahmelänge informieren euch die Frauenärztin bzw. der Frauenarzt oder eure Hebamme.

BIOVERFÜGBARKEIT VON EISEN VERBESSERN

Die Eisenaufnahme über die Nahrung wird verschlechtert, wenn man eisenhaltige Lebensmittel gleichzeitig mit Kalzium aus Milchprodukten, Tanninen aus schwarzem Tee und Kaffee oder zusammen mit Oxalsäure – die z. B. auch in sonst eisenhaltigen Lebensmitteln wie Spinat, Quinoa oder Nüssen vorkommt – zu sich nimmt. Dem könnt ihr entgegenwirken, indem ihr eisenhaltige Lebensmittel gleichzeitig mit Vitamin-C-haltigen Lebensmitteln, wie beispielsweise frisch gepresstem Orangensaft, Acerolasaft oder frischer Paprika, kombiniert.

Gute tierische Quellen

Tierisches Eisen gilt als besser verwertbar für den Körper. Es steckt beispielsweise in:

- rotem Fleisch
- Leber
- Hühnereigelb

Gute pflanzliche Quellen

- Weizenkleie
- Quinoa
- Kürbiskerne
- Haferflocken
- Hirse
- Vollkornprodukte
- Pfifferlinge
- grünes Gemüse und Salate wie Brokkoli, Feldsalat, Endivien, junge Brennnesseln
- Hülsenfrüchte wie Linsen
- Körner und Samen wie Sonnenblumenkerne, Kürbiskerne und Sesamsamen

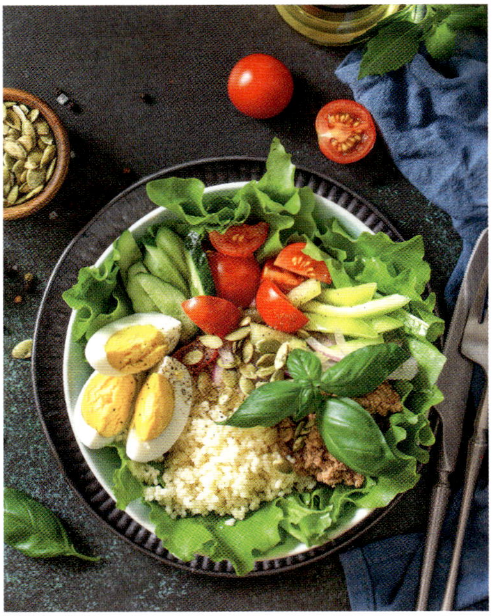

Quinoa, grüne Blattgemüse und Kürbiskerne sind, zusammen mit Vitamin C, gute pflanzliche Eisenlieferanten.

ZINK

Zink gehört neben Eisen zu den mengenmäßig wichtigsten Spurenelementen und ist maßgeblich an zahlreichen Prozessen im Organismus beteiligt, z. B. als Bestandteil vieler Enzymsysteme sowie bei der Zellteilung und der Bildung von Wachstumshormonen. Es ist u. a. gut für ein funktionierendes Immunsystem, unterstützt die Fruchtbarkeit und die DNA-Synthese.

Gute tierische Quellen

- Leber
- Fleisch und Geflügel
- Fisch und Meeresfrüchte wie Austern
- Eier
- Milchprodukte wie Käse

Gute pflanzliche Quellen

- Vollkorngetreide
- Haferflocken
- Hülsenfrüchte
- Steinpilze
- Nüsse wie Walnüsse, Paranüsse, Erdnüsse, Cashewkerne
- Kürbis- und Sonnenblumenkerne

Bei Zink ist die Bioverfügbarkeit aus tierischen Lebensmitteln höher als bei Lebensmitteln pflanzlichen Ursprungs. Und: Wer viel Vollkorngetreide isst, hat einen erhöhten Zinkbedarf, da das enthaltene Phytat die Zinkaufnahme reduziert. Das heißt aber nicht, dass ihr weniger Vollkorn essen solltet – nur mehr zinkhaltiges.

OMEGA-3-FETTSÄUREN

Schwangere sollten den Omega-3-Fettsäuren-Anteil ihrer Ernährung deutlich steigern: Sie sind wichtig für Entwicklung und Aufbau der Zellmembranen. Auch für die Gehirnentwicklung und die Sehkraft des Kindes werden sie benötigt. Gleichzeitig reduziert sich durch einen hohen

BIST DU SAUER?

In der ganzheitlichen Medizin spielt die Übersäuerung von Körpergewebe eine wichtige Rolle und wird mit einer breiten Palette von Beschwerden, wie z. B. Erschöpfung, Stressgefühlen, Verschlechterung der Knochensubstanz, Entzündungsreaktionen, Hautproblemen, Haarausfall, Verdauungsstörungen oder erhöhter Infektanfälligkeit, assoziiert. Durch die Ernährungsweise lässt sich unser Säure-Basen-Gleichgewicht unterstützen, denn es gibt – grob gesagt – basenbildende, neutrale und säurebildende Lebensmittel. Bei Letzteren unterscheidet man noch zwischen guten und schlechten Säurebildnern. Gut sind z. B. Vollkornprodukte, da sie viele wichtige Nähr- und Ballaststoffe liefern, schlecht schneidet Weißmehl ab, weil es nährstoffarm ist. Achtung: Es geht nicht darum, Säurebildner wegzulassen, da z. B. Milchprodukte, Fleisch und Fisch in der Schwangerschaft wichtig sind, um Mutter und Kind ausgewogen zu ernähren, sondern um eine clevere Kombination der Lebensmittel untereinander, denn: wie immer macht die Dosis das Gift.

SÄURE-BASEN-TABELLE (EINE AUSWAHL)

Stark basische Lebensmittel	Schwach basische/ neutrale Lebensmittel	Schwach saure Lebensmittel	Stark saure Lebensmittel
Gemüse, z. B. Blattsalate, Wurzelgemüse, viele Kohlarten, Auberginen, Tomaten, Kartoffeln	Gemüse, z. B. Brokkoli, Spargel, Zwiebeln, Paprika, Oliven, Gurke, Lauch, Pilze, frische Erbsen	Gemüse, z. B. Rhabarber, Rosenkohl, Spargel, Artischocken, Kichererbsen, Linsen, Bohnen	Weißmehlprodukte
Milchprodukte, z. B. Kefir, Molke, frische Sahne, Naturjoghurt	Milchprodukte, z. B. Molke, Kefir, Buttermilch, Naturjoghurt, Frischkäse, Butter	Milchprodukte, z. B. frische Vollmilch, Sauerrahm, frische Sahne, Weichkäse, Joghurt	Milchprodukte, z. B. Bergkäse, Camembert, Edamer, Gouda, Quark, Parmesan
Kräuter	Honig, selbst gemachte Marmelade	Vollkornprodukte	Fisch und Meeresfrüchte
Obst, z. B. Äpfel, Ananas, Bananen, Erdbeeren, Himbeeren	Obst, z. B. Heidelbeeren, Wassermelonen, Zitronen, Orangen	Zartbitterschokolade	Wurst, Fleisch, Eier
Haselnüsse, Mandeln, Kürbiskerne	Leinöl, Rapsöl, Olivenöl, Sonnenblumenöl, Apfelessig	Walnüsse, Erdnüsse, Pistazien	Alkohol, Limonade, Cola, Kaffee

Faustregel: Mischt starke Säurebilder bzw. schwach saure Lebensmittel mit starken Basenbildern bzw. schwach basischen und neutralen Lebensmitteln, um einen Ausgleich zu schaffen. Mengenmäßig sollten die basischen Speisen überwiegen.

Spiegel der Omega-Fettsäuren Docosahexaensäure (DHA) und Eicosapentaensäure (EPA) die Wahrscheinlichkeit, dass das Kind später Asthma, Keuchhusten und Infektionen entwickelt. Ja, sogar ADHS und Legasthenie sollen dadurch vorgebeugt werden. Studien konnten nachweisen, dass durch zu wenig EPA und DHA das Risiko für eine Frühgeburt ansteigt. Auch hier gilt: Über die richtige Dosis und die nötige Einnahmelänge informieren euch Frauenärztin, Frauenarzt oder Hebamme. Übrigens gibt es auch Hinweise, dass eine gute Versorgung mit Omega-3-Fettsäuren das Risiko reduziert, nach der Geburt an einer Wochenbettdepression zu erkranken.

Gute tierische Quellen

- fettreiche Meeresfische wie Hering, Makrele, Sardine, Wildlachs, Thunfisch
- Milchprodukte
- Fleisch von Tieren, die überwiegend mit Gras gefüttert wurden

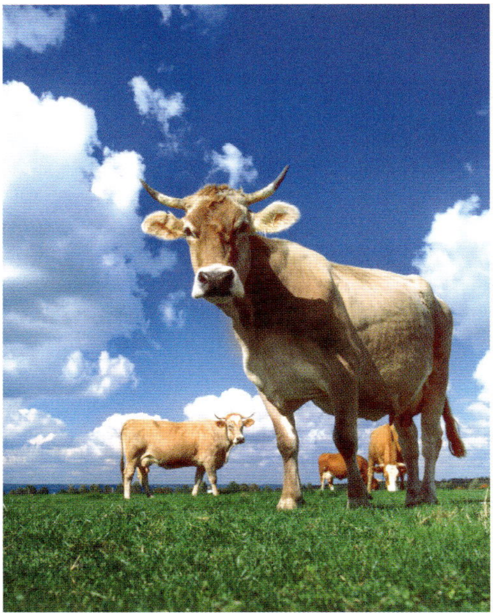

Milch und Fleisch von Tieren aus Weidehaltung beinhalten mehr Omega-3-Fettsäuren.

Gute pflanzliche Quellen

Pflanzliche Quellen liefern lediglich die Vorstufe der Omege-3-Fettsäuren EPA und DHA und zwar die sogenannte α-Linolensäure (ALA). Diese wird im menschlichen Körper jedoch nur in geringem Maß zu EPA umgewandelt und zu DHA so gut wie gar nicht. Enthalten ist α-Linolensäure in:

- Hanföl
- Leinöl
- Chia-Öl
- Rapsöl
- Walnussöl
- Walnüssen

Frauen, die nicht regelmäßig fettreichen Meeresfisch essen, sollten daher in der Schwangerschaft DHA als Nahrungsergänzungsmittel einnehmen. Ich habe das auch so gemacht und supplementiere Omega-3-Fettsäuren auch heute noch (meine Kinder und mein Mann ebenfalls).

GUTE FETTE, SCHLECHTE FETTE

Fette sind neben ihren zentralen Funktionen im Organismus auch wichtige Geschmacksträger und Energielieferanten. Es gibt – vereinfacht erklärt – vier Arten von Fetten (mit Unterarten), auch Fettsäuren genannt. Welcher Kategorie ein Fett zugeordnet wird, hängt von seiner chemischen Struktur ab: gesättigte Fette, einfach ungesättigte Fette, mehrfach ungesättigte Fette und Transfette. Viele Lebensmittel enthalten auch mehrere unterschiedliche Fettsäuren gleichzeitig.
Während wir von Transfetten wissen, dass sie grundsätzlich nicht gut für unseren Körper sind, können die übrigen Fette alle wichtig sein. Es kommt aber darauf an, wie sie hergestellt, gelagert und zubereitet werden. Und in welchen Mengen und in welchen Kombinationen sie gegessen werden. Eine wichtige Frage lautet: Wie wirken die unterschiedlichen Fette auf den Körper?

Transfette

Transfette machen dick, sind wirklich ungesund, haben einen ungünstigen Effekt auf den Blutfettstoffwechsel und können Herz-Kreislauf-Erkrankungen fördern. Sie entstehen, wenn ungesättigtes Fett stark erhitzt oder industriell gehärtet wird, und sind daher zum Teil in Fertigprodukten, Fast Food, Frittiertem, industriell gefertigten Backwaren, Keksen, Süßigkeiten, teilweise in Margarine und in Chips zu finden.

Gesättigte Fette

Durch gesättigte Fettsäuren wird Fett fest, je mehr es also davon enthält, desto härter ist es. Gesättigte Fettsäuren dienen vor allem als Energiequelle und Energiespeicher, beteiligen sich aber auch an vielen anderen wichtigen Körperfunktionen. Zu viele gesättigte Fette können ein Faktor (neben anderen) für erhöhte Blutfettwerte sein und für hohe LDL-Cholesterinwerte – wie problematisch das wirklich ist, wird noch von Wissenschaftlern untersucht und diskutiert. Es schadet aber nicht, gesunde ungesättigte Fette zu bevorzugen bzw. mehr davon zu essen. Gesättigte Fette findet ihr z. B. in Käse, Butter, Schmalz, Fleisch- und Wurstwaren, Milchprodukten, Kokosfett, Kokosöl, Palmfett, Kakaobutter.

Ungesättigte Fette

Man unterscheidet zwischen einfach und mehrfach ungesättigten Fettsäuren. Omega-6- und Omega-3-Fettsäuren gehören zu den mehrfach ungesättigten Fettsäuren und das richtige Verhältnis der beiden zueinander ist beim Verzehr von

FETT IST BESSER ALS ZUCKER

Schwangere sollten auf ihr Gewicht achten, keine Frage. Sie brauchen dafür aber nicht besonders fettarm zu essen oder gar zu hungern. Vielmehr kommt es darauf an, was sie essen und welche Fette sie dabei zu sich nehmen. Ich habe primär ungesättigte Fette aus hochwertigem Oliven- und Rapsöl verwendet und viele Avocados gegessen. Und da gesättigte Fette in Butter und Milchprodukten kein spezielles Problem für Schwangere darstellen und mir dabei halfen, wirklich sehr viel gesundes Gemüse auf schmackhafte Art zu verzehren, war ich auch da bei der Verzehrmenge eher großzügig. Ich habe also viele ballaststoffreiche Lebensmittel wie Vollkornprodukte, Gemüse, Obst, Nüsse und Fisch gegessen, immer gut »eingefettet« und Weißmehlprodukte, Zucker, Fast Food und Gebäck eher gemieden. Für mich galt: Fett ist besser als Zucker.

Ohne Fett können wir nicht leben. Sowohl tierische als auch pflanzliche Fette spielen bei vielen wichtigen Körperfunktionen eine unersetzliche Rolle, wie z. B. bei der Regulierung von Entzündungen, Hormonen, Stimmungen und unseres Nervensystems.

großer Bedeutung. Omega-3-Fettsäuren, genauer gesagt EPA und DHA, senken den Blutzucker und haben weitere herzschützende Wirkungen. Omega-6-Fettsäuren haben ebenfalls positive Effekte, fördern aber auch Entzündungsreaktionen im Körper. Wir nehmen über Getreideprodukte und über mit Getreide gefütterte Tiere generell (zu) viele Omega-6-Fettsäuren auf und sollten daher besonders auf eine verstärkte Zufuhr von Omega-3-Fettsäuren achten. Viele Omega-6-Fettsäuren stecken z. B. in Margarine, Sonnenblumen-, Distel-, Soja- oder Sesamöl – davon solltet ihr lieber weniger essen.

9 Anregungen für den Umgang mit Fett

- Die Qualität des Fettes bzw. Öls ist entscheidender als die absolute Verzehrmenge.
- Fett ist nicht alles, was ein Lebensmittel ausmacht. Viele fettreiche Produkte haben weitere wichtige Inhaltsstoffe und Eigenschaften, z. B. Avocados und Nüsse.
- Wählt die Fette bewusst aus und bevorzugt dabei gesunde pflanzliche Öle, z. B. hochwertiges kalt gepresstes Rapsöl und natives Olivenöl, idealerweise in Bioqualität.
- Samen und Nüsse, über das Essen gestreut, versorgen euch ebenfalls mit guten Fetten.
- Esst möglichst wenig Transfette, die z. B. in Fertigprodukten, Fast Food, Frittiertem, industriell gefertigten Backwaren, Keksen, Süßigkeiten, Chips sowie teilweise in Margarine stecken.
- Benutzt gesättigte Fette nur in Maßen, z. B. in Butter, Schmalz, Fleisch- und Wurstwaren, Milchprodukten, Kokosfett, Kokosöl, Palmfett, Kakaobutter.
- Verzehrt wenig(er) Omega-6-Fette, die z. B. in Margarine, Sonnenblumen-, Distel-, Soja- oder Sesamöl zu finden sind.
- Bevorzugt Omega-3-Fette, die z. B. in fettem Seefisch enthalten sind.
- Faustregel: Je mehr pflanzliche Lebensmittel ihr esst, desto besser seid ihr mit gesünderen Fetten versorgt.

SUPERFOODS FÜR SCHWANGERE

Warum in die Ferne schweifen, wenn das Gute liegt so nah? Auch hierzulande haben wir Zugriff auf Lebensmittel, die aufgrund ihrer hohen Nährstoffdichte das Zeug zum Superfood haben, zudem sind sie günstiger und weisen eine bessere CO_2-Bilanz auf als ihre exotischen Geschwister.

Eier

Sie enthalten Eiweiß und wertvolle Nährstoffe wie z. B. Provitamin A, die Vitamine C, D, E, K, verschiedene B-Vitamine sowie Mineralstoffe wie Kalzium, Phosphor und Eisen im Eigelb und Natrium und Kalium im Eiklar. Mehr über Eier erfahrt ihr auf Seite 60.

Beeren, z. B. Heidelbeeren

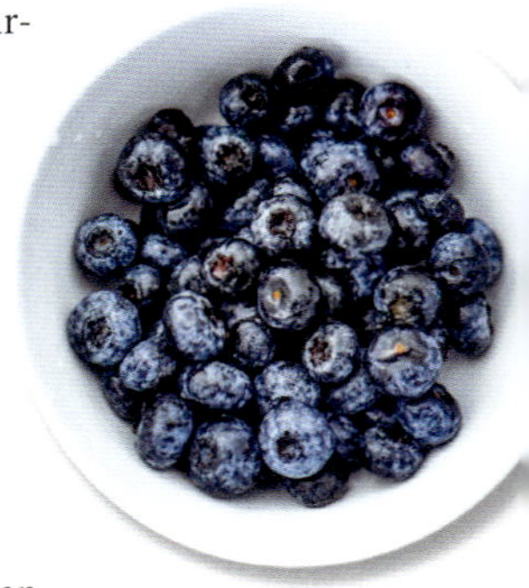

Beeren sind wahre Kraftpakete mit ihren zahlreichen Nährstoffen wie Vitaminen, Mineralstoffen und Antioxidantien. Heidelbeeren helfen aufgrund ihrer Gerbstoffe bei Magenproblemen, bremsen den Alterungsprozess und stärken das Immunsystem. Ein köstliches Rezept für gesunde Pancakes mit Heidelbeeren steht auf Seite 143.

Grüne Blattgemüse, z. B. Feldsalat

Feinnussig im Geschmack, punktet der dunkelgrüne Feldsalat zunächst mit seiner Farbe: Chlorophyll wird nachgesagt, Gifte zu binden und die Eisenaufnahme zu unterstützen. Vitamin C, Folsäure, Jod, Eisen und Betacarotin sind auch noch mit drin. Ein leckeres Rezept für fruchtigen Feldsalat steht auf Seite 117.

Kräuter

Kräuter und Gewürze sind generell wahre Kraftpakete und somit toll für Schwangere. Petersilie ist besonders mikronährstoffreich: Sie liefert Eisen, Magnesium und Kalzium sowie Vitamin A, B, C und Folsäure. Mehr über Kräuter und Gewürze erfahrt ihr ab Seite 64.

Brühe

Selbst gemacht liefert sie jede Menge Mikronährstoffe für Mutter und Kind. Reine Gemüsebrühe wirkt der Übersäuerung des Körpers entgegen, Hühnerbrühe gilt z. B. als immunstärkend und Rinderknochenbrühe wird eine entzündungshemmende und darmheilende Wirkung nachgesagt. Ein Rezept für Brühe findet ihr auf Seite 121.

Kakao bzw. dunkle Schokolade

Zartbitterschokolade mit mindestens 70 Prozent Kakaoanteil ist gut für Gehirn und Immunsystem. Kakao liefert u. a. Flavanole und ist reich an Antioxidantien und Kalzium, Eisen und Magnesium. Ein spezielles Rezept für Chili con Carne mit Kakao findet ihr auf Seite 129.

Leinsamen

Er ist sowohl mikronährstoffreich als auch verdauungsfördernd und besteht zu einem Viertel aus Ballaststoffen. Die Darmmikrobiota zersetzen Leinsamen u. a. zu Buttersäure – mit positiven Auswirkungen auf das Herz-Kreislauf-System. Damit Leinsamen seine gute Wirkung entfalten kann, muss er möglichst frisch geschrotet verzehrt werden, denn auf Vorrat geschroteter Leinsamen wird schnell ranzig und damit ungesund.

Hafer

Das Getreide hat eine sehr gute Nährstoffbilanz und enthält viele Ballaststoffe, die gut für die Verdauung sind. Seine Schleimstoffe sind Balsam für den Magen und er soll anregend bei Müdigkeit und Erschöpfung wirken. Belegt sind positive Wirkungen bei Diabetes und zur Cholesterinsenkung. Ein Rezept für einen Power-Apfel-Smoothie findet ihr auf Seite 107.

Knoblauch

Schwefelhaltige Lebensmittel wie Zwiebeln, Knoblauch, Lauch, Schnittlauch und Meerrettich (wirkt auch antiviral) gelten als immunstärkend. Zwiebeln und Knoblauch enthalten zudem Allicin, das die körpereigene Produktion von Enzymen erhöht, um die Zellen vor Angriffen durch sogenannte freie Radikale zu schützen. Mehr über Kräuter und Gewürze erfahrt ihr ab Seite 64.

Zitronen

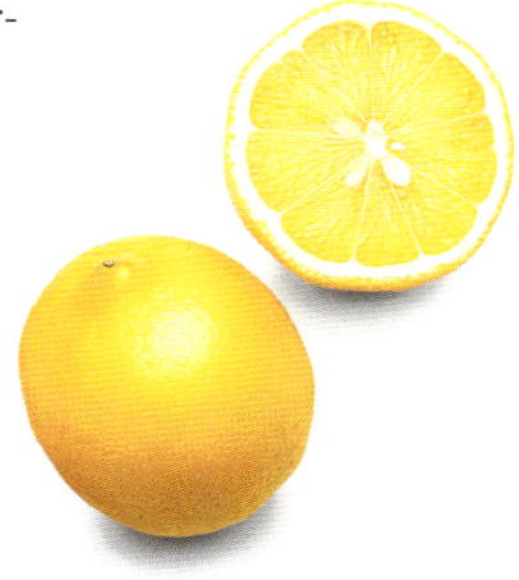

Sie spenden reichlich Nährstoffe wie Vitamin C, wirken trotz der Säure basisch und haben das Zeug zur Heilpflanze. Zitronen sollen die Konzentration und geistige Leistungsfähigkeit steigern, wirken bei Schnittwunden blutstillend, desinfizierend und entzündungshemmend. Die Schale enthält mehr Nährstoffe als das Fruchtfleisch. Ein Rezept für krönendes Kräutertopping mit geriebener Zitronenschale steht auf Seite 103.

Kohlarten

Grünkohl beispielsweise liefert reichlich Vitalstoffe wie Kalzium, Eisen, Vitamin C, Betacarotin, Folsäure und sekundäre Pflanzenstoffe wie Glucosinolate, aus denen sich im Verdauungsprozess entzündungshemmende und krebsfeindliche Stoffe bilden. Ein Rezept für asiatisch angehauchten Brokkoli steht auf Seite 136.

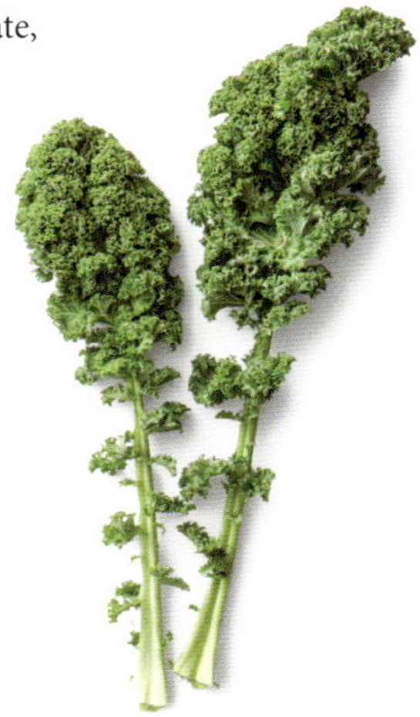

ZUCKER: DAS SÜSSE GIFT

Viele Menschen lieben Süßes, ob schwanger oder nicht. Die Menschen in Deutschland essen rund 34,8 kg im Jahr. Das entspricht einer täglichen Menge von rund 95 g (Quelle: statista.com) oder sechs gut gefüllten Esslöffeln.

Zucker steckt nicht nur in offensichtlich süßen Lebensmitteln wie Kuchen, Desserts und Süßigkeiten, sondern auch versteckt in vielen herzhaften industriell gefertigten bzw. verarbeiteten Produkten wie Wurst, Essiggurken, Müsli, Joghurt, Pizza, Getränken, Saucen, Snacks oder Ketchup. Fest steht, dass zu viel Süßes ungesund auf den Körper wirkt. Hier nur ein paar der negativen Auswirkungen: Das Essen oder Trinken von (zu) viel Zucker kann nicht nur Zahnprobleme und Übergewicht hervorrufen sondern auch Diabetes begünstigen, Krebs fördern und dem Herz schaden. Zucker gelangt ungehindert über die Plazenta in das Blut des Babys und belastet seine Bauchspeicheldrüse, sodass nicht nur die Mutter an Schwangerschaftsdiabetes erkranken kann, sondern auch das Kind. Forscher vermuten, dass ein hoher Zuckerkonsum der Schwangeren beim Baby Allergien und Asthma fördert. Zu viel Zucker ist also tabu in der Schwangerschaft. Zucker steht sogar im Verdacht, süchtig zu machen, da unser Gehirn das Glückshormon Dopamin ausschüttet, wenn wir etwas Süßes zu uns nehmen, und dieses das Belohnungszentrum aktiviert. Über dieses System wirken auch andere Suchtstoffe wie Alkohol und Drogen, nur in viel stärkerem Maße.

Zuckerarten

Zucker begegnet uns unter vielen verschiedenen Namen wie Rohrzucker, Kristallzucker, Kandiszucker, brauner Zucker, weißer Haushaltszucker in raffinierter Form oder unraffiniert als Rohzucker. Es handelt sich jedoch immer um Saccharose, die aus den Einfachzuckern Traubenzucker (Glukose) und Fruchtzucker (Fruktose) besteht.

Glukose ist ein unerlässlicher Energielieferant, aber bei einem Überangebot wird der Zucker als Reserve in der Leber in Form von Glykogen gespeichert. Bei dauerhaft zu hohem Glukosekonsum wandelt der Körper ihn in Körperfett um. In der Folge kann Übergewicht entstehen.

Fruktose verfügt im Vergleich über die höchste Süßkraft und wird aus diesem Grund häufig verarbeiteten, industriell hergestellten Lebensmitteln zugesetzt. Die Leber kann Fruktose aber nicht in Form von Glykogen speichern, sondern muss sie stets direkt verstoffwechseln. Das kann sie in der Regel auch, aber bei sehr hohem Konsum wird auch dieser Zucker als Fett in der Leber eingelagert. Das kann z. B. zu einer nichtalkoholischen Fettleber führen, was wiederum eine Kaskade von gestörten Prozessen im Organismus auslöst mit wirklich üblen und teils dauerhaften Folgen für unsere Gesundheit.

Auch weisen die meisten Produkte, in denen viel Zucker enthalten ist, eine geringe Mikronährstoffdichte auf, dabei aber viele Kalorien – normaler

Als Gesamtpaket in Obst oder im Gemüse ist Fruchtzucker nicht ungesund, außer ihr esst riesige Mengen davon.

Haushaltszucker beispielsweise enthält gar keine Vitamine oder Mineralstoffe. Gerade Schwangere brauchen jedoch weitaus mehr Mikronährstoffe als sonst, aber nur wenig mehr Kalorien. Süßstoffe wie Aspartam oder Sorbit und Zuckeraustauschstoffe haben ebenfalls keinen nennenswerten Nährwert und sind auch aus gesundheitlicher Sicht nicht empfehlenswert, z. B. weil sie der Darmmikrobiota schaden.

Jetzt fragt ihr euch vielleicht, ob Obst gesund ist, obwohl es Fruktose, also Fruchtzucker, enthält? Beim Verzehr von Obst oder fruktosereichem Gemüse isst man die ganze Frucht und der Zucker ist einfach nur ein Bestandteil von vielen anderen Nährstoffen wie Vitaminen, Pflanzenstoffen, Mineralien, Ballaststoffen. Das ist nicht vergleichbar mit dem Industrieprodukt, das isoliert bei der Lebensmittelherstellung verwendet wird. Säften, die ihr aus Obst oder fruktosereichem Gemüse presst, fehlen neben weiteren Bestandteilen die Ballaststoffe. Das führt dazu, dass der Fruchtzucker umgehend ins Blut übergeht und dort ähnlich schädlich sein kann wie Fruktose aus Fertigprodukten. Smoothies enthalten zwar noch alle Pflanzenstoffe, aber der für die Verdauung so wichtige Kauvorgang entfällt. Dadurch wird die Leber mit Fruktose geradezu überschwemmt, statt langsam mit ihr in Kontakt zu kommen, wie es beim Essen eines Apfels der Fall ist. Zudem steckt in einem Smoothie oft viel mehr Obst, als man normalerweise verzehren würde.

Ihr seht, es gibt wirklich gute Gründe dafür, euren Umgang mit Zucker zu überdenken und ein neues Bewusstsein für Süßes zu entwickeln. Verschiedene Alternativen für Zucker stelle ich euch im Rezeptteil dieses Buches vor.

AUF ZUCKER VERZICHTEN

Von jetzt auf gleich viel weniger Zucker zu essen, fühlt sich für manche Naschkatze unter euch sicher unmachbar an. Daher empfehle ich euch folgendes Vorgehen:

- Langfristig planen: Langsam aber planvoll den Zuckeranteil in allen Ernährungsbereichen reduzieren. Nur so kann sich der Geschmackssinn umstellen und euch beim Abgewöhnen helfen. Es bringt nichts, Zucker einfach durch vermeintlich gesündere Alternativen zu ersetzen, die Süßlust bleibt auf diese Weise gleich groß und gleich heftig.
- Keine Süßigkeiten mehr kaufen: Was nicht im Haus ist, kann auch nicht gegessen werden. Der Ratschlag klingt banal, klappt in der Praxis aber hervorragend. Und wenn ihr ab und zu etwas Süßes geschenkt bekommt, zum Dessert oder zu Kaffee und Kuchen eingeladen werdet, ist diese Ausnahme kein Problem und ihr könnt sie genießen.
- Augen auf beim Einkaufen: Die Position des Zuckers in der Zutatenliste gibt die Menge des verwendeten Zuckers an: Je weiter vorne er in der Liste steht, desto höher ist der Zuckeranteil. Und Zucker hat viele Namen, besonders hinter den Endungen -ose, -sirup und -dextrin versteckt sich getarnter Zucker, wie Saccharose, Dextrose, Fruktose, Fruktosesirup, Fruchtsüße, Süße nur aus Früchten, natürliche Fruchtsüße, Fruchtzucker, Raffinose, High Fructose Corn Sirup, Isoglukose, Glukosesirup, Laktose, Maltodextrin, Invertzucker, Kokosblütenzucker, Milchzucker – also aufgepasst!

GLYKÄMISCHER INDEX: DOS UND DON'TS

Um ein Bewusstsein dafür zu bekommen, ob ein Lebensmittel zu viel Zucker bzw. Kohlenhydrate enthält, kann der glykämische Index, auch GLYX oder GI genannt, helfen. Der GLYX ist ein Maß, das die Wirkung eines kohlenhydrathaltigen Lebensmittels auf den Blutzuckerspiegel bemisst. Ist der GI eines Lebensmittels hoch, das ist z. B. bei Produkten der Fall, die vor allem aus einfachen Kohlenhydraten bestehen, wie Weißbrot, weiße Pasta oder Schokolade, steigt der Blutzuckerspiegel stark an. Der Körper muss daraufhin eine größere Menge Insulin produzieren, um ihn wieder zu normalisieren. Auf diese Weise wird, vereinfacht gesagt, Übergewicht begünstigt. Zudem schaden diese starken Blutzuckerschwankungen und/oder ein dauerhaft zu hoher Blutzuckerspiegel auf längere Sicht massiv der Gesundheit. Kohlenhydrate mit niedrigem GI, auch komplexe Kohlenhydrate genannt, lassen den Blutzuckerspiegel langsamer und weniger hoch ansteigen. Das ist deutlich gesünder und schonender für den gesamten Organismus, hilft gegen zu viele Kilos auf der Waage und wird auch als Therapie bei Schwangerschaftsdiabetes eingesetzt.

Ich möchte ausdrücklich betonen, dass dieser Umgang mit Zucker keine Diät ist – Diäten sind in der Schwangerschaft fehl am Platz. Mir geht es darum, eine Art der Ernährung zu empfehlen, die unseren Körper schont, ihm guttut und somit auch unserem Baby möglichst wenig schadet. Das ist übrigens nicht nur in der Schwangerschaft eine wichtige Säule für eine gute Gesundheit.

SO BEHALTET IHR EUREN GLYX IM AUGE

Zucker: Dos

Diese Lebensmittel haben einen niedrigen GLYX und werden daher von mir bevorzugt:

- Vollkornnudeln; schmecken besonders mit gut gewürzten Saucen oder Beilagen
- Vollkornbrot; auf 100 Prozent Vollkorn achten, gibt es z. B. im Bioladen
- Vollkorn-Basmatireis, Vollkorngetreide
- Hülsenfrüchte wie Linsen, Kichererbsen
- sehr viel Gemüse, Kräuter und Gewürze
- Milchprodukte
- gesunde Fette
- Fleisch und Fisch
- Obst; frisch und getrocknet – allerdings ist der Fruktosegehalt von Trockenobst sehr hoch
- dunkle Schokolade mit mind. 70 Prozent Kakaoanteil

Zucker: Don'ts

Diese Lebensmittel haben einen hohen GLYX und werden daher selten von mir verzehrt:

- Weißmehlprodukte wie weiße Nudeln, weißes Brot, Brötchen, Pizza, Backwaren
- Süßigkeiten aller Art
- Snacks wie Chips
- Zucker, Süßstoffe und Zuckeraustauschstoffe
- Desserts, z. B. Eis, Pudding, gekaufter Fruchtjoghurt
- fertige Müslimischungen
- Fertiggerichte, Fertigsaucen usw.
- Limonaden und Softdrinks
- Säfte, Fruchtsaftgetränke und Nektar
- Marmeladen
- Schokobrotaufstrich

LEBENSMITTELPYRAMIDE FÜR EINE NÄHRSTOFFREICHE ERNÄHRUNG

Hier seht ihr eine Auswahl an gesunden Lebensmitteln, geordnet danach, welchen Stellenwert sie mengenmäßig auf dem Speiseplan einnehmen sollten. Nach kalorienarmen Getränken folgt Gemüse mit seiner hohen Nährstoffdichte. Perfekt, da in der Schwangerschaft mehr Nährstoffe gebraucht werden, aber nur wenig mehr Kalorien. Bei Zuckerhaltigem gilt wie immer: Die Menge macht das Gift.

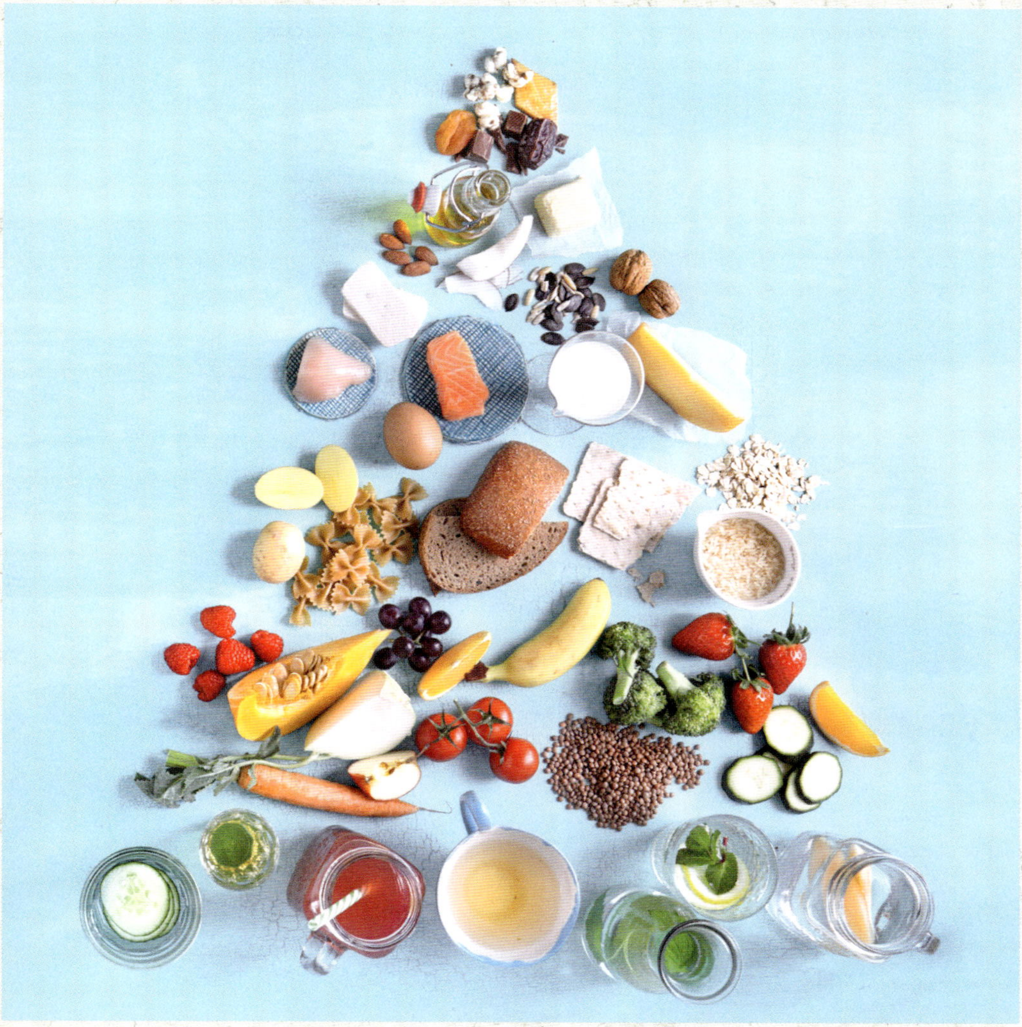

GESUND LEBEN IN DER SCHWANGERSCHAFT

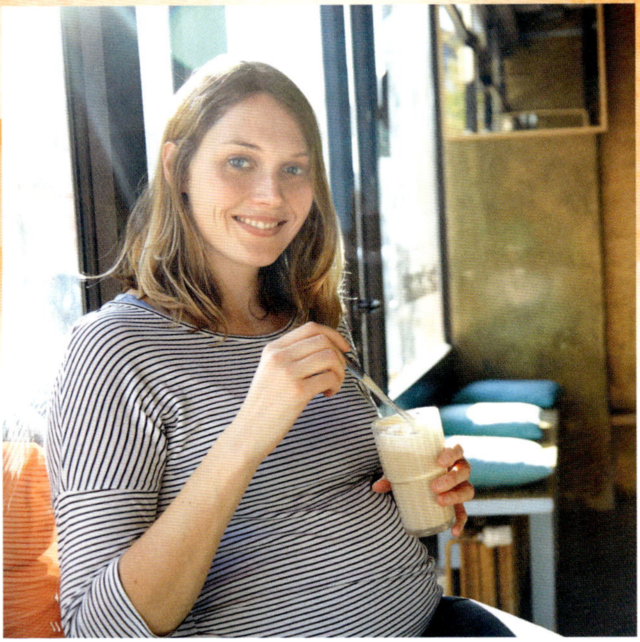

Ernährung ist ein wichtiger Baustein für die Schwangerschaft, aber nicht allein für eine gute Gesundheit zuständig. Auch andere Faktoren wie Gewicht, Bewegung und Entspannung spielen eine wichtige Rolle dabei, ob ihr euch wohlfühlt in eurer Haut. In der Schwangerschaft vollbringt der weibliche Körper unglaubliche Höchstleistungen, um einen neuen Menschen in sich heranwachsen zu lassen. Was für ein Wunder!

Leider leben wir in keiner besonders schwangerenfreundlichen Zeit. Das gesellschaftliche Diktat, einen perfekten Körper zu haben, macht auch vor werdenden Müttern nicht halt: Als Schwangere wird man gelobt, wenn sich nur der Bauch verändert und der Rest des Körpers gleich (schlank) bleibt. Zudem wird allgemein erwartet, dass man genauso funktioniert wie immer. Frau soll also ganz nebenbei schwanger sein? Ich schreibe das so, weil ich zu genau diesen Schwangeren gehört habe. Ich wollte genau die gleiche Leistung bringen, die ich von mir gewohnt war, ja sogar noch mehr, weil ich wusste, dass ich weniger Zeit haben würde, wenn das Baby erst einmal da ist. Die Natur hat mich allerdings eines Besseren belehrt und mir gezeigt, dass jetzt nicht nur ich und das, was ich will, zählen, sondern dass es um ein Wir geht und darum, dass sowohl ich als auch mein Baby gesund und munter bleiben.

Die Schwangerschaft ist wahrhaftig eine außergewöhnliche Zeit. Neue Gedanken, Gefühle und Fragen tauchen auf. Die werdende Mutter muss mit vielen Veränderungen klarkommen. Vor allem die körperlichen Veränderungen stellen eine Herausforderung dar und sind oft mit der Befürchtung verbunden, dass man sich und anderen nach der Geburt nicht mehr gefällt. Der Bauch wächst, der Busen wird größer, das Hautbild verändert sich und bisher unbekannte Beschwerden tauchen auf. Unzählige Empfehlungen, Verbote und Untersuchungen sowie Diagnosen verunsichern weiter.

VERTRAUEN ENTWICKELN

Hier hilft es, das eigene Bauchgefühl zu stärken: Informiert euch, hinterfragt Empfohlenes, vertraut auf eure Intuition und bestimmt die Schwangerschaft selbstbewusst mit. Und ja, der Körper wird nach der Geburt anders aussehen, aber in diesen neun Monaten ist es, wie es ist, und ihr könnt versuchen, die Veränderungen, die mit der Entstehung neuen Lebens einhergehen, liebevoll anzunehmen und die Zeit auch zu genießen. Setzt euch nicht unter Druck, denn es wird nicht nur ein Kind geboren, sondern auch eine Mutter – und das braucht mitunter viel Zeit.

Ich habe lange dafür gebraucht, wirklich zu akzeptieren, dass mit der Geburt meines ersten Kindes auch ein neuer Lebensabschnitt begonnen hat, der viele dauerhafte Veränderungen mit sich bringt und eine enorme Anpassungsfähigkeit von mir verlangte und immer noch verlangt. Aber ich bin daran gewachsen.

Der Natur ihren Lauf lassen

Das, was man so sagt, stimmt: Keine Schwangerschaft gleicht der anderen. Oder ich müsste sagen, das, was eine Schwangerschaft mit mir (oder einer anderen Frau) macht, ist niemals gleich. In meiner ersten Schwangerschaft habe ich nicht nur viel Wert auf gesunde Ernährung gelegt, sondern auch darauf, dass ich mich möglichst viel bewege und auch genug Schlaf und Entspannung bekomme, da all dies für ein gesundes Heranwachsen des Kindes wirklich wichtig ist. Das hat gut funktioniert: Energiegeladen und voller Tatendrang ging ich durch meine Schwangerschaft.

Keine Schwangerschaft ist wie die andere

Die zweite Schwangerschaft verlief anders. Ich hatte weniger Kraft und Energie und zudem ein sehr anstrengendes und forderndes Kleinkind, das auch nachts nicht durchschlief. Mein Mann und ich haben uns die Nächte zwar geteilt und ich konnte mich mittags hinlegen, aber das großartige Energielevel der ersten Schwangerschaft konnte ich nicht mehr erreichen. Ich habe auch in dieser Schwangerschaft auf eine gesunde Ernährung geachtet und darauf, dass ich mich genug bewege. Aber dann kamen – vermutlich aufgrund von Stress und Überforderung – vorzeitige Wehen mit ins Spiel, die es erforderten, dass ich mich körperlich schonte. Im Alltag mit Haushalt, Arbeit und Kleinkind hat das nicht wie geplant funktioniert und daher landete ich im Krankenhaus, das ich erst drei Wochen später wieder verlassen durfte. Und auch danach musste ich mich natürlich weiterhin schonen. Mein Mann war in der Zeit wirklich ein Held. Er hat alles alleine gestemmt: seinen Vollzeitjob, den Haushalt und alles, was damit zusammenhängt. Und er war dem Kleinen ein zugewandter Papa, um die Lücke zu füllen, die ich durch meine Abwesenheit hinterlassen habe. Meiner Mutter gebührt ebenfalls ein Orden – sie hat uns unheimlich unterstützt in dieser Zeit und war oft bei uns.

Glücklicherweise haben alle diese Maßnahmen dazu geführt, dass unser zweites Kind nicht viel zu früh, sondern zum errechneten Termin zur Welt kam – es gab also ein Happy End für diese anstrengende Schwangerschaft, wofür ich unendlich dankbar bin.

DURCH DICK UND DÜNN

Am Anfang dieses Kapitels habe ich bemängelt, dass Frauen gelobt werden, wenn sie auch während ihrer Schwangerschaft schlank bleiben. Das ist jedoch in gesundheitlicher Hinsicht tatsächlich erstrebenswert. Eine gewisse Summe zusätzlicher Kilos ist natürlich völlig normal, aber so wie es aussieht, müssen wir hierzulande die Babys vor einem »Zuviel« schützen – eine aktuelle Studie der DGE sagt im jüngst erschienenen 14. Ernährungsbericht klipp und klar: »Immer mehr Schwangere sind zu dick.« In Zahlen ausgedrückt: 2007 waren 34 Prozent aller schwangeren Frauen übergewichtig, 2017 schon fast 40 Prozent. Und nicht nur das: Werdende Mütter entwickeln auch immer häufiger Schwangerschaftsdiabetes.

Nachteile von Übergewicht in der Schwangerschaft

- erhöhtes Risiko für Bluthochdruck
- erhöhtes Risiko für Präeklampsie
- erhöhtes Geburtsgewicht des Kindes (mit späterem Übergewichtsrisiko)
- erhöhtes Risiko des Kindes für Herz-Kreislauf-Erkrankungen, Diabetes mellitus Typ 2, Bluthochdruck und das Metabolische Syndrom

Die DGE (und nicht nur die) sieht es so: Um starkes Übergewicht zu stoppen, müssen die Betroffenen bei der Ernährung, bei der Bewegung und generell beim Lebensstil ansetzen. Gleichzeitig wird jedoch von Diäten strikt abgeraten, um das Baby vor Mangelernährung und damit vor Schäden in seiner Entwicklung zu bewahren. Das umzusetzen scheint paradox, ist aber möglich.

Gewicht: Was ist normal?

Jede Frau ist anders und jede Schwangerschaft auch. Daher gibt es kein absolutes Normal für den Verlauf schwangerschaftsbedingter Veränderungen des Körpers. Man kann die folgenden Empfehlungen jedoch als grobe Richtwerte betrachten: Wie viel eine Frau in der Schwangerschaft zunehmen darf, bemisst sich an ihrem Body-Mass-Index (BMI). So gilt man als untergewichtig, wenn der BMI unter 18,5 kg/m² liegt, als übergewichtig mit einem BMI ab 25 kg/m² aufwärts und als adipös bei BMI-Werten ab 30 kg/m².

SO BERECHNET IHR EUREN BMI

$$\text{BMI} = \frac{\text{Gewicht (in kg)}}{\text{Körpergröße (in m)}^2}$$

Bei Untergewicht gelten 12 bis 18 kg mehr als empfehlenswert, bei normalgewichtigen Frauen sind es 10 bis 16 kg und Übergewichtige sollten maximal 10 kg zunehmen. Was eine Schwangere isst, ob sie sich genug bewegt und ausreichend Entspannung in ihr Leben einbaut, spielt auch mit eine Rolle bei der Bewertung, was ein paar Kilos zu viel auf der Waage bedeuten. Eine schlanke Frau, die sich nur von Fast Food ernährt und sich kaum bewegt, lebt sicher auch nicht besonders gesund. Es kommt auf das Gesamtpaket an.

Normalgewicht schützt in der Schwangerschaft vor Komplikationen und ist ein entscheidender Faktor für die Gesundheit von Mutter und Kind.

SO ENTSTEHT DIE GEWICHTSZUNAHME

Interessant ist die Frage, wie sich die zusätzlichen Kilos in der Schwangerschaft eigentlich verteilen. Schließlich kommt kein Baby mit einem Gewicht von 12 bis 15 kg zur Welt.

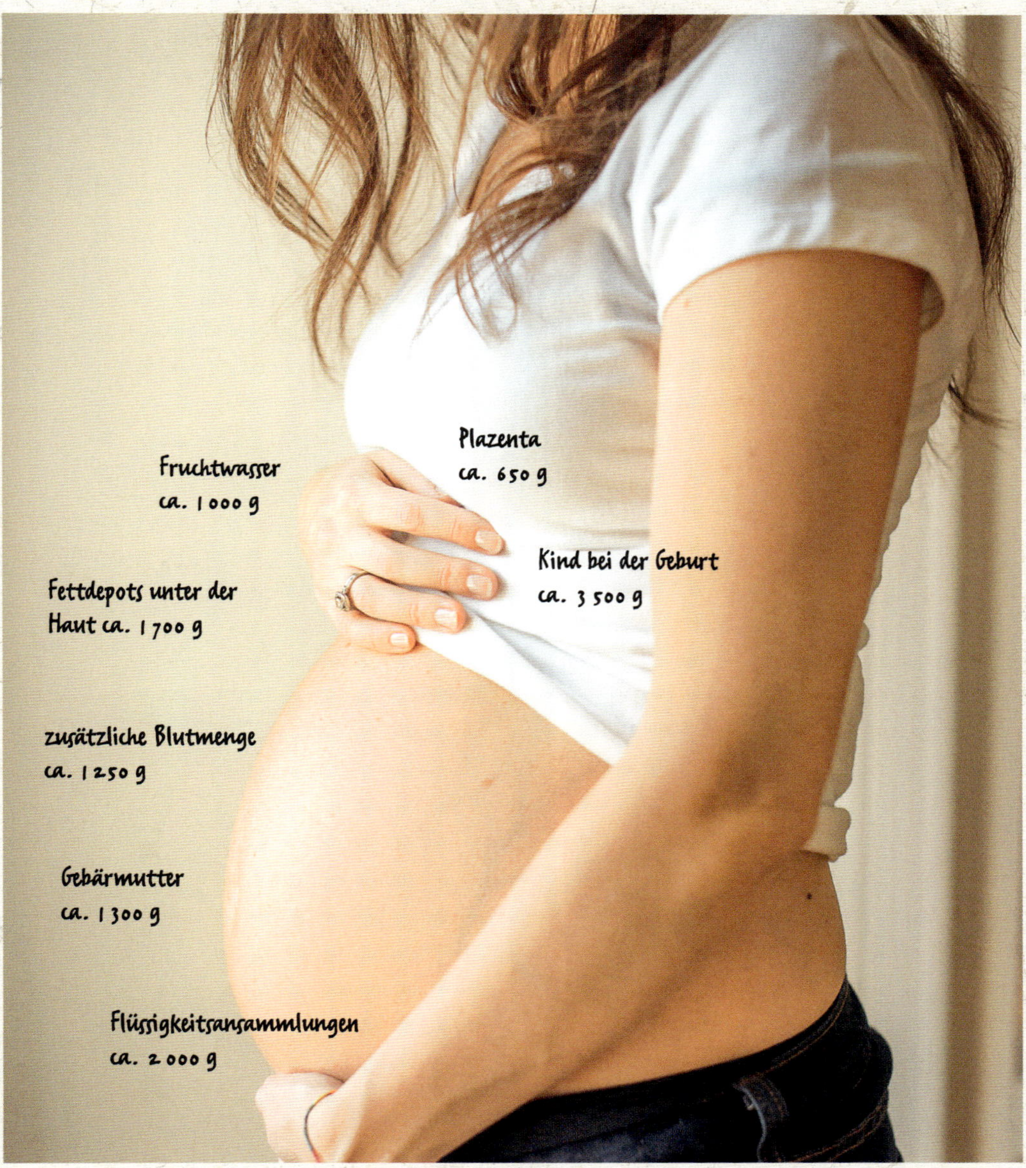
Plazenta
ca. 650 g
Fruchtwasser
ca. 1000 g
Kind bei der Geburt
ca. 3500 g
Fettdepots unter der
Haut ca. 1700 g
zusätzliche Blutmenge
ca. 1250 g
Gebärmutter
ca. 1300 g
Flüssigkeitsansammlungen
ca. 2000 g

WIE VIEL DARF ICH ESSEN?

Der Energiebedarf steigt im Laufe der Schwangerschaft im Vergleich zum Vitamin- und Mineralstoffbedarf nur leicht an, ab dem 4. Monat braucht eine werdende Mutter täglich rund 250 Kalorien mehr, das entspricht in etwa einem Käsebrot. Ab dem 7. Monat braucht sie pro Tag etwa 500 Kalorien mehr. Dies gilt jedoch nur für normalgewichtige Frauen, die während der Schwangerschaft körperlich auch weiterhin aktiv sind.
Isst eine Schwangere also zu energiereich (Zucker, ungesunde Fette, Fast Food), besteht die Gefahr, dass sie zu schnell und zu stark zunimmt. Schwangere haben jedoch häufig mit Heißhunger zu kämpfen, sodass es ihnen schwerfällt, nicht sehr viel mehr zu essen, siehe auch Seite 86.

Auf die Mikronährstoffe kommt es an

Es geht also darum, was sie essen. Hier möchte ich noch einmal die Mikronährstoffdichte erwähnen: Als Mikronährstoffdichte bezeichnet man das Verhältnis von Kalorien zu Mikronährstoffen – Gemüse enthält vergleichsweise wenig Kalorien, aber viele Vitamine und Mineralien, es weist also eine hohe Mikronährstoffdichte auf. Also esst viel Gemüse! Roh, gedämpft, gekocht, gebraten oder gebacken versorgt es euch zusammen mit gesunden Fetten und in Maßen begleitet von Milchprodukten, Fleisch, Fisch, Nüssen, Getreideprodukten und Hülsenfrüchten mit allem, was ihr für eine gesunde Schwangerschaft bracht. Tipps dazu findet ihr im Praxisteil dieses Buches ab Seite 91.
Genug Bewegung und gesunde Ernährung in den stressigen Alltag einzubauen – und das auch noch in der Schwangerschaft –, das klingt für einige vielleicht unrealistisch, aber ich kann aus eigener Erfahrung sagen, dass man sich dauerhaft umgewöhnen kann, was die Geschmacksvorlieben und Verhaltensweisen betrifft. Wie das gelingen kann, erfahrt ihr auf Seite 27 und 35.

DARUM IST BEWEGUNG SO WICHTIG

Dieses Buch widmet sich zwar überwiegend einer ausgewogenen Ernährung, aber für eine gesunde Schwangerschaft und eine normale Gewichtsentwicklung braucht es noch ein bisschen mehr.
Auch ausreichend Bewegung ist unerlässlich. Sie ist erwiesenermaßen sehr wichtig und förderlich für die Gesundheit von Mutter und Kind. Aus diesem Grund habe ich mich in meiner ersten Schwangerschaft viel bewegt.
In der zweiten Schwangerschaft hingegen musste ich mich schonen und konnte meinem Bewegungsdrang nicht wie gewohnt nachgehen. Tatsächlich fühlte ich mich dadurch insgesamt träger und schwächer und brauchte auch länger, um mich von der Geburt zu erholen.
Mein Tipp: Es lohnt sich auf alle Fälle, sich auch in der Schwangerschaft viel an der frischen Luft zu bewegen, den Kreislauf anzukurbeln, die Muskulatur zu stärken und sich so bestens auf die Geburt vorzubereiten – immer vorausgesetzt, dass ihr und euer Baby sich dabei wohlfühlen.

Wie Muskeln helfen

Muskeln sind nicht nur unser größtes Stoffwechselorgan und für eine gute und stabile Haltung wichtig, sondern helfen auch dabei, überschüssiges Fett bzw. Kalorien zu verbrennen, da der Stoffwechsel durch mehr Muskelmasse auch im Ruhezustand aktiver ist. Muskeln fördern zudem die Neubildung von Blutgefäßen, Nervenzellen und Synapsen und produzieren 400 verschiedene Substanzen, wie etwa Interleukin-6, das die Immunabwehr stimuliert.
In der Schwangerschaft sollt ihr natürlich nicht wie verrückt pumpen, um riesige Muskeln zu bekommen, aber ein bisschen Muskelaufbau ist auch mit sanftem Kraft- und Ausdauertraining möglich. Es lohnt sich, denn schon leichtes Krafttraining beugt Bluthochdruck und Diabetes vor.

Mehr Muskelmasse bedeutet oft auch mehr Gewicht, also wundert euch nicht, wenn sich die Erfolge nicht auf der Waage bemerkbar machen. Das ist in der Schwangerschaft sowieso schwierig zu beurteilen, da sich das Gewicht laufend nach oben verändert.

Sport und Psyche

Viele Studien konnten mittlerweile belegen, dass sportliche Betätigung gut für eine ausgeglichene Stimmung ist und diese insgesamt stabilisiert, auch bei depressiven Erkrankungen, Ängsten und dauerhafter Anspannung. Das gilt auch für Schwangere, die nicht zuletzt durch die hormonellen Veränderungen besonders starken Gefühlsschwankungen ausgesetzt sind.
Es stimmt: Manchmal braucht es etwas Überwindung, um noch eine Runde um den Block zu drehen, statt die müden Glieder aufs Sofa zu betten. Aber insgesamt wird es euch guttun. Die Kraft des Lichtes ist zudem ein weiterer Aspekt, der bei Bewegung an der frischen Luft nicht unterschätzt werden darf: Häufiges Spazierengehen bei Wind und Wetter stärkt nicht nur das Immunsystem und erdet bei Stress und Anspannung, wir werden auch insgesamt ruhiger und fühlen uns verbundener mit der Natur.
Als ich schwanger war, bin ich fast jeden Tag in der Mittagspause nach draußen gegangen und stramm marschiert – auch als Ausgleich für meine sitzende Tätigkeit. Wenn keine Kolleginnen mit dabei waren, habe ich in einem inneren Monolog meinem Kind die Besonderheiten und Lichtstimmungen der jeweiligen Jahreszeit gezeigt – das hat mich zwischendurch immer wieder mit ihm verbunden.

Sport zu lieben kann dauern

Bis mein Körper (und meine Psyche) gelernt haben, dass Sport und Bewegung ihnen guttun, hat es ein paar Jahre gedauert. Mittlerweile ist es so, dass ich mich unwohl fühle, wenn ich durch irgendwelche äußeren Umstände daran gehindert werde, mich regelmäßig zu bewegen. Ich habe es also geschafft, meinen Körper umzugewöhnen, denn früher war ich weder besonders bewegungsfreudig noch besonders sportlich. Auch frühere Angewohnheiten, wie abends auf dem Sofa Chips zu essen oder ständig etwas Süßes zu naschen, habe ich mir nach und nach abgewöhnt. Es brauchte nur seine Zeit. Und hin und wieder gönne ich es mir ganz bewusst.
Jetzt denken bestimmt einige, dass ich hier von einem hohen regelmäßigen Sportpensum spreche. Und dass sie das schon rein zeitlich auf keinen Fall in ihren Alltag integrieren können. Hier hilft eine andere Sicht auf das, was man allgemein als »Sport« bezeichnet.

Sport in der Schwangerschaft

In einer normal verlaufenden Schwangerschaft spricht überhaupt nichts dagegen, Sport zu treiben. Im Gegenteil: Die gesundheitlichen Vorteile überwiegen – mit einer kleinen Einschränkung:

Wie habe ich es in den Schwangerschaften geschafft, meine Gewichtszunahme im Normbereich zu halten, ohne zu hungern? Mit meiner Art zu essen sowie mit schwangerschaftsgerechtem Sport. Ihr könnt das auch schaffen!

VOR DEM SPORT EIN KLEINER SNACK

Esst vor dem Sport immer eine kleine Mahlzeit mit komplexen Kohlenhydraten wie eine Banane oder ein Vollkornbrot – so beugt ihr einer Unterzuckerung vor und habt genug Energie für die Bewegungseinheit. Wenn euch trotzdem einmal schwummrig wird, hilft oft ein kleines Stück Traubenzucker oder ein Müsliriegel. Und: Genug trinken nicht vergessen!

Die gewählte Sportart sollte ohne Sturzrisiken einhergehen, für Schwangere geeignet sein und die körperlichen Veränderungen berücksichtigen. Nur in seltenen Fällen gibt es tatsächlich medizinische Gründe, die gegen Sport in der Schwangerschaft sprechen. Fragt daher bitte eure Gynäkologin bzw. euren Gynäkologen oder eure Hebamme, ob ihr bedenkenlos Sport machen könnt.

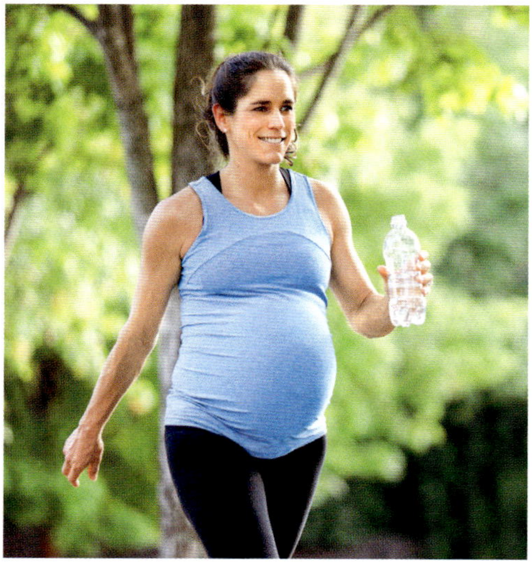

Sport ist gesund für Schwangere – wenn es denn der richtige ist, z. B. moderates Krafttraining, Yoga oder Walking.

Hört auch auf euren Körper: Er signalisiert euch in der Regel, wenn ihm etwas zu viel ist oder nicht guttut. Das zu beachten, ist in der Schwangerschaft wirklich wichtig, gerade für ambitionierte Sportlerinnen, denn während der Schwangerschaft sind körperliche Grenzgänge nicht ratsam.

Ungeeignete Sportarten

Aus den genannten Gründen sind beispielsweise Extremsportarten (z. B. Paragliding, Marathonlaufen, Kitesurfen), Wettkampfsport, Kontaktsportarten (z. B. Handball, Hockey, Kampfsport), Sport mit Sturzrisiko (z. B. Reiten, Wintersport, Klettern) und Sport in großer Höhe oder Tiefe (z. B. Tiefseetauchen, Bergsteigen) während der Schwangerschaft nicht geeignet.

Geeignete Sportarten

Daneben gibt es aber viele Sportarten, die für Schwangere besonders gut geeignet sind: Ausdauertraining wie schnelles Spazierengehen, Nordic Walking oder eine Einheit auf dem Hometrainer, moderates Krafttraining, Fitness- und Gymnastikstunden, Schwimmen und Aquatraining, sanftes Stretchen und Dehnen, Pilates und Yoga für Schwangere sowie natürlich klassische Schwangerschaftsgymnastik sind allesamt empfehlenswert. Bei allen diesen Bewegungsarten ist es wichtig, dass sie auf die anatomischen Besonderheiten einer Schwangeren angepasst sind und keine schädlichen Übungen gemacht werden. Ich habe mir ein paar entsprechende DVDs für prä- und postnatales Training gekauft und damit Sport gemacht und auch Beckenbodenübungen integriert. Meine Rückbildungskurse sowie Frauensport für die Zeit nach der Rückbildung machte und mache ich noch bei einer Hebamme, die zusätzlich als Fitnesstrainerin ausgebildet ist und genau weiß, was Frauen beachten müssen (und zwar lebenslang), um ihrem Beckenboden oder der beanspruchten Bauchmuskulatur nicht zu schaden. So bin ich heute fitter und kräftiger als je zuvor in meinen Leben, und das, obwohl ich weniger Zeit für Sport habe als früher.

Positive Auswirkungen von Sport

- Die Muskeln der Körpermitte können die veränderte Körperstatik besser ausgleichen. Nacken- und Rückenschmerzen wird vorgebeugt.
- Die Muskulatur stabilisiert die Gelenke, die jetzt mit zusätzlichem Gewicht belastet werden.
- Die Kondition, z. B. beim Treppensteigen, verbessert sich.
- Das Energieniveau steigt, ihr fühlt euch weniger müde.
- Ihr fühlt euch weniger schwerfällig.
- Schwangerschaftsdiabetes wird vorgebeugt.
- Thrombosen wird vorgebeugt.
- Schwangerschaftsbeschwerden lassen sich positiv beeinflussen.
- Die Anstrengungen der Geburt werden besser weggesteckt.
- Sportliche Schwangere fühlen sich häufig ausgeglichener und selbstsicherer.

So klappt es garantiert: klein denken, fit werden

Bei einer Diskussion mit einer Freundin zum Thema Sport ist mir aufgefallen, dass bei vielen Menschen Glaubenssätze im Weg stehen, wenn es darum geht, genug Bewegung im Alltag einzubauen. Viele denken, Sport zu machen bedeutet, am besten mehrmals pro Woche stundenlang ins Fitnessstudio zu gehen oder drei- bis viermal wöchentlich eine Stunde zu joggen.
Wenn man aber in der Schwangerschaft und vor allem in der Zeit danach überhaupt Sport machen will, muss man sich von dieser Sichtweise definitiv verabschieden. Sie lässt sich schlicht nicht im Familienalltag unterbringen. So erklärt es sich, warum viele Frauen überhaupt keinen Sport mehr machen: Sie haben einfach keine Zeit. Es muss also auch anders gehen. Jeder kann sich kleine Sporteinheiten überlegen und diese einzeln in den Alltag integrieren.
Ein kleiner strammer Marsch in der Mittagspause, ein paar Kräftigungsübungen zwischendurch, mal für den Bauch, mal für die Arme, mal für den Rücken und abends eine kleine Dehneinheit vor dem Schlafengehen – das reicht aus, um insgesamt fitter zu werden. Bewegung wird alltagsgerecht in kleine Häppchen verpackt und lässt sich viel besser realisieren, auch wenn das Baby da ist.

STRESS IST GIFT

Wie ungesund als negativ empfundener Stress ist, wissen wir alle. Das gilt natürlich gerade in der Schwangerschaft. Daher ist es ratsam, den eigenen Stress zu reduzieren.

Nicht gestresst essen

Zu einer gesunden und wohltuenden Ernährung gehört es, die Mahlzeiten nicht in Eile hinunterzu-

Wenn eine Schwangere oder eine frischgebackene Mutter eher weniger Kraft und Energie hat, kann sie mit der »Häppchenstrategie« trotzdem in Bewegung kommen, ihre Muskeln fit halten und insgesamt wieder mobiler werden.

schlingen, abgelenkt von allen möglichen anderen Dingen. Kaut langsam und gründlich, esst bewusst und mit Bedacht. Schnelles, gestresstes Essen hingegen stört das Sättigungsgefühl und belastet die Verdauung.

Einen besseren Umgang mit Stress lernen

Stellt euch mal die folgende Frage: »Ist Stress mein Meister oder meistere ich meinen Stress?«
Unter Stress und psychischer Belastung, in Konflikten und bei emotionaler Überforderung geschieht es schnell, dass wir uns selbst verlieren. Wir funktionieren dann nur noch, erfüllen Aufgaben und Pflichten, so gut es geht, missachten dabei aber die eigenen Grenzen, vernachlässigen die eigenen Bedürfnisse und ignorieren die eigenen Gefühle – dabei sollten gerade Schwangere ganz bei sich und ihrem Baby sein dürfen.
Die folgenden Ratschläge sind so zahlreich, dass sicher jede von euch etwas findet, was sie im Alltag umsetzen kann. Und zwar nicht nur in der Schwangerschaft, sondern auch danach.

Stressdetox für Körper und Seele

- Gönnt euch viel frisches Obst, Gemüse und Nüsse. In stressigen Zeiten verbraucht der Organismus besonders viele Mineralstoffe und Vitamine.
- Achtet auf eure körperlichen (und seelischen) Grenzen.
- Vernachlässigt eure eigenen Bedürfnisse nicht.
- Grenzt euch bei Bedarf von den Erwartungen anderer ab, wenn sie euch überfordern.
- Lernt, auch mal Nein zu sagen.
- Schraubt eure Ansprüche herunter: Ihr müsst nicht immer perfekt sein.
- Versucht, euren eigenen Lebensrhythmus zu finden und zu pflegen.
- Achtet auf genügend Ausgleich zwischen Aktivität und Ruhe, Schlafen und Wachen, Arbeit und Freizeit.
- Entdeckt den schöpferischen Wert von regelmäßigen Pausen und integriert sie in euer tägliches Leben.
- Füttert euren Geist 10 Minuten täglich mit Seelennahrung, z. B. mit einem Gedicht oder einem Buch – macht etwas, das euch neue Gedankenwelten eröffnet.
- Nehmt euch Zeit für kleine Meditationen, schafft euch so eine Art inneren Ruheraum.
- Pflegt zwischenmenschliche Beziehungen: Freundschaften, Partnerschaft, Familie.
- Meidet vor dem Schlafengehen Bildschirme, lest lieber ein Buch oder hört entspannende Musik.
- Ein Abendspaziergang sorgt für einen harmonischen Tagesausklang.
- Pflegt leistungsunabhängige, aber sinngebende Hobbys wie Sport, Tanzen, Beschäftigung mit Kunst, Musik, Literatur, Philosophie, Religion, Spiritualität.
- Dankt eurem Körper am Abend dafür, dass er euch und euer Baby gut durch den Tag gebracht hat – das stärkt den Kontakt mit der eigenen Mitte und hilft, liebevoller mit euch selbst umzugehen.

Nehmt euer Leben selbst in die Hand: Das stärkt den Lebenswillen und die Selbstheilungskräfte, lässt euch mit belastenden Situationen nachweislich besser umgehen und erhält langfristig gesund.

Ohne Leistungsdruck

Jeder Mensch kann nach seinen individuellen Bedürfnissen und Möglichkeiten Betätigungsfelder finden, in denen er ohne Leistungsorientierung, ohne Erfolgsdruck und ohne bestimmte Zwecke erfüllen zu müssen aktiv ist. Zweckfrei bedeutet hier nicht, dass etwas sinnlos ist, vielmehr heißt es, etwas aus Freude zu tun. Beispielsweise spazieren zu gehen – nicht um von A nach B zu kommen oder Kalorien zu verbrennen, sondern aus Spaß, weil die Sonne scheint und die Schneelandschaft so beeindruckend ist. Mit der Partnerin oder dem Partner gemeinsam etwas zu unternehmen – nicht um eine Pflicht zu erfüllen, sondern einfach weil es schön ist. Weil man gerne zusammen ist. Zweckfreies Handeln ist sinnvoll als Ergänzung und Ausgleich zu der sonst üblichen Zweckgebundenheit unseres Tuns. Darin liegt die Möglichkeit, Befriedigung, Sinn und Selbstwertgefühl außerhalb der an Effizienz und Leistung gebundenen Berufswelt zu finden. Ich denke, darauf zu achten, ist gerade heute in unserer schnelllebigen Welt wichtiger denn je. Erfahrungsgemäß ist es schwer, all diese Ratschläge sofort umzusetzen, auch wenn man weiß, wie wichtig das wäre. Versucht es in kleinen Schritten und ohne zu erwarten, dass ihr nach einer einzigen Meditation oder anderen Maßnahme dauerhaft tiefenentspannt seid oder euch ab sofort täglich genug bewegt. Und bleibt dran, auch wenn es mal nicht klappt – es lohnt sich nicht nur für euch, sondern auch für euer Baby.

Kleiner Meditations-Quickie

In meinem Alltag ist im Moment kein Platz für lange Meditationen. Da ich aber gerne ab und zu etwas Entspannendes tun möchte, praktiziere ich folgende kleine Übung: Ich lege mich bequem hin (auf den Rücken, wenn ihr das nicht mehr könnt, legt euch auf die Seite), lege die Hände auf den Bauch und atme einfach nur tief ein und aus. Dabei versuche ich, die Anspannung loszulassen und mich einfach nur auf das Heben und Senken des Bauches zu konzentrieren. Wenn die Gedanken verrückt spielen (und das tun sie meistens), lenke ich die Aufmerksamkeit immer wieder ruhig zurück auf die Beobachtung meines Atems. Der Körper lernt so nach und nach, durch Atmen zu entspannen, und das kann er dann später auch in stressigen Momenten durch tiefes Ein- und Ausatmen abrufen. Das funktioniert wirklich – ich bin darin schon viel besser geworden, als ich es noch vor einigen Monaten war. Zu Beginn reichen fünf Minuten am Tag, ihr könnt das aber auch länger machen, wenn ihr die Zeit dazu habt.

ENTSPANNENDER LAVENDELWICKEL

Warme Auflagen können muskuläre Anspannungen und die dadurch bedingten Schmerzen, wie Nackenschmerzen oder Spannungskopfschmerzen, lindern. Eine bewährte Variante der vielfältigen Körperwickelmethoden ist der Express-Lavendelwickel. Hierfür ein dünnes, trockenes Baumwolltuch (z. B. ein Taschentuch) anwärmen und mit einigen Tropfen hochwertigem Lavendelöl beträufeln. Auf die verspannte Körperpartie, auf den Nackenbereich, auflegen und ein kleines Handtuch darüberlegen. Eine Wärmflasche kann die entspannende Wirkung dieser Nackenkompresse noch verstärken. Während der Auflage solltet ihr euch rund 20 Minuten Ruhe gönnen. Genießt dabei den Duft blühender Lavendelfelder, stellt euch vor, wie sie aussehen. So angewendet übt das wertvolle Öl seine entspannende Wirkung gleichzeitig über Haut und Geruchssinn aus.

Lavendel: Erste-Hilfe-Duft bei Stress

Lavendel entfaltet seine Heilkräfte über die Haut und den Geruchssinn. Die Inhaltsstoffe des ätherischen Öls wirken unmittelbar beruhigend auf das zentrale Nervensystem, entspannen und fördern gesunden Schlaf. Lavendel reguliert nervöse Unruhe, Einschlafstörungen, Verspannungen, Verkrampfungen und sogar Verdauungsbeschwerden.

DAS WICHTIGSTE ZUM SCHLUSS

In diesem Kapitel greife ich etwas vor und schreibe ein paar Sätze über die Zeit, wenn das Baby da ist. Denn einige Weichenstellungen, die ihr schon in der Schwangerschaft vornehmen könnt, entscheiden genauso wie die Ernährung darüber, wie ihr als frischgebackene Mama aufgestellt seid. Ein Kind zu bekommen ist wunderbar. Aber der Wandel von einem selbstbestimmten Alltag hin zu einem Leben mit Baby ist ein gewaltiger Umbruch, der nicht zu unterschätzen ist und mir persönlich ausgesprochen schwerfiel.

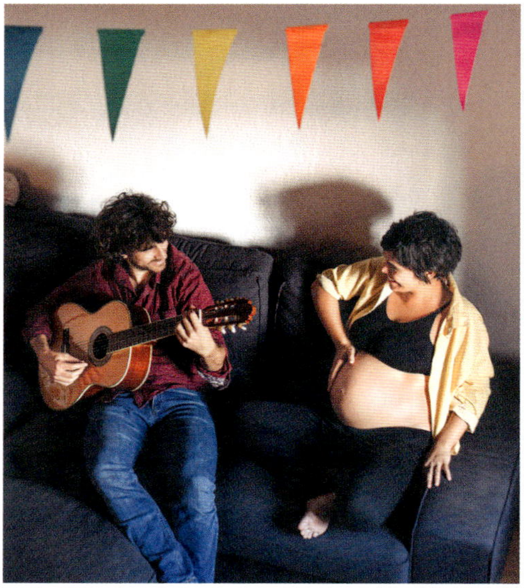

Nutzt und genießt bewusst die Zeit, in der ihr noch zu zweit seid – auch um eure Partnerschaft zu pflegen.

Viele Frauen, die mitten im Berufsleben standen und es gewohnt waren, ihre Freizeit aktiv zu gestalten, finden sich nach der Geburt ihres Kindes plötzlich in einem Alltag wieder, in dem sich für lange Zeit alles nach den Bedürfnissen des Kleinen richtet. Sie fühlen sich isoliert, überfordert und gleichzeitig unterfordert. Genau so ging es mir auch, denn ich hatte kein persönliches Netzwerk aus anderen Müttern vor Ort – Freunde oder Familie, die an anderen Orten leben, konnten in dieser Situation nicht weiterhelfen. Menschen vor Ort sind das A und O, wenn es darum geht, die erste Zeit mit Baby gut zu überstehen – nichts hilft in herausfordernden Situationen so sehr wie der Kontakt mit Menschen, die in einer ähnlichen Lebenslage sind und sich gegenseitig Mut machen oder Hilfe und Rat geben können.

Ein Netzwerk mit anderen Müttern bilden

Für Mütter sind Treffen mit anderen Frauen, die in der gleichen Situation sind wie sie, in der ersten Zeit mit Baby am wichtigsten. Werdende Mütter können bereits im Geburtsvorbereitungskurs oder in der Schwangerschaftsgymnastik anfangen, entsprechende Kontakte zu knüpfen. Und nach der Geburt gibt es Rückbildungsgymnastik und Kurse mit dem Baby, wie beispielsweise verschiedene Sportangebote, Babyschwimmen, Krabbelgruppen, Spielgruppen, Musikgärten, PEKiP oder Babymassage. Ich habe das alles nicht rechtzeitig bedacht und stand ganz allein da, um die langen Tage mit Baby irgendwie gut herumzubekommen.

Den Papa mit einbinden!

Bezieht von Anfang an euren Partner in die Babypflege mit ein. Wenn ihr stillt, könnt ihr ab und zu etwas Milch abpumpen, damit auch der Vater euer Baby füttern kann. So bekommt ihr ein wenig zusätzlichen Freiraum und zwischen den beiden entsteht noch mehr Nähe.

Viele Frauen verhalten sich ambivalent. Einerseits wollen sie, dass der Partner ihnen das Baby auch mal abnimmt, aber dann kritisieren sie seinen Umgang mit ihm. Daraus kann im schlimmsten Fall eine negative Beziehungsdynamik entstehen. Ich rate euch daher, euch gelegentlich von eurem Kind zu lösen und es dem Partner oder anderen Menschen anzuvertrauen. Sonst kann es euch passieren, dass ihr plötzlich der einzige Mensch seid, den das Baby (oder später Kleinkind) akzeptiert. Dann könnt ihr euch keine kleinen Auszeiten mehr nehmen, die aber so wichtig sind, um körperlich und seelisch gut durch die Babyzeit zu kommen.

Schon in der Schwangerschaft lernen, für euch zu sorgen

Vielen Müttern fällt es schwer, sich um ihre Bedürfnisse zu kümmern, ja, sie kennen diese oft gar nicht richtig. Darum hilft es, wenn ihr auch schon vor und in der Schwangerschaft auf euch achtet und herausfindet, was euch guttut und Kraft gibt. Es gehört Übung dazu, dann auch für die Erfüllung dieser Bedürfnisse zu sorgen. Denn in der Regel ist es nicht so, dass jemand da ist, der all eure unausgesprochenen Bedürfnisse durch Gedankenlesen errät und sofort darauf eingeht, ohne dass ihr es ihm sagen müsst. Seid freundlich zu euch selbst und erkennt die eigene Leistung – Schwangerschaft, Geburt, Mutterschaft – wohlwollend an und schaut nicht nur auf das, was nicht so läuft wie gewünscht oder gedacht. Niemand ist perfekt und das verlangt auch keiner von euch (außer vielleicht ihr selbst).

Die Partnerschaft pflegen

Die Geburt eines Kindes stellt auch die Beziehung auf den Kopf, die Paarkonstellation verändert sich und ihr schaut nun gemeinsam auf ein drittes Element. Das verbindet und ein Familiengefühl kann entstehen. Alle Beteiligten brauchen aber Zeit, um in ihre neuen Rollen hineinzuwachsen. Es ist sehr wichtig, schon in der Schwangerschaft viel miteinander zu sprechen. Ich empfehle für schwierigere Gespräche sowohl in Beziehungen als auch bei der Kindererziehung die »Gewaltfreie Kommunikation nach Marshall Rosenberg«. Mit ihr können Menschen lernen, ohne Vorwürfe und Beschimpfungen miteinander zu reden. Sie dürfen dabei alles sagen, denn grundsätzlich sind alle Bedürfnisse, Gefühle und Wünsche legitim und dürfen da sein. Wir haben die gewaltfreie Kommunikation nach und nach in unseren Alltag integriert und in der Regel klappt es gut. Aber natürlich scheitern auch wir immer wieder mal. Bringt echtes Verständnis füreinander auf, erkennt an, dass jeder anders ist und die Dinge ein bisschen anders sieht und macht, und seid tolerant miteinander. Verabredet euch, redet auch über Sex und schafft wieder neue Rituale. Eure Beziehung hat es genauso verdient, dass ihr regelmäßig Zeit für sie einplant – genau wie fürs Babyschwimmen, den Mädelsabend oder das Treffen mit Freunden. Und das Wichtigste: Verliert nie den Humor!

Scheut euch nicht, andere mal um Hilfe zu bitten – auch wenn ihr das nicht gewohnt seid. Schwangerschaft (und später Muttersein) ist von der Natur eigentlich nicht als One-Woman-Show angelegt worden. Ihr seid nicht allein.

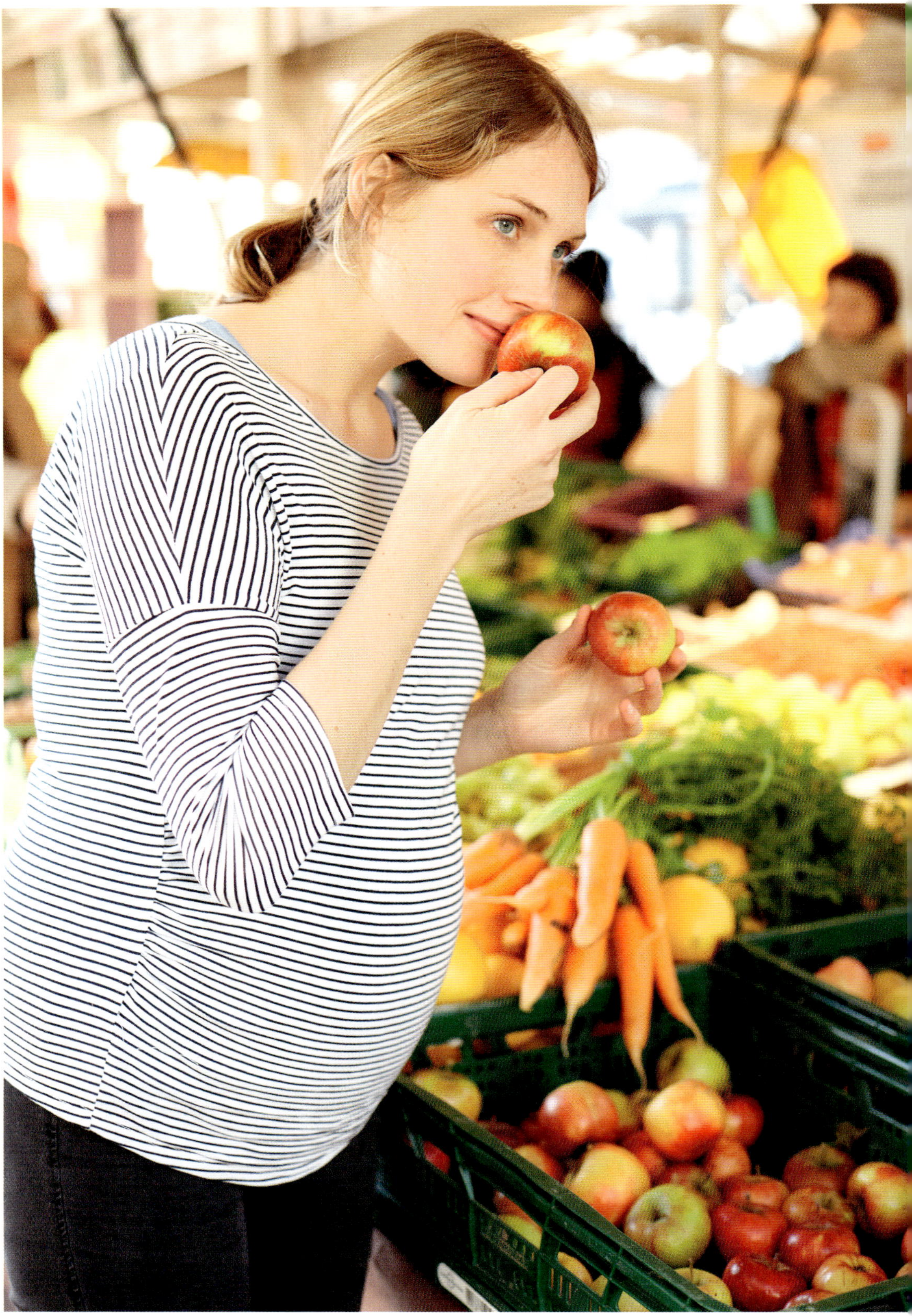

2

SELBSTBESTIMMT ESSEN TROTZ ERNÄHRUNGS-RISIKEN

Warum sind Gemüse, Kräuter, Obst, Milchprodukte, Fisch, Fleisch, Eier, Backwaren und Getränke gut für Schwangere? Und wann sind sie es nicht und warum? Wenn ihr das wisst, könnt ihr selbst entscheiden, was ihr essen möchtet, und seid gewappnet gegen die zahllosen teils widersprüchlichen Tipps und Ratschläge aus eurem Umfeld.

WAS KANN ICH ESSEN?

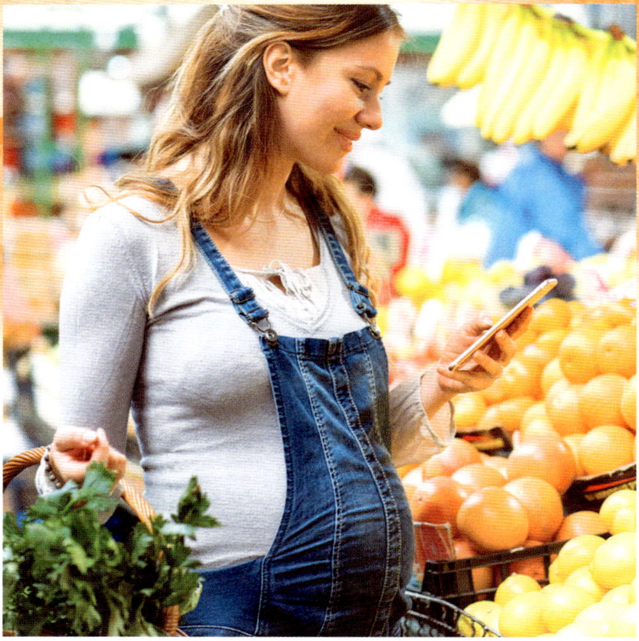

Als ich zum ersten Mal schwanger war, stellte das auch mein Essleben gewaltig auf den Kopf. Überall las und hörte ich von Verboten bestimmter Lebensmittel, wobei sich diese je nach Quelle sogar widersprachen. Ich war auch unsicher, ob ich Kaffee, Tee, Kräuter und Gewürze unbeschwert genießen kann oder ob ein Stückchen Ingwer gleich Wehen auslöst. Ich hätte mir Listen gewünscht, die zeigen und begründen, welche Lebensmittel bedenkenlos gegessen werden können, welche ein gewisses Risiko bergen und welche man lieber ganz weglassen sollte.
So hätte ich selbst entscheiden können, welches Risiko ich bereit war, einzugehen. Ein Beispiel: Camembert sollen Schwangere besser meiden. Warum? Weil die Rinde Pilzkulturen enthält, Weichkäse generell als anfälliger für Bakterienbesiedelungen gilt und der Käse oft aus Rohmilch hergestellt wird. Ich habe dann einfach einen pasteurisierten Camembert in der Packung gekauft, nur das Innere gegessen – und es sehr genossen. Ob das ohne Risiko war, weiß ich nicht. Es gibt genug Stimmen, die auch davon abraten. Aber für mich war mein Verhalten vorsichtig genug. So habe ich auch die Informationen und Checklisten zu den verschiedenen Lebensmittelgruppen aufbereitet. Ihr könnt mit diesem Wissen selbst entscheiden, welches Risiko ihr für vertretbar haltet.

PROBLEMATISCHE LEBENSMITTEL

Bestimmte Lebensmittel gelten für Schwangere als riskant, da sie möglicherweise Toxoplasmose und/oder Listeriose übertragen und diese Krankheiten dem Kind erhebliche Schäden zufügen können, auch wenn die Wahrscheinlichkeit, dass man sich in der Schwangerschaft infiziert, wohl nicht hoch ist. Andererseits ist das Immunsystem werdender Mütter oft schwächer, wodurch sie anfälliger für Bakterien, Viren und Parasiten sein können. Daher wird Schwangeren geraten, sich beim Essen nach bestimmten Empfehlungen zu richten.

Toxoplasmose

Eine Infektion mit Toxoplasmose kann durch die Aufnahme von Toxoplasmoseparasiten aus der Umwelt oder durch den Verzehr von belasteten Lebensmitteln erfolgen. Bei gesunden Erwachsenen verläuft eine Infektion in der Regel ohne oder mit unspezifischen Symptomen. Es sind eher immungeschwächte Personen betroffen, wenn die Infektion einen schweren Verlauf nimmt.
Gefährlich ist eine Erstinfektion während der Schwangerschaft, da dann die Erreger auf das ungeborene Kind übertragen werden und es zu Missbildungen und Fehlgeburten kommen kann. Experten des Robert Koch-Instituts sagen, dass in Deutschland jährlich etwa 15 im Mutterleib erworbene Infektionen mit Toxoplasmen gemeldet werden, wobei sie von einer höheren Dunkelziffer ausgehen. Übrigens, wer vor der Schwangerschaft bereits eine Toxoplasmoseinfektion durchgemacht hat, ist immun und kann sich nicht erneut anstecken, daher empfehlen Gynäkologen einen Test.

Listeriose

Listeriose ist eine bakterielle Infektionskrankheit, die hauptsächlich durch verunreinigte Lebensmittel auf den Menschen übertragen wird. Bei gesunden Erwachsenen verläuft eine Erkrankung in der Regel ganz ohne oder lediglich mit unspezifischen Symptomen. Sie ist keine flächendeckende Epidemie, die jede Schwangere umgehend erwischt, die mal ein Stück Salami isst.
In Deutschland werden jährlich nur einige Hundert Listerioseerkrankungen gemeldet, aber bei bestimmten Risikogruppen (ungeborene Babys, Neugeborene und Personen mit geschwächtem Immunsystem) kann Listeriose schwere gesundheitliche Schäden verursachen. Listerien können in die Plazenta eindringen und dem ungeborenen Kind erheblich schaden.

Salmonellen

Auch vor Salmonellen schützt ein vorsichtiger und hygienischer Umgang mit Nahrungsmitteln. Eine Erkrankung stellt zwar keine direkte Gefahr für den Embryo dar, weil Salmonellen nicht plazentagängig sind, kann die Schwangere aber gesundheitlich sehr belasten und zur Unterversorgung des Babys führen, was im schlimmsten Fall eine Früh- oder Fehlgeburt zur Folge haben kann.
Der beste Schutz vor Infektionen ist natürlich ein möglichst hygienischer Umgang mit Lebensmitteln, Tipps hierzu findet ihr auf Seite 99.

Es ist unmöglich, jedes Ernährungsrisiko zu vermeiden. Es ist aber möglich, einen eigenen Weg zu finden, mit dem ihr euch wohlfühlt.

MILCHPRODUKTE

Wie eine Kuh gehalten wird, ist entscheidend für die Qualität der Produkte, die aus ihrer Milch entstehen. So enthalten Erzeugnisse in Bioqualität weniger Schadstoffe und haben eine deutlich gesündere Fettbilanz als konventionell erzeugte Milchprodukte.
Eine 2016 veröffentlichte Metastudie der Universität Newcastle ergab, dass Biomilch nicht nur rund 50 Prozent mehr Omega-3-Fettsäuren enthält, sondern auch rund 40 Prozent mehr von der gesunden, mehrfach ungesättigten konjugierten Linolsäure, ein essenzieller Nährstoff, der im Körper dazu beiträgt, Entzündungen zu hemmen und Hautschäden vorzubeugen. Als zentralen Faktor für die Qualitätssteigerung bei Fleisch und Milch sehen die Forscher die Fütterung: weniger Kraftfutter, mehr Gras. Daher liefern Milchprodukte aus Weidemilch besonders viele einfach und mehrfach ungesättigte Fettsäuren und weniger gesättigte Fettsäuren. Bei uns kommt daher z. B. nur Butter aus Weidemilch auf den Tisch und wenn wir sie bekommen, sind auch die anderen Milchprodukte »von der Weide«.

Kalzium für die Knochen

In der Schwangerschaft bildet sich das kindliche Knochengerüst, wofür neben anderen Nährstoffen auch Kalzium benötigt wird, sodass die DGE eine tägliche Aufnahme von 1 000 mg empfiehlt. Bekommt die werdende Mutter nicht genug Kalzium, holt sich das Baby den Mineralstoff vereinfacht gesagt aus ihren Knochen, was für die langfristige Knochenstabilität der Frau nicht sonderlich förderlich ist. Milchprodukte, insbesondere Käse, gelten nach gängiger Lehrmeinung derzeit als die besten Kalziumquellen und liefern zudem wertvolles Eiweiß und andere wichtige Nährstoffe, aber auch Pflanzen und Mineralwasser liefern Kalzium (siehe Seite 18).
Vielleicht habt ihr auch schon bemerkt, dass es Milchgegner und Milchbefürworter gibt. Wie so oft besteht auch hier das Problem, dass beide Lager überzeugende Argumente vorbringen können. Die Befürworter aus Wissenschaft und Milchindustrie – und die damit einhergehende Werbung – sagen, dass Milch und Milchprodukte gesund seien mit ihren vielen wichtigen Inhaltsstoffen und somit unumgänglich für eine ausgewogene Ernährung. Auch der deutsche Staat unterstützt diese Aussage: Ernährungsinstitute wie die Deutsche Gesellschaft für Ernährung (DGE, gefördert vom Bundesministerium für Ernährung und Landwirtschaft) empfehlen den täglichen Verzehr von Milch und Milchprodukten, nicht zuletzt, um genug Kalzium zu sich zu nehmen.

Streit um die Milch

Unter den Gegnern sind ebenfalls Wissenschaftler, Ärzte, Therapeuten usw. Sie berufen sich auf neue Studienergebnisse und zahlreiche persönliche Erfahrungen mit ihren Patienten. Für sie ist klar, dass der Konsum von Milch und Milchprodukten mitverantwortlich ist für zahlreiche Zivilisationskrankheiten wie Allergien oder Diabetes und sogar Krebs, insbesondere Prostatakrebs. Auch Akne wird oft mit einem (zu) hohen Milchkonsum in Verbindung gebracht. Zudem ziehe Milch das Kalzium aus den Knochen, statt es ihnen zuzuführen, wird kritisiert. Milch versorge uns über Bedarf mit dem Wachstumshormon IGF-1 (Insulin-like Growth Factor), Menschen, die regelmäßig Milch trinken, sollen dadurch größer werden als andere und ein höheres Risiko haben, an Krebs zu erkranken.
Für mich ist nach jetzigem Stand des öffentlich zugänglichen Wissens noch nicht geklärt, ob Milch und Milchprodukte eher förderlich oder eher schädlich für unsere Gesundheit sind. Das müssen weitere Untersuchungen zeigen, denn die bisherigen Studien ergeben mal das eine, mal das andere und mal gar nichts. Ein Produkt, das so viele Bestandteile enthält, kann sicher beides sein. Wahrscheinlich – und danach richte ich mich – macht auch hier die Dosis das Gift.

In der Schwangerschaft habe ich mich daher an die derzeit gängigen offiziellen Empfehlungen gehalten und Milchprodukte in ausreichender Menge verzehrt. Jetzt bin ich nicht schwanger und stille auch nicht mehr. Ich versuche, nur wenige Milchprodukte zu mir zu nehmen, bevorzuge Ziegen- und Schafsmilchprodukte und genieße sie sehr. Hoffentlich wird bald zweifelsfrei geklärt, ob Milch und Milchprodukte nun eher Schaden oder Nutzen bringen.

Ist Ziegenmilch gesünder?

Ziegenmilch wird derzeit fast schon als Superfood gehypt. Aber ich habe keine wirklich verlässlichen Quellen gefunden, die mir eindeutig sagen konnten, ob Ziegenmilch gesünder ist als Kuhmilch, und keine, die sich speziell mit Ziegenmilch in der Schwangerschaft befasst hat.

- Fakt ist, dass Ziegenmilch für Menschen mit Kuhmilchallergie oder Laktoseintoleranz eine Alternative darstellen kann. Ziegenmilch enthält weniger as1-Kasein und ß-Lactoglobulin als Kuhmilch. Diese beiden Proteine sind dafür bekannt, Allergien auslösen zu können.
- Ziegenmilch liefert hochwertiges Protein: Sechs der zehn Aminosäuren, die über die Nahrung zugeführt werden müssen, kommen in Ziegenmilch häufiger vor als in Kuhmilch.
- Ziegenmilch enthält mehr kurz- und mittelkettige Fettsäuren als Kuhmilch. Diese können vom Körper leichter aufgenommen und besser verdaut werden.
- Ziegenmilch weist einen höheren Anteil an mehrfach ungesättigten Fettsäuren auf, z. B. Linolsäure und Omega-3-Fettsäuren.
- Ziegenmilch enthält doppelt so viel Vitamin A wie Kuhmilch – gut für die Augen – und auch deutlich mehr Vitamin D, das beim Knochenaufbau eine Rolle spielt. Schwangere sollten jedoch aufpassen, dass sie nicht zu viel Vitamin A zu sich nehmen, eine Überdosis kann dem Baby schaden (siehe Seite 17). Aber dafür müsstet ihr recht viel Ziegenmilch trinken ...
- Bei der Versorgung von Vitamin B_{12} und Folsäure schneidet Ziegenmilch hingegen schlechter ab als Kuhmilch.

PFLANZLICHE MILCHALTERNATIVEN

Wir nutzen auch vegane Bio-Milchalternativen, auch wenn diese weniger Nährstoffe enthalten als Kuh-, Schafs- oder Ziegenmilch, weshalb sie oft mit Kalzium angereichert werden. In unseren Kaffee kommt beispielsweise ein Mix aus Sojadrink und etwas Kuhsahne. Auch Haferdrink (z. B. die Barista-Edition) und Kokosdrink stehen immer bei uns im Kühlschrank und werden von den Kindern geliebt.
Kokosjoghurt ist für uns eine gute Alternative zu normalem Joghurt. Wir achten darauf, dass keinem dieser alternativen Milchprodukte Zucker zugesetzt wurde. Aber Achtung: Das ist auf den Verpackungen oft nicht leicht zu erkennen.
Hier ein paar Informationen zu den gängigsten Milchalternativen auf pflanzlicher Basis. Es gibt jedoch noch andere. Sogar Drinks aus Erbsen oder Lupinen sind auf dem Markt.

Hafer-, Reis-, Hirse- und Dinkeldrink

Das gemahlene oder geschrotete Korn wird zusammen mit natürlichen Enzymen gekocht, damit sie einen Teil der Pflanzenstärke zu leicht verdaulichen Zuckern abbauen. So kommt es, dass Pflanzendrinks oft etwas süßlich schmecken, ohne dass sie, wie z. B. Reisdrink, von Natur aus mehr Zucker enthalten. Nach dem Filtrieren wird der wässrige Extrakt für die weißliche Farbe mit Bioöl aus Sonnenblumen, Raps oder Disteln verrührt.

Sojadrink

Um Sojamilch herzustellen, werden die ganzen Sojabohnen eingeweicht und gemahlen. Dieser Brei wird mit Wasser aufgekocht und gefiltert.

Sojamilch enthält fast genauso viel Eiweiß wie Kuhmilch und lässt sich sogar aufschäumen. Für Kinder ist sie wohl weniger geeignet, da nicht klar ist, wie die enthaltenen hormonähnlichen Stoffe langfristig auf sie wirken. Bio-Sojamilch ist frei von Gentechnik und Pestiziden.

Nuss-, Mandel- und Cashewdrink

Die Nüsse, Mandeln oder Kerne werden geröstet, ggf. geschält und ziehen dann einige Zeit in heißem Wasser. Die abgefilterte Flüssigkeit ist cremefarben und punktet mit einem feinen nussigen Geschmack. Auch hier ist Bioware die bessere Wahl.

Kokosmilch

Kokosmilch ist die einzige Pflanzenmilch, die das Wort »Milch« in ihrem Namen tragen darf, eine Ausnahme. Sie eignet sich gut zum Kochen, hat aber ein ganz eigenes Aroma, ist fettig und weist eine cremige Konsistenz auf. Mit Wasser und teils anderen Zutaten gemischt gibt es seit einiger Zeit auch den Kokosdrink, der sich ebenso wie die oben genannten Milchalternativen einsetzen lässt.

Einkaufsratgeber für Schwangere

Milchprodukte, die aus und mit Rohmilch hergestellt wurden, sollten von allen Schwangeren gemieden werden, da sie von Listerien, Toxoplasmen oder Salmonellen besiedelt sein können (siehe Seite 45). Die Einhaltung dieser Regel ist einfach: In Deutschland muss es auf der Verpackung angegeben werden, wenn ein Produkt Rohmilch enthält. Pasteurisierte Produkte sind in der Regel sicher, das gilt auch für solche, auf denen »wärmebehandelt« steht. Das bedeutet: Milch muss bei der Verarbeitung in der Molkerei mindestens pasteurisiert werden. Ein wärmebehandeltes Produkt wurde dann ein zweites Mal auf über 50 °C erhitzt.

Rohmilchprodukte gelten als qualitativ wertvoll. Man bekommt sie in Deutschland daher eher in Gourmet- und Delikatessgeschäften sowie auf Märkten und in Hofläden und selten im Supermarkt oder beim Discounter. Generell raten einige Experten Schwangeren, härtere Käsesorten zu bevorzugen, weil diese trockener und säurehaltiger sind als andere und so Erregern weniger Wachstumsgrundlagen bieten. Sie empfehlen auch, Käse idealerweise am Stück (in der Packung) zu kaufen und wenn es Käseaufschnitt sein soll, diesen möglichst frisch aufschneiden zu lassen und schnell zu verbrauchen.

Gastroratgeber für Schwangere

Im Restaurant könnt ihr nachfragen, ob eventuell (nicht durchgegarte) Rohmilch im Gericht eurer Wahl enthalten ist. In der Regel verarbeiten aber in Deutschland nur gehobene Gourmetrestaurants Rohmilch bzw. Rohmilchkäse als besonderes Qualitätsmerkmal.

Unabhängig von der Rohmilchfrage gibt es aber auch Hygienisches in der Gastronomie zu beachten. Feta (Schafskäse) z. B. sollen Schwangere am besten nur frisch aus der Packung essen. Ihr könnt im Restaurant Käse wie Feta im Salat also meiden oder genüsslich verspeisen und hoffen, dass der Laden hygienisch arbeitet, der Käse gut gelagert wurde und frisch ist. Ich habe Produkte wie Feta lieber nur zu Hause zu mir genommen.

Infos und Tipps

- Alle Käsesorten (auch die »verbotenen«) könnt ihr essen, wenn sie für mindestens zwei Minuten in ihrem Inneren eine Kerntemperatur von mindestens 70 °C aufgewiesen haben – dann sind alle schädlichen Keime tot. Das prüft man am besten mit einem Bratenthermometer. Das Einfrieren der Lebensmittel kann Listerien leider nicht den Garaus machen.
- Die Rinde sollte von allen Käsesorten entfernt und nicht mitgegessen werden, da sie mit Bakterien wie Listerien belastet sein kann.
- Milchprodukte bei 4 bis 6 °C im Kühlschrank lagern und innerhalb von zwei bis drei Tagen verbrauchen.

CHECKLISTE KÄSE UND MILCHPRODUKTE

Produktbeispiele	Unbedenklich?	Begründung
Pasteurisierte Milchprodukte, z. B. Frischmilch (z. B. frische Vollmilch) ESL-Milch H-Milch Kondensmilch Milchpulver Molke	Ja, wenn sie in der Verpackung gekauft und frisch verzehrt werden.	Ausreichend erhitzte Produkte gelten als sicher.
Pasteurisierte (weiche) Milch- und Frischkäseprodukte, z. B. Burrata Butter Buttermilch Crème fraîche Dickmilch Feta Frischkäse Halloumi Joghurt Kefir Körniger Frischkäse bzw. Hüttenkäse Manouri Mascarpone Mozzarella Paneer (indischer Frischkäse) Ricotta Sauerrahm/saure Sahne Schichtkäse Schmand Schmelzkäse Schwedenmilch Streichkäse Quark	Ja, wenn sie in der Verpackung gekauft und frisch verzehrt werden.	Ausreichend erhitzte Produkte gelten als sicher.

Produktbeispiele	Unbedenklich?	Begründung
Pasteurisierter Weichkäse bzw. Kochkäse, z. B. Backcamembert Kaminkäse Käsefondue (ohne Alkohol) Ofenkäse Raclette	Ja, wenn diese Käse im Ofen gründlich durchgegart wurden.	Ausreichend erhitzte Produkte gelten als sicher.
Pasteurisierter Schnittkäse, z. B. Babybel Butterkäse Edamer Emmentaler Gouda Havarti Leerdammer	Ja, wenn sie in der Verpackung oder frisch aufgeschnitten gekauft und rasch verzehrt werden.	Ausreichend erhitzte Produkte gelten als sicher.
Hartkäse, z. B. Parmesan Gruyère	Ja	Diese Käse sind zwar aus Rohmilch, aber durch die lange Reifung unbedenklich geworden.
Pasteurisierter Weißschimmel-Weichkäse, z. B. Camembert Brie usw.	Ja und nein	Hier scheiden sich die Expertengeister: Weißschimmel-Weichkäse begünstigen das Wachstum bestimmter Bakterien, z. B. Listerien, und sollen daher gemieden werden, sagen die einen. Rinde ab und guten Appetit, sagen die anderen.
Rohmilch (auch Vorzugsmilch genannt) Milchprodukte, die aus und mit Rohmilch hergestellt wurden, erkennbar durch die Kennzeichnung »mit Rohmilch hergestellt«	Nein	Es können sich u. a. Listerien an den Produkten befinden.

Produktbeispiele	Unbedenklich?	Begründung
Käse mit Rotschmiere, z. B. Esrom Limburger Munster Romadur Tilsiter	Nein	Die Rinde wird mit Oberflächenschmiere oder Rotschmiere hergestellt und kann Erreger enthalten.
Sauermilchkäse, z. B. Handkäse Harzer Roller Korbkäse Mainzer Käse Olmützer Quargel Spitzkäse Stangenkäse	Nein	Es gab wohl immer mal wieder Listerienfunde in Sauermilchkäsen, daher sollen sie von Schwangeren nicht gegessen werden.
Blauschimmelkäse, z. B. Bavaria blu Cambozola Gorgonzola Romano Roquefort	Nein	Experten sagen, Blauschimmel-Weichkäse begünstigen das Wachstum bestimmter Bakterien wie z. B. Listerien und sollen daher gemieden werden.
Vorgefertigter Reibekäse aus der Tüte	Nein	Es können sich u. a. Listerien am Produkt befinden.
Eingelegter Käse oder Frischkäse aus offenen Gefäßen in der Kühltheke wie z. B. Feta, Mozzarella, Frischkäsezubereitungen usw. oder auch als Salatzutat in der Gastronomie	Nein	Es können sich u. a. Listerien an den Produkten befinden.

FLEISCH UND FLEISCHWAREN

Gerade in der Schwangerschaft ist qualitativ hochwertiges Fleisch wichtig: also Klasse statt Masse. Gutes (Bio-)Fleisch kommt idealerweise aus der Region, von Tieren aus artgerechter Haltung und aus einer ressourcenschonenden Produktion. Biofleisch ist zudem gesünder: Die 2016 veröffentlichte Metastudie der Universität Newcastle (die ich auch schon bei den Milchprodukten zitiert habe) konnte zeigen, dass Biofleisch beispielsweise 50 Prozent mehr gesunde Omega-3-Fettsäuren und weniger gesättigte Fettsäuren, sowie mehr essenzielle Nährstoffe als konventionell erzeugtes Fleisch enthält. Fleisch liefert viele wichtige Nährstoffe wie Eiweiß, Eisen, Zink, Selen, Niacin, die Vitamine B_1, B_2, B_4, B_{12} und teilweise Vitamin A. Es ist also für Schwangere eine wertvolle Nährstoffquelle, wenn es in Maßen und in guter Qualität genossen wird. Unter diesen Voraussetzungen ist es ein guter Bestandteil einer ausgewogenen und vielseitigen Ernährung. Fleisch birgt aber auch Risiken und kann z. B. Salmonellen, Listerien und Toxoplasmoseerreger enthalten. Darum solltet ihr es nur gut durchgegart verzehren.

Auf Nachhaltigkeit achten

Die Produktion von Fleisch bedeutet, dass die Natur hemmungslos ausgebeutet wird. Massentierhaltung ist für die Tiere äußerst qualvoll und für die Gesundheit des Menschen negativ. In Fleisch aus Massentierhaltung finden sich z. B. unerwünschte Arzneimittel- und Hormonrückstände, die wir über die Nahrung aufnehmen und ggf. auch an unser Kind weitergeben. Auch werden die Tiere mit nicht artgerechtem Futter gemästet, mit negativen Auswirkungen auf die Fleischqualität. Durch Massentierhaltung gelangen Unmengen an Schwermetallen, Nitrat, Antibiotika und Ammoniak auf die Äcker und die umliegende Natur wird nachhaltig geschädigt.

Welches Fleisch ist gesund?

Die DGE rät Schwangeren, eher mageres, gut durchgegartes Fleisch und Geflügel, mageren Bratenaufschnitt und gekochten Schinken ohne Fettrand zu bevorzugen und pro Woche nicht mehr als maximal 300 bis 600 g Fleisch zu konsumieren. Frisch gekauftes Fleisch ohne Zusatzstoffe, gekocht oder sanft durchgebraten, ist sicher die gesündeste Variante. Viele Menschen hierzulande lieben z. B. Geflügelfleisch. Das ist mager und lässt sich vielseitig zubereiten. Dabei muss man jedoch besonders hygienisch arbeiten und das Fleisch gut durchgaren, weil es häufig mit Salmonellen (siehe Seite 45) kontaminiert ist. Achtung: Geflügelfleisch kommt in der Regel aus Massentierhaltung, die man keinesfalls unterstützen sollte. Daher kaufen wir ausschließlich Bio-Geflügelprodukte. Die DGE bewertet weißes Fleisch (Geflügel) übrigens günstiger als rotes Fleisch (Rind und Schwein) in Bezug auf die gesundheitliche Wirkung. Meines Wissens nach kann die Diskussion, welche Fleischsorten schlechter und welche besser für die Gesundheit sind, nicht zu einheitlichen Ergebnissen führen. Denn: Es ist schwierig, aus Studien zweifelsfrei abzuleiten, ob die negativen oder positiven Effekte nur vom Fleischkonsum kommen oder noch andere Parameter im Leben der Getesteten eine Rolle spielen. Als eher ungesund gilt jedoch verarbeitetes Fleisch wie Wurst und Schinken, da es oft Zutaten wie zu viel Salz, Nitrite, Nitrate, Farb- und Aromastoffe und Zucker enthält. Die Weltgesundheitsorganisation (WHO) hat verarbeitetes Fleisch sogar als krebserregend eingestuft. Trotzdem essen wir zu Hause auch mal Wurst und Co. – nur eben in Maßen, nicht in Massen und meistens in Bioqualität.

Einkaufsratgeber für Schwangere

Generell empfehle ich, Fleisch und Aufschnitt möglichst frisch beim Metzger oder an der Fleischtheke zu erwerben, idealerweise am Stück oder vor euren Augen frisch aufgeschnitten und in kleinen Mengen. Fertig verpackte Wurst- und

Schinkensorten kauft ihr am besten auch in kleinen Mengen mit möglichst langem Mindesthaltbarkeitsdatum. Bei abgepacktem Fleisch unbedingt auf das Mindesthaltbarkeitsdatum achten und schauen, ob es unter Schutzatmosphäre verpackt wurde (steht drauf), dann sieht es eventuell frischer aus, als es ist. Frisches Fleisch glänzt leicht, ist weder schmierig noch wässrig und es riecht neutral (weder auffallend säuerlich noch süßlich). Ob abgepacktes Fleisch noch frisch genug ist, erkennt ihr mit einem einfachen Test: Drückt mit dem Daumen ganz leicht hinein – gibt es nach und der Abdruck verschwindet schnell wieder, ist das ein gutes Zeichen.

Gastroratgeber für Schwangere

Da rohes und halbrohes Fleisch für Schwangere tabu sind, solltet ihr bei der Bestellung im Restaurant stets sagen, dass die entsprechenden Speisen (z. B. Steaks) gut durchgegart werden müssen. Habt ihr Zweifel an der Hygiene des Restaurants, esst dort lieber nicht, solange ihr schwanger seid. Auch gegen einen Döner ist in der Schwangerschaft grundsätzlich nichts einzuwenden, ihr solltet jedoch darauf achten, dass die Stücke, die für euch abgeschnitten werden, auch wirklich durch sind. In Stoßzeiten hab ich schon gesehen, dass das manchmal nicht so genau beachtet wird.

Infos und Tipps

- Gut durchgegartes Fleisch und Geflügel (soll innen nicht mehr rosa bzw. bei Geflügel glasig sein) ist für Schwangere erlaubt, ebenso Wurst- und Fleischwaren, die bei der Herstellung erhitzt wurden, egal ob vom Rind, Schaf, Wild, Kaninchen oder Geflügel.
- Alle Wurst- und Schinkensorten (auch die »verbotenen«) könnt ihr essen, wenn sie mindestens zwei Minuten lang in ihrem Inneren eine Kerntemperatur von mindestens 70 °C aufgewiesen haben, es spricht zum Beispiel nichts gegen eine Salamipizza.
- Fleisch bei maximal 4 °C zwei bis höchstens drei Tage dunkel lagern.
- Wurst und Schinken bei 4 bis 6 °C im Kühlschrank lagern und innerhalb weniger Tage verbrauchen.
- Bei der Zubereitung rohes Fleisch von anderen Speisen fernhalten.
- Messer, Brett und Hände nach dem Kontakt mit rohem Fleisch sofort gründlich waschen, auch die Spüle! Mit kochendem Wasser nachgießen.
- Hackfleisch beim Metzger frisch durch den Wolf drehen lassen und immer noch am selben Tag verarbeiten oder direkt nach dem Kauf einfrieren.
- Geflügel immer gut durcherhitzen, denn es ist häufig mit Salmonellen kontaminiert.
- Die optimale Lagertemperatur für frisches Geflügel liegt zwischen 0 und 2 °C. Das liegt deutlich unter der sonst üblichen Kühlschranktemperatur. Es gilt daher: Geflügel nicht lange lagern, rasch verarbeiten, sofort genießen!
- Das Einfrieren der Lebensmittel (-21 °C) tötet zwar die Toxoplasmen ab, nicht aber Listerien.

Fleisch aus Massentierhaltung schadet Tieren, Menschen und der Umwelt. Achtet beim Kauf auf Fleisch aus regionaler und artgerechter Tierhaltung, idealerweise in Bioqualität.

CHECKLISTE FLEISCH UND FLEISCHWAREN

Produktbeispiele	Unbedenklich?	Begründung
Sehr gut durchgebratenes oder gekochtes Fleisch	Ja	Ausreichend erhitzte Produkte gelten als sicher.
Gegarte Pökelfleischerzeugnisse, z. B. Bratenaufschnitt Hähnchenbrustaufschnitt Gekochter Schinken Kassler Putenbrustaufschnitt	Ja, wenn sie in der Verpackung oder frisch aufgeschnitten gekauft und rasch verzehrt werden.	Ausreichend erhitzte Produkte gelten als sicher.
Brühwurst, z. B. Bierschinken Bierwurst Bockwurst Bratwurst Fleischwurst Frankfurter Würstchen Gelbwurst Jagdwurst Leberkäse Lyoner Mortadella Weißwurst Wiener Würstchen	Ja, wenn sie in der Verpackung oder frisch aufgeschnitten gekauft und rasch verzehrt werden.	Ausreichend erhitzte Produkte gelten als sicher.
Kochwurst, z. B. Blutwurst Corned Beef Leberwurst Sülzwurst Wurstwaren aus Dosen und Gläsern	Ja, wenn sie in der Verpackung oder frisch aufgeschnitten gekauft und rasch verzehrt werden.	Ausreichend erhitzte Produkte gelten als sicher; Konservierungsstoffe schützen.
Fleischsalat und Feinkostsalate mit Konservierungsstoffen	Ja, wenn sie in der Verpackung gekauft und rasch verzehrt werden.	Ausreichend erhitzte Produkte gelten als sicher; Konservierungsstoffe schützen.

Produktbeispiele	Unbedenklich?	Begründung
Leber	Ja und nein	Enthält viel Vitamin A und das kann in großen Mengen für den Fötus gefährlich sein; im ersten Schwangerschaftsdrittel also lieber meiden, später nur wenig essen.
Fleischsalat und Feinkostsalate ohne Konservierungsstoffe	Nein	Produkte können z. B. mit Erregern wie Toxoplasmen und Listerien belastet sein.
Rohwurst, z. B. Cabanossi Chorizo Landjäger Mettwurst Plockwurst Salami Teewurst Schlackwurst Zervelatwurst	Nein	Produkte können z. B. mit Erregern wie Toxoplasmen und Listerien belastet sein.
Rohe Pökelfleischerzeugnisse (getrocknet, geräuchert, gesalzen), z. B. Bündner Fleisch Coppa Entenbrust, geräuchert Katenschinken Lachsschinken Nussschinken Rauchfleisch Räucherspeck Rohschinken San-Daniele-Schinken Schwarzwälder Schinken Serranoschinken Parmaschinken	Nein	Produkte können z. B. mit Erregern wie Toxoplasmen und Listerien belastet sein.
Rohes oder halbrohes Fleisch, z. B. Carpaccio Hackepeter Mett Roastbeef-Aufschnitt Steak medium (rosa) oder rare (blutig) Tartar	Nein	Produkte können z. B. mit Erregern wie Toxoplasmen und Listerien belastet sein.

FISCH UND MEERESFRÜCHTE

Fisch ist die beste Quelle für Omega-3-Fettsäuren, Jod, Vitamin D, Selen und andere wertvolle Nährstoffe, die wichtig für Wachstum und Entwicklung des Ungeborenen sind. Schwangere sollten Fisch jedoch nur gut durchgegart verzehren, weil durch rohen oder halbrohen Fisch Krankheitskeime wie Listerien oder Salmonellen übertragen werden können. Bei erstklassiger, superfrischer Ware ist diese Gefahr natürlich gering, aber wer weiß schon so genau beim Einkauf, ob ein als frisch deklarierter Fisch auch wirklich frisch ist.

In fettreichen Seefischen findet ihr am meisten der für Schwangere so wichtigen Mikronährstoffe. Ich liebe fetten Fisch, daher kam mir das sehr gelegen. Ich liebe ihn allerdings vor allem als Sushi oder nicht ganz durchgebraten, was in der Schwangerschaft wiederum ungünstig war. Denn vom Verzehr von rohem oder halbrohem Fisch wird absolut abgeraten. Ich habe in der Schwangerschaft die Scholle für mich entdeckt, die auch nicht trocken wurde, wenn ich sie durchgarte. Scholle gehört allerdings zu den mageren Seefischen, die fettreichen enthalten mehr Omega-3-Fettsäuren.

Als eher fettreiche Seefische gelten:

- Thunfisch
- Sardine
- Hering
- Makrele
- Schwertfisch

Als fettreiche Süßwasserfische gelten:

- Lachs
- Aal
- Wels
- Karpfen

Vorsicht: Schadstoffe!

Die DGE empfiehlt Schwangeren, zweimal pro Woche Fisch zu essen. Aber Vorsicht: Thunfisch,

NACHHALTIGER FISCH IST BESSER

Da immer mehr Fischbestände überfischt werden, bevorzuge ich beim Einkauf Fische aus nachhaltiger Fischerei oder Biozucht. Bio-Zuchtfische kommen aus ökologischen Aquakulturen und sind für mich die bessere Wahl gegenüber konventionell gezüchteten Fischen. Sie wachsen weitestgehend ohne Antibiotika und Zusatzstoffe in naturnahen Teichen oder Gehegen auf und haben mehr Platz, um nur ein paar Proargumente zu nennen.

Dennoch sind auch Fische aus Bio-Aquakulturen nicht uneingeschränkt »sicher«, sie haben ebenfalls mit gesundheitlichen Problemen zu kämpfen und weisen teilweise auch eine andere Nährstoffzusammensetzung auf als ihre wild lebenden Artgenossen. Der Grund dafür ist z. B. anderes Futter. Wie beim Fleisch sind die Kriterien der verschiedenen Siegel unterschiedlich streng und/oder konzentrieren sich auf unterschiedliche Aspekte.

Der WWF schreibt auf seiner Website, dass man beim Einkauf auf Bio- und Umweltsiegel achten solle, die eine nachhaltige Herkunft gewährleisten. Für Fisch aus Zuchten seien dies die Siegel von Bioland und Naturland sowie vom ASC (Aquaculture Stewardship Council) bei Verwendung gentechnikfreier Futtermittel. Und für Wildfisch sei das MSC-Siegel derzeit noch die umfassendste Orientierungshilfe.

Schwertfisch, Kabeljau, Weißfisch, Hecht oder Seehecht können mit Schadstoffen und Quecksilber belastet sein.

Einkaufsratgeber für Schwangere

Fisch und Meeresfrüchte gehören zu den leicht verderblichen Lebensmitteln und sind daher mit Vorsicht zu genießen. Es ist also wichtig, frischen Fisch erkennen zu können: Die Augen sollten noch prall und klar sein, wenn sie bereits eingefallen sind, ist das ein Zeichen dafür, dass der Fisch nicht mehr topfrisch ist. Kiemen und Bauchraum sollten feucht und rot sein, die Haut noch glänzend. Glanzlose, milchige, trockene Filets sind ebenfalls nicht empfehlenswert. Frischer Fisch stinkt nicht nach Fisch, er riecht eher nach Meer und Algen. Säuerlich oder tranig-faulig riechenden Fisch solltet ihr auf keinen Fall mehr verzehren, das gilt nicht nur für die Schwangerschaft. Übrigens: Steht das Wort »frisch« nicht mit auf dem Verkaufsschild, also z. B. nur »Lachs«, war der Fisch zunächst eingefroren und wurde wieder aufgetaut – diesen Fisch müsst ihr sofort verbrauchen und dürft ihn nicht wieder einfrieren, was aber sowieso nicht schmeckt. Wenn ihr den Fisch beim Händler kauft, sollte der nicht nur auf Eis liegen, sondern idealerweise damit bedeckt sein.

Gastroratgeber für Schwangere

Generell gilt bei Fisch wie beim Fleisch, dass ihr rohen oder halbrohen Fisch, Fischerzeugnisse und Meeresfrüchte nicht essen solltet – im Zweifel fragt lieber nach oder sagt bei der Bestellung Bescheid. Habt ihr Zweifel an der Hygiene eines Restaurants, geht lieber an einem anderen Ort essen, dass gilt auch für den Bezug der beliebten Fischbrötchen, die mit durchgebratenem oder -gekochtem Fisch getrost in der Schwangerschaft gegessen werden können.

Infos und Tipps

- Gut durchgegarte Fische, Fischprodukte und Meeresfrüchte können Schwangere bedenkenlos essen. Bei der Zubereitung gilt es, den Fisch so lange zu kochen, braten, grillen, frittieren, dünsten, backen, bis er auch innen vollständig undurchsichtig ist bzw. nicht mehr glasig und sich mit einer Gabel leicht zerteilen lässt. Gare Garnelen und Hummer erkennt ihr daran, dass sie rot geworden sind und das Fleisch eine perlmuttartige Farbe bekommt, Jakobsmuscheln werden fest und weißlich. Austern und andere Muscheln solltet ihr mindestens zehn Minuten lang kochen. Die Muscheln, die dann noch geschlossen sind, bitte nicht essen – sie können verdorben sein.
- Nach dem Einkauf transportiert ihr den Fisch am besten in einer Isoliertasche mit Kühlakkus.
- War der Fisch beim Einkauf absolut frisch, dann kann er einige Tage im Kühlschrank an der kältesten Stelle (an der Rückwand über dem Gemüsefach) gelagert werden oder ihr friert ihn direkt ein.
- Tiefkühlfisch schonend im Kühlschrank auftauen.
- Vor dem Zubereiten: Fisch aus der Packung herausnehmen und gründlich mit kaltem Wasser säubern, dann mit einem sauberen Tuch vorsichtig abtupfen und zubereiten.
- Natürlich vor und nach dem Berühren des Fisches gründlich die Hände waschen, ebenso die Küchengeräte und Arbeitsflächen – diese könnt ihr dann auch mit kochendem Wasser übergießen.
- Fisch im Kühlschrank abgetrennt von anderen Speisen aufbewahren.
- Fischprodukte nach dem Öffnen der Verpackung bei 4 bis 6 °C kühlen und innerhalb von zwei Tagen aufessen.
- Vorgegart gekaufte Garnelen und andere Meeresfrüchte vor dem Essen bitte noch mal zehn Minuten kochen oder braten, dabei sollte im Inneren mindestens zwei Minuten lang eine Temperatur von 70 °C erreicht werden.
- Das Einfrieren der Lebensmittel (-21 °C) tötet zwar die Toxoplasmen ab, nicht aber Listerien.

CHECKLISTE FISCH UND MEERESFRÜCHTE

Produktbeispiele	Unbedenklich?	Begründung
Sehr gut durchgegarte Fische und Meerestiere, z. B. Calamari Fischstäbchen frischer Fisch Muscheln Tiefkühlfisch	Ja	Ausreichend erhitzte Produkte gelten als sicher.
Gegarte Fischkonserven (nicht aus dem Kühlregal), z. B. Brathering Bratrollmops Hering in Tomatensauce Hering in Gelee Makrele in Öl Rollmops in Gelee Sardinen in Öl Thunfisch	Ja und nein	Thunfisch kann mit Schadstoffen und Quecksilber belastet sein, also lieber nicht zu viel davon essen.
Industriell hergestellte Fischmarinaden in stark saurem Aufguss, z. B. Bismarckheringe Rollmops Heringsröllchen in stark saurem Aufguss	Ja, wenn die Herstellerverpackung original verschlossen ist und alle Fischteile vollständig mit der Essigflüssigkeit bedeckt sind.	Diese Produkte gelten als sicher.
Gegarte Seefische, z. B. Aal Hai Hecht Heilbutt Kabeljau Seeteufel Steinbeißer Thunfisch Schwertfisch Weißfisch	Ja und nein	Produkte können mit Schadstoffen und Quecksilber belastet sein, also lieber nicht zu viel davon essen.

Produktbeispiele	Unbedenklich?	Begründung
Rohe Fischprodukte, z. B. Austern Ceviche Fischcarpaccio Kaviar Sashimi Sushi	Nein	Produkte können z. B. mit Listerien belastet sein. Kaviar kann zudem Schwermetalle enthalten.
Geräucherter Fisch (heiß und kalt geräuchert), z. B. geräucherte Forelle geräucherte Lachsforelle Räucherlachs Räuchermakrele Stremellachs geräucherter Heilbutt	Nein	Es können sich u. a. Listerien an den Produkten befinden.
Gebeizter Fisch, z. B. Graved Lachs	Nein	Es können sich u. a. Listerien an den Produkten befinden.
Durch Salz und Trocknung haltbar gemachter Fisch, z. B. Klippfisch Stockfisch	Nein	Es können sich u. a. Listerien an den Produkten befinden.
Fischprodukte aus dem Kühlregal, z. B. Hering in Sahnesauce (oder in anderen Saucen) marinierter Hering Matjesfilets	Nein	Es können sich u. a. Listerien an den Produkten befinden.

EIER UND EIERSPEISEN

Eier enthalten Eiweiß und wertvolle Nährstoffe wie z. B. die Vitamine A, D, E, K, Vitamine der B-Gruppe sowie verschiedene Mineralstoffe wie Kalzium, Phosphor und Eisen im Eigelb und Natrium und Kalium im Eiklar. In Eiern steckt zudem das vitaminähnliche Cholin (Bestandteil von Lecithin), ein wichtiger Nährstoff für die Schwangerschaft und die Stillzeit, der beispielsweise für die Stabilisierung der Zellwände gebraucht wird, den Fettstoffwechsel unterstützt und an der Gehirnentwicklung beteiligt ist. Tierische Produkte gelten als gute Cholinquelle, allen voran Eier. Schwangeren wird empfohlen, keine rohen oder halbrohen Eier und Eispeisen zu verzehren, da sie mit Salmonellen belastet sein können. Für Schwangere (aber auch für alle anderen) sind meiner Meinung nach Bioeier die bessere Wahl. Mal abgesehen von den Qualen, die bestimmte konventionelle Haltungsweisen für Tiere bedeuten, ist das Futter von Biohühnern nicht mit Medikamenten kontaminiert, gentechnikfrei, frei von synthetischen Farbstoffen und von höherer Qualität (Getreide, Hülsenfrüchte, Ölsaaten und etwas Grünfutter). Also kann ich davon ausgehen, dass auch die Eier weniger belastet sind. Auch bei Eiern sind die Kriterien von Demeter übrigens strenger als bei normalen Bioeiern, weshalb ich sie eindeutig bevorzuge.

Woran erkenne ich frische Eier?

Natürlich sind auch Eier dann am wenigsten bedenklich für die Gesundheit, wenn sie möglichst frisch sind. Ihr könnt das daran erkennen, dass sie in einem Glas Wasser am Boden liegen bleiben. Wenn die Eier schon etwas älter sind, richten sie sich im Glas auf, ihr könnt sie aber gut durchgegart noch bedenkenlos essen. Ist das Ei zu alt, schwimmt es oben – diese Eier sind dann wahrscheinlich nicht mehr gut und sollten nicht mehr gegessen werden. Ein wirklich faules Ei erkennt ihr zudem am Geruch, wenn es geöffnet wird …

Einkaufsratgeber für Schwangere

Wenn es auf der Verpackung nicht ohnehin klar ersichtlich ist, erkennt ihr auch an der Nummer, die auf jedes Ei gedruckt wird, ob es sich um ein Exemplar aus Bio-, Freiland- oder Bodenhaltung handelt. Steht eine »0« an erster Stelle, ist es ein Bioei. Eine »1« steht für konventionelle Freilandhaltung, eine »2« für Bodenhaltung im Stall und eine »3« für Käfighühner. Die dann folgenden Buchstaben sind der Ländercode, z. B. DE für Eier aus Deutschland. Die siebenstellige Nummer gibt den Erzeugerbetrieb an.

Gastroratgeber für Schwangere

Gut durchgegarte Eier und alle Speisen, die durchgegarte Eier enthalten, könnt ihr in der Schwangerschaft bedenkenlos essen. Bei der Zubereitung gilt es, das Ei so lange zu kochen, braten oder backen, bis das Weiße und auch das Gelbe vom Ei hart geworden sind, also nicht mehr transparent oder glasig aussehen. Das gilt auch für industriell hergestellte Produkte wie Mayonnaise aus der Tube oder gründlich durchgegarte Saucen und Backwaren, die Eier enthalten. Im Restaurant fragt ihr am besten einfach nach, wenn ihr unsicher seid. Besonders Desserts wie Tiramisu oder Mousse au Chocolat können – sofern der Betrieb sich die Mühe macht, sie selbst zu fertigen – auch mal rohe Eier enthalten.

Infos und Tipps

- Lagert die Eier am besten im Kühlschrank, getrennt von anderen Lebensmitteln.
- Wascht euch nach dem Kontakt mit der Schale und dem rohen Ei gründlich die Hände und auch alles andere, was mit der Schale oder dem rohen Ei in Berührung gekommen ist, denn daran können sich Salmonellen befinden.
- Eier mit sehr schmutziger oder kaputter Schale lieber nicht mehr verwenden.
- Eierspeisen nicht lange warm halten, Reste rasch kalt stellen und vor dem Verzehr gründlich erhitzen.

CHECKLISTE EIER UND EIERSPEISEN

Produktbeispiele	Unbedenklich?	Begründung
Sehr gut durchgegarte Eier wie hart gekochtes Ei Omelette pochiertes Ei Rührei Spiegelei (das Gelbe sollte hart sein)	Ja	Ausreichend erhitzte Produkte gelten als sicher.
Industriell gefertigte Produkte, z. B. alle Backwaren, die so gut durchgegart wurden, dass die Eier nicht mehr roh oder halbroh sind Mayonnaise Mousse au Chocolat Remouladensauce, Sauce hollandaise Salatdressings Sorbet Tiramisu, Zabaione	Ja, aber je nach Produkt ist viel Zucker enthalten.	Ausreichend erhitzte Produkte gelten als sicher.
Rohe oder halbrohe Eier und Speisen mit rohem oder halbrohem Ei darin, z. B. alle Backwaren, die rohe oder halbrohe Eier enthalten und nicht lange genug durcherhitzt wurden Mayonnaise (selbst gemacht bzw. ohne Konservierungsstoffe) Mousse au Chocolat (selbst gemacht bzw. ohne Konservierungsstoffe) Sauce hollandaise (selbst gemacht bzw. ohne Konservierungsstoffe) Sorbet (selbst gemacht bzw. ohne Konservierungsstoffe) Spiegelei (mit weichem Eigelb), weiches Ei Tiramisu (selbst gemacht bzw. ohne Konservierungsstoffe) Zabaione (selbst gemacht bzw. ohne Konservierungsstoffe)	Nein	Produkte können u. a. Salmonellen enthalten.

OBST UND GEMÜSE

Zu Beginn habe ich schon erwähnt, wie wichtig Obst, Gemüse und Salate gerade in der Schwangerschaft sind, um möglichst viele Mikronährstoffe über die Nahrung aufzunehmen. Zur Erinnerung: Die Mikronährstoffdichte bezeichnet das Verhältnis von Kalorien zu Mikronährstoffen. Gemüse hat beispielsweise wenig Kalorien, aber viele Vitamine und Mineralien. Und da in der Schwangerschaft sehr viel mehr Nährstoffe ge- und verbraucht werden als normalerweise, der Kalorienbedarf aber nur wenig steigt, bieten sich Obst und besonders Gemüse als Lebensmittel an, von denen wirklich viel gegessen werden darf. Aber auch bei Obst und Gemüse gibt es ein paar Dinge zu beachten, um Infektionen mit Listeriose oder Toxoplasmose zu vermeiden.

Einkaufsratgeber für Schwangere

Ihr könnt als Schwangere sämtliches Obst und Gemüse bedenkenlos essen, auch hier aber am besten in Bioqualität (weniger Schadstoffe und Pestizide, mehr gesunde Inhaltsstoffe). Natürlich sind auch tiefgekühlte Produkte in Ordnung oder auch mal Gemüse und Obst aus Dosen und Gläsern (Achtung, hier ist oft Zucker zugesetzt und Vitamine dürften kaum mehr enthalten sein). Was ihr jedoch unbedingt meiden solltet, sind vorgeschnittene und dann abgepackte Salate, abgepackte Rohkost und Obststücke sowie rohe Sprossen und Keimlinge.

GEDÄMPFTES GEMÜSE IST VERTRÄGLICHER

Ich habe in der Schwangerschaft mehr kurz gedämpftes als rohes Gemüse gegessen. Aber das ist sicher bei jeder Frau anders, probiert einfach aus, wie ihr Gemüse am besten vertragt.

Darin können sich schädliche Erreger wunderbar vermehren. Finger weg auch von Smoothies ohne Konservierungsstoffe und frisch gepressten Säften. Die macht ihr euch daheim lieber selbst. So könnt ihr sicher sein, dass die Zutaten frisch, sauber und hochwertig sind und das Getränk nicht lange herumstand.

Gastroratgeber für Schwangere

Hier gelten fast die gleichen Vorsichtsgebote wie im vorigen Abschnitt. Ich hoffe, dass Restaurants Salat und Obst sehr gründlich reinigen, auch wenn sie die Produkte vorgeschnitten aus dem Großhandel beziehen (was oft der Fall ist). Habt ihr auch nur den geringsten Zweifel, esst rohen Salat und rohes Obst in der Schwangerschaft lieber zu Hause, wo ihr sicher sein könnt, dass alles gründlich genug abgewaschen wurde. In der Schwangerschaft macht es Sinn, außer Haus statt Salat lieber eine schöne Suppe zu bestellen. Finger weg auch von Smoothies ohne Konservierungsstoffe und frisch gepressten Säften von Saftständen und in Restaurants. Beides macht ihr euch daheim lieber selbst. So könnt ihr sicher sein, dass bei der Zubereitung alles mit hygienischen Dingen zugeht.

Infos und Tipps

- Obst und Gemüse möglichst frisch verzehren.
- Da Erde Toxoplasmen enthalten kann (durch Kontakt mit Katzenkot), muss Obst und Gemüse vor dem Verzehr sehr gründlich unter fließendem Wasser gereinigt werden.
- Wascht euch nach dem Kontakt mit Erde gründlich die Hände und reinigt auch alles andere, was damit in Berührung gekommen ist.
- Erdhaltige Lebensmittel, z. B. Kartoffeln oder Karotten, zur Vermeidung von Kreuzkontaminationen getrennt von anderen Lebensmitteln aufbewahren.
- Welches Obst und Gemüse man besser im Kühlschrank lagern soll, hängt teils vom Reifegrad ab, teils von der Sorte.

CHECKLISTE OBST UND GEMÜSE

Produktbeispiele	Unbedenklich?	Begründung
Alle rohen Obst- und Gemüsesorten	Ja, wenn man sie gründlich reinigt und ggf. schält.	Sehr sauberes Obst und Gemüse gilt als sicher.
Alle gedünsteten, gekochten, gebratenen, gegrillten usw. Obst- und Gemüsesorten	Ja, wenn man sie gründlich reinigt, ggf. schält und zeitnah verzehrt.	Gegartes Obst und Gemüse gilt als sicher.
Hülsenfrüchte (Linsen, Erbsen, Bohnen)	Ja, wenn sie gut durchgegart werden.	Außer frischen Erbsen kann man Hülsenfrüchte nicht roh essen.
Gemüse- und Obstkonserven	Ja, aber je nach Produkt ist viel Zucker enthalten.	Konservierte Produkte gelten als sicher.
Tiefgekühltes Obst und Gemüse	Ja, sofern es gründlich durchgegart wird.	Ausreichend erhitzte Produkte gelten als sicher.
Industriell hergestellte Säfte und Smoothies	Ja, aber je nach Produkt ist viel Zucker enthalten.	Konservierte Produkte gelten als sicher.
Selbst gemachte Smoothies und frisch gepresste Säfte	Ja, wenn man sie möglichst zeitnah verzehrt.	Hygienisch korrekt zubereitete frische Produkte gelten als sicher.
Sprossen und Keimlinge	Ja, sofern sie über 70 °C erhitzt werden.	Ausreichend erhitzte Produkte gelten als sicher.
Obstmus, Kompott, Marmelade etc., selbst gemacht oder gekauft	Ja, aber je nach Produkt ist viel Zucker enthalten.	Ausreichend erhitzte oder konservierte Produkte gelten als sicher.
Wald- bzw. Wildpilze	Eher nein	Wildpilze können Schadstoffe enthalten, besser auf Zuchtpilze ausweichen.
Alle rohen Obst- und Gemüsesorten, ungewaschen	Nein	Es können sich u. a. Listerien an den Produkten befinden.
Abgepackte und vorgeschnittene Salate und Rohkost	Nein	Es können sich u. a. Listerien an den Produkten befinden.
Abgepacktes, portioniertes Obst	Nein	Es können sich u. a. Listerien an den Produkten befinden.
Rohe Sprossen und Keimlinge	Nein	Es können sich u. a. Listerien an den Produkten befinden.
Frisch gepresste Säfte und Smoothies von Saftständen und aus der Gastronomie	Nein	Es können sich u. a. Listerien in den Produkten befinden.

KRÄUTER UND GEWÜRZE

Gewürze und vor allem frische Kräuter sind wahre Kraftpakete mit vielen wichtigen Mikronährstoffen und wertvollen Pflanzenstoffen. Sie eignen sich wunderbar zum Verfeinern von Speisen. Gerade Schwangere können fueinen zusätzlichen Gesundheitskick in ihrem Essen sorgen, wenn sie gewohnheitsmäßig frische Kräuter über ihre Teller streuen. Bei uns zu Hause kommen wirklich viele Kräuter und Gewürze zum Einsatz, sowohl roh als auch gegart. Selbstverständlich immer gründlich gewaschen.

Lösen Kräuter und Gewürze Wehen aus?

Ich war in den Schwangerschaften oft unsicher, ob ich Kräuter und Gewürze wirklich bedenkenlos essen kann und ab welcher Dosis sie unter Umständen wehenauslösend wirken. Nun liegt es aber auf der Hand, dass niemand in der Praxis an Schwangeren erprobt, ab welchen Mengen bestimmte Kräuter schädlich sein können. Deshalb weiß man nicht so genau, ab welchen Mengen sich das Risiko für unerwünschte Nebenwirkungen erhöht. Ich habe auch während meiner Schwangerschaften alle Kräuter und Gewürze gegessen, die ich mag – frisch, tiefgekühlt oder getrocknet – und auch Knoblauch und Zwiebeln nicht von meinem Speiseplan gestrichen. All das aber nur in den Mengen, wie sie für den Verbrauch in der Küche üblich sind. Wenn ihr bei dem ein oder anderen Gewürz oder Kraut unsicher seid, fragt eure Hebamme um Rat.

Achtet beim Verzehr von Kräutern und Gewürzen auch auf eure natürlichen Abneigungsreaktionen und berücksichtigt diese. Euer Körper ist oft ein weiser Ratgeber, vor allem in der Schwangerschaft.

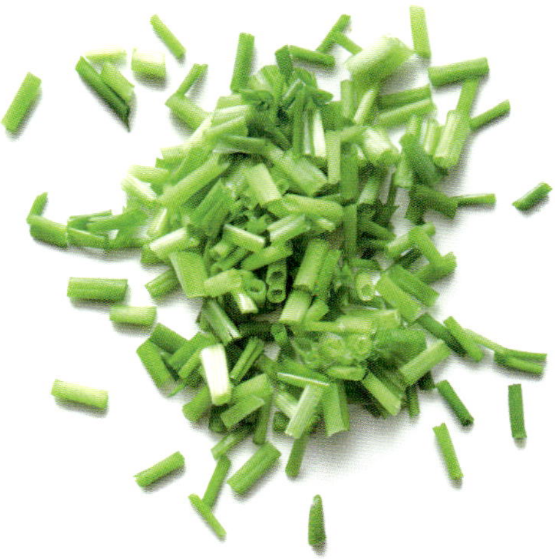

Frisch geschnittene Kräuter, wie Schnittlauchröllchen, geben Speisen einen zusätzlichen Vitaminkick.

Achtung: Vorsicht mit Kräutern und Gewürzen im Tee und als Heilmittel

Viele Kräuter und Gewürze haben in höheren Dosen eine therapeutische Wirkung. Werden sie

Auch bei Kräutern und Gewürzen ist es mir wichtig, überwiegend Bioqualität zu verwenden. Einige Kräuter wie Petersilie, Schnittlauch und Basilikum pflanzen wir auf unserem Balkon in Töpfen an, sodass wir sie viele Monate im Jahr zu jeder Mahlzeit frisch genießen können.

zur Linderung von Beschwerden als innerliche oder äußerliche Anwendung (beispielsweise in Form von Tees, Ölen, Säften, Tinkturen, Tabletten und Tropfen) eingesetzt, sind sie meist in hochkonzentrierter Form und/oder als isolierter Wirkstoff enthalten und können zu unerwünschten Nebenwirkungen führen. Einige Kräuter und Gewürze gelten als wehenfördernd, können Krämpfe auslösen oder zu Blutungen führen. Wollt ihr bei Schnupfen beispielsweise einen Erkältungstee trinken, Schwarzkümmelöl therapeutisch einnehmen oder andere Heilpflanzenzubereitungen verwenden, holt unbedingt vorab ärztlichen Rat ein oder fragt eure Hebamme.

Infos und Tipps

- Da Erde Toxoplasmen enthalten kann (durch Kontakt mit Katzenkot), müssen Kräuter vor dem Verzehr sehr gründlich unter fließendem Wasser gereinigt werden.
- Wascht euch nach dem Kontakt mit Erde gründlich die Hände und reinigt auch alles andere, was damit in Berührung gekommen ist.
- Frische geschnittene Kräuter nicht lange langern, sondern möglichst frisch verzehren.

NÜSSE, SAMEN UND KERNE

Nüsse wie Wal- und Haselnüsse, Samen wie Chia- oder Leinsamen und Kerne wie Sonnenblumenkerne und Kürbiskerne liefern viel Energie sowie ungesättigte Fettsäuren, Eiweiß, Kalzium und zahlreiche Vitamine, Mineralstoffe, Spurenelemente und Ballaststoffe. Damit sind sie sehr wertvoll für euch. Ihr könnt sie auch ohne Bedenken essen, am besten natürlich ungesalzen bzw. ungesüßt und in Maßen, nicht in Massen. Als Faustregel für den Verzehr von Nüssen gilt: Eine Handvoll am Tag reicht für eine vollwertige Ernährung völlig aus.

FEINKOST UND ANTIPASTI

Oliven naschen oder auch mal einen schönen Feinkostsalat von der Theke aus dem Supermarkt kaufen – das mögen viele. Aber leider können sich auch in diesem Bereich Listerien einschleichen, weshalb Schwangere beim Einkaufen und in der Gastronomie darauf achten sollten, dass sämtliche Antipasti, die sie zu sich nehmen, nicht aus der offenen Theke, sondern direkt aus der Packung kommen.

LECKERE NUSSMUSE

Nüsse könnt ihr übrigens auch in Form von leckeren Nussmusen genießen. In meiner Kindheit hatten wir immer Mandelmus im Haus, heute ist die Sortenvielfalt groß geworden: Es gibt braunes Mandelmus, weißes Mandelmus, Erdnussmus, Cashewmus, Haselnussmus, Tahin (Sesammus), Macadamianussmus, Kürbiskernmus, Pistazienmus und Mischungen aus zwei oder mehr Nusssorten. Der Vorteil von Nussmus ist, dass man es in süßen oder herzhaften Speisen, als Saucenbinder oder als Brotaufstrich verwenden kann. Man muss nur etwas aufpassen, weil man leicht größere Mengen davon isst und so die empfohlene Handvoll Nüsse am Tag schnell erreicht wird, denn Nüsse sind zwar sehr gesund, aber auch sehr kalorienreich. Probiert einfach mal aus, welches Mus euch am besten schmeckt – ich mag tatsächlich immer noch das braune Mandelmus aus meiner Kindheit am liebsten.

CHECKLISTE

Kräuter und Gewürze

Produktbeispiele	Unbedenklich?	Begründung
Frische, gründlich gereinigte Kräuter und Gewürze, roh oder zubereitet	Ja, als Küchengewürz in entsprechend geringen Mengen weitestgehend unbedenklich.	Sehr saubere Kräuter und Gewürze gelten als sicher.
Tiefgekühlte Kräuter und Gewürze	Ja, sofern sie über 70 °C erhitzt wurden.	Ausreichend erhitzte Produkte gelten als sicher.
Getrocknete Kräuter und Gewürze	Ja, als Küchengewürz in entsprechend geringen Mengen weitestgehend unbedenklich.	Diese getrockneten Produkte gelten als sicher.
Ungewaschene frische Kräuter und Gewürze	Nein	Es können sich u. a. Listerien an den Produkten befinden.

Feinkost und Antipasti

Produktbeispiele	Unbedenklich?	Begründung
Antipasti und Feinkost(salate) aus Dosen und Gläsern, nicht aus dem Kühlregal, z. B. Gemüse in Öl eingelegt Kapern Mayonnaise Oliven Salate Salatdressings	Ja	Konserven gelten als sicher.
Antipasti und Feinkost(salate) aus dem Kühlregal	Ja, wenn sie lange vor Ablauf des MHDs gekauft und gegessen und stets kühl gelagert wurden.	Wenn Konservierungsstoffe enthalten sind, gelten sie als sicher.

Produktbeispiele	Unbedenklich?	Begründung
Selbst gemachte Antipasti und Feinkost(salate), z. B. eingelegte Artischocken gegrillte Auberginen in Öl Kartoffelsalat Nudelsalat	Ja, sofern sie nach der Zubereitung zügig verzehrt werden.	Hygienisch korrekt zubereitete frische Produkte gelten als sicher.
Antipasti, Oliven und Feinkost(salate) aus offenen Behältnissen im Supermarkt und in Restaurants oder Kantinen, z. B. Eiersalat Griechischer Salat Fleischsalat Krautsalat Paprika mit Frischkäsefüllung Oliven	Nein	Es können sich u. a. Listerien an den Produkten befinden.
Pasteten aus Fleisch, Fisch oder pflanzlichen Lebensmitteln (ausgenommen konservierte und/oder ultrahocherhitzte Produkte)	Nein	Es können sich u. a. Listerien in den Produkten befinden.
Antipasti und Feinkost(salate) mit Zutaten, die Schwangere meiden sollen, z. B. mit rohem Fisch, rohem Schinken usw.	Nein	Es können sich u. a. Listerien an den Produkten befinden.

GETREIDE UND BACKWAREN

Generell essen wir in Deutschland sehr viel Getreideerzeugnisse, da schadet es nicht, den Konsum etwas einzuschränken. Erstens weisen viele Getreideprodukte einen hohen glykämischen Index auf und zweitens nehmen sie anderen wertvollen Lebensmitteln sozusagen den Platz im Magen weg. Der Körper braucht aber eine Vielzahl von Nährstoffen, die er nur aus einer Vielzahl von unterschiedlichen Lebensmitteln erhalten kann. Insofern sollte der Anteil von Kohlenhydraten im Speiseplan nicht zu dominant sein.
Vollkorn ist dabei eindeutig die bessere Wahl, einerseits weil Vollkornprodukte viel mehr wertvolle Inhaltsstoffe wie etwa Folsäure, Eisen, B-Vitamine und Magnesium enthalten als Weißmehlprodukte und andererseits weil auch die Ballaststoffe noch mit dabei sind. Diese leisten für die Gesundheit großartige Dienste und versorgen die gesunde Darmmikrobiota mit wertvollem Futter, sodass sie in unserem Darm gut wachsen und gedeihen kann. Warum das so wichtig ist – gerade in der Schwangerschaft –, steht auf Seite 83. Und noch etwas: Der glykämische Index von Weißmehlprodukten ist oft deutlich höher als der von Vollkornprodukten.

AUF VOLLKORN UMSTELLEN

Wer bisher hauptsächlich Weißmehlprodukte gegessen hat, sollte nicht von heute auf morgen nur noch Vollkorn essen, das belastet den Darm und führt zu Beschwerden. Fangt vorsichtig an, steigert die Menge sukzessive. Echtes Sauerteigvollkornbrot ist übrigens bekömmlicher als anderes Vollkornbrot, da durch den längeren Backprozess ungünstige Substanzen wie z. B. Lektine abgebaut werden. Vergesst dabei nicht, viel zu trinken.

Amarant

- Die Pseudogetreideart enthält vergleichsweise viel Eiweiß, ungesättigte Fettsäuren, Mineralstoffe wie Kalzium und Magnesium und Spurenelemente wie Eisen. Amarant ist jedoch auch reich an Stoffen, die die Aufnahme der Mikronährstoffe hemmen. Wie sich diese teilweise herauswaschen lassen, steht auf Seite 97.
- Amarantmehl lässt sich nur gemischt mit anderen Mehlen oder glutenhaltigen Lebensmitteln zum Backen verwenden.
- nussige, leicht erdige Geschmacksnoten
- glykämischer Index: niedrig; gepufft: hoch
- enthält kein Gluten

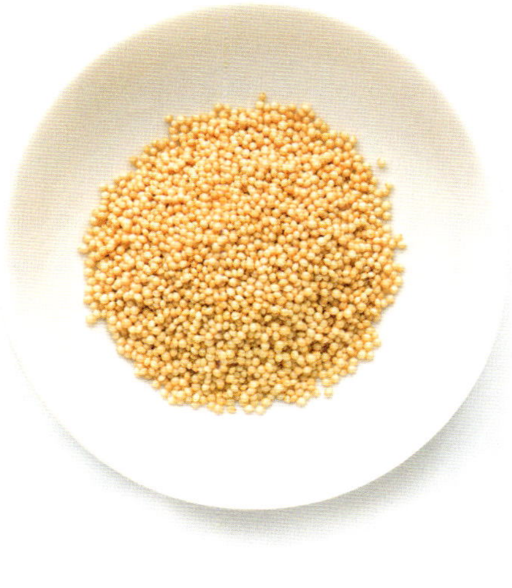

Buchweizen

- Auch diese Pseudogetreideart enthält Proteine mit hoher biologischer Wertigkeit. Sie punktet mit B-Vitaminen, den Spurenelementen Eisen und Zink und sekundären Pflanzenstoffen wie Polyphenolen und Flavonoiden.

- Kann zum Backen verwendet werden.
- nussig-würzige Geschmacksnoten
- glykämischer Index: mittel
- enthält kein Gluten

Dinkel

- Dinkel zählt zur Weizenfamilie, wurde jedoch weniger züchterisch bearbeitet als Weizen, hat einen niedrigen Ertrag und kommt im Anbau mit weniger Pflanzenschutzmitteln aus. Dinkel beinhaltet vergleichsweise viel wertvolles Eiweiß, Niacin, Magnesium, Eisen und Zink.
- Die Backeigenschaften sind etwas weniger gut als bei Weizen.
- feiner getreidiger Geschmack
- glykämischer Index Vollkornmehl: mittel; Weißmehl: hoch
- enthält andere Arten von Gluten, die manche besser vertragen

Einkorn

Diese Urgetreideart ist züchterisch wenig bearbeitet und ein Vorfahr von Weizen. Es beinhaltet nennenswerte Mengen an Eiweiß, Vitaminen wie Vitamin E, Spurenelementen wie Zink und Selen, Carotinoiden und sekundären Pflanzenstoffen.

- Einkorn weist schlechtere Backeigenschaften auf als z. B. Dinkel, Weizen oder Emmer.
- feinnussige Geschmacksnoten
- glykämischer Index Vollkornmehl: mittel; Weißmehl: hoch
- enthält Gluten (aber weniger als Weizen)

Emmer

- Diese Urgetreideart ist züchterisch kaum bearbeitet, hat einen hohen Proteingehalt und ist reich an Selen, Vitamin E und Carotinoiden.
- Emmer hat je nach Sorte ähnliche bzw. bessere Backeigenschaften als Dinkel.
- würzige Geschmacksnoten
- glykämischer Index Vollkornmehl: mittel; Weißmehl: hoch
- enthält Gluten (aber weniger als Weizen)

Hafer

- Diese Getreideart enthält ungesättigte Fettsäuren und Proteine mit hoher biologischer Wertigkeit, B-Vitamine, Mineralien und Spurenelemente wie Kalzium, Magnesium, Zink, Eisen. In Hafer stecken zudem viele lösliche schleimbildende Ballaststoffe – gut für die Verdauung.
- Die Backeigenschaften sind begrenzt.
- angenehm milde Geschmacksnoten
- glykämischer Index: mittel
- enthält kein Gluten, wird aber oft beim Anbau oder bei der Weiterverarbeitung mit glutenhaltigen Getreiden »verunreinigt«

Hirse

- Die kleinen Hirsekörnchen – es gibt sie betacarotinreich in Gelb und Rot mit vielen Anthocyanen – sind reich an wertvollen Mikronährstoffen wie B-Vitaminen, Vitamin E, Phosphor, Magnesium, Eisen und Mangan, Spurenelementen sowie schützenden Antioxidantien.
- Hirsemehl lässt sich nur gemischt mit anderen Mehlen oder glutenhaltigen Lebensmitteln zum Backen verwenden.
- mild und ganz leicht nussig
- glykämischer Index: hoch
- enthält kein Gluten

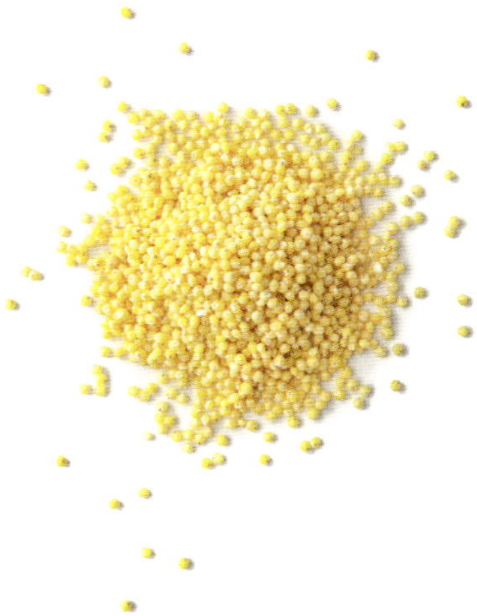

Reis

- Auch Reis gehört zur Kategorie »Getreide« und bietet eine große Sortenvielfalt. Naturreis enthält alle wertvollen Vitalstoffe wie Ballaststoffe, Kohlenhydrate, Fette, Proteine, Mineralien und Vitamine. Weißer Reis hingegen weist deutlich weniger Nährstoffe aus. Parboiled Reis nimmt einen Zwischenplatz ein: Durch ein spezielles Verfahren werden die Nährstoffe mit Druck in das Innere des Reiskorns gepresst, danach erst wird der Reis poliert.
- Reis kann Spuren von Arsen enthalten, also wascht Reis vor der Zubereitung gründlich und übertreibt den Konsum nicht!
- Die Backeigenschaft von Reismehl ist nicht gut.
- je nach Sorte sehr unterschiedliche Geschmacksnoten
- glykämischer Index: je nach Sorte niedrig (Naturreis, Wildreis), mittel (Basmati) oder hoch (Risotto)
- enthält kein Gluten

Quinoa

- Das Pseudogetreide ist reich an Magnesium, Kalzium, Eisen, Zink, enthält B-Vitamine und Vitamin E sowie ungesättigte Fettsäuren und er ist als weißer, roter und dunkler Quinoa erhältlich. Wie bei Amarant und Buchweizen ist das Eiweiß von hoher biologischer Wertigkeit. Auch Quinoa enthält Stoffe wie Saponine, die die Aufnahme der wertvollen Inhaltsstoffe hemmen. Wie sich diese teilweise herauswaschen lassen, steht auf Seite 97.

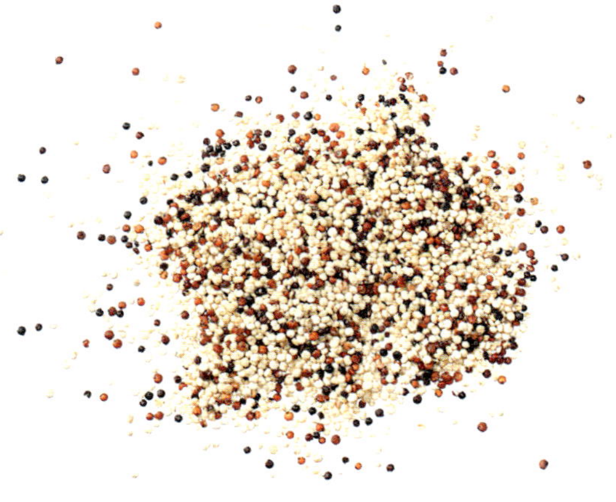

- Quinoamehl lässt sich nur gemischt mit anderen Mehlen oder glutenhaltigen Lebensmitteln zum Backen verwenden.
- nussig im Geschmack mit einem Hauch von Bitternoten
- glykämischer Index: niedrig
- enthält kein Gluten

Roggen

- Meine Lieblingsgetreideart: In diesen sehr ballaststoffreichen Körnern stecken neben viel B-Vitaminen wie Folsäure u. a. auch Vitamin E, Kalium und Phosphor sowie hochwertiges pflanzliches Eiweiß.
- Roggen lässt sich gut zum Backen verwenden.
- kräftiger, leicht säuerlicher Geschmack
- glykämischer Index Vollkornmehl: mittel; Weißmehl: hoch
- enthält Gluten (aber weniger als Weizen)

Weizen

- Die Getreideart Weizen hat den schlechtesten Ruf unter den Getreiden, was nicht zuletzt auch daran liegt, dass die meisten Weißmehlprodukte (Pasta, Brotwaren, Snacks, Backwaren usw.) aus weißem Weizen bestehen und erwiesenermaßen ungesunde Wirkungen haben können. Ich esse nur wenig Weizen und wenn, dann mit Genuss. Einer von 1 000 Menschen leidet an einer Weizenallergie und für Menschen, die Gluten nicht vertragen, ist Weizen ebenfalls ein rotes Tuch. Besonders ungünstig für den Körper sollen neuere Züchtungen sein, die mit Düngemitteln gepusht werden, Bioweizen hingegen enthält wohl etwas weniger Klebereiweiß.
- Die Backeigenschaften von Weizen sind sehr gut.
- neutrale, leicht süßliche Geschmacksnoten

- glykämischer Index Vollkornmehl: mittel; Weißmehl: hoch
- enthält Gluten

Einkaufs- und Gastroratgeber

Woran erkenne ich echtes Vollkornbrot? Das Brot muss mindestens zu 90 Prozent aus Vollkornmehl bestehen, das ist allerdings bei den wenigsten normalen Broten vom Bäcker oder aus dem Supermarkt der Fall, auch dann nicht, wenn sie dunkel aussehen. Das tun sie nur, weil sie entsprechend gefärbt wurden. Richtiges Vollkornbrot gibt es beispielsweise in Bioläden und -supermärkten und auf der Verpackung (sofern vorhanden) muss »Vollkorn« oder »Vollkornmehl« stehen. Brot ist Geschmackssache – bei uns gibt es meistens Roggenvollkornschrotbrot (aus 100 Prozent Vollkorn) oder Dinkelvollkornschrotbrot (aus 100 Prozent Vollkorn) – beide mit Sauerteig gebacken und aus dem Bioladen, das mögen und vertragen wir alle. Und wenn wir Weißmehlbrötchen essen, dann kaufen wir die in der Regel auch im Bioladen und wählen Dinkelbrötchen, weil die einfach mehr Substanz haben.

Als bevorzugte Nudelsorten empfehle ich al dente, also bissfest, gekochte Hartweizengrieß-Spaghetti (niedriger glykämischer Index), Vollkorn-Hartweizengries-Pasta oder Dinkel-Pasta bzw. Dinkel-Vollkornpasta. Ich esse zwar meist Dinkelnudeln, achte dabei aber sehr auf die Garzeit, sie sind schnell zu weich. Lieblingsnudelgerichte gibt es aber meistens mit Nudeln aus Weizen.

Wenn ihr Backwaren kauft, achtet beim Bäcker grundsätzlich darauf, nur Kuchen, Torten und Teilchen zu nehmen, die gut durchgebacken wurden (auch die Füllung) und keinen Alkohol enthalten. Das gilt auch für Produkte in der Gastronomie. Euren Snack für den kleinen Hunger zwischendurch macht ihr in der Schwangerschaft lieber selbst, denn auf belegten Brötchen und fertig abgepackten belegten Sandwiches sind bei Stichproben immer wieder Keime wie z. B. Listerien gefunden worden.

GETRÄNKE

»Viel trinken« ist ein Rat, der natürlich auch Schwangeren gegeben wird, denn genug Flüssigkeit ist für den Menschen absolut lebensnotwendig. So werden die täglichen Verluste, die z. B. durch Verdauung und Schwitzen entstehen, ausgeglichen und unsere Stoffwechselvorgänge aufrechterhalten. Experten empfehlen eine Trinkmenge ab 1,5 Liter und sie meinen damit überwiegend kalorienfreie Getränke, nicht Säfte und Softdrinks.

Leitungswasser – ja oder nein?

Als ich schwanger war, habe ich kaum Leitungswasser getrunken, sondern Quellwasser aus Glasflaschen. Der Grund: Ich habe immer mal wieder

SO BLEIBT BROT LANGE FRISCH

Frisches Brot schmeckt natürlich am besten, aber es bleibt leider nicht lange frisch. Daher machen wir es so, dass wir Teile einfrieren (z. B. schon vorgeschnitten als Scheiben) und dann nach Bedarf in den Toaster stecken. Brot toasten ist auch dann eine gute Idee, wenn die Frische schon etwas nachgelassen hat. Lagert Brot idealerweise in einem Holzbehälter oder Tontopf, damit es nicht zu schnell austrocknet, aber auch nicht so feucht wird, dass sich Schimmel bilden kann. Wenn es dennoch schimmelt, müsst ihr es direkt wegwerfen – es ist ungenießbar. Der Schimmel ist dann auch schon an Stellen vorgedrungen, die wir nicht sehen können. Und Schimmel gehört zu den Dingen, die wirklich überhaupt nicht gesund sind.

CHECKLISTE GETREIDE UND BACKWAREN

Produktbeispiele	Unbedenklich?	Begründung
Getreideerzeugnisse, z. B. Brot, Brötchen etc. gekochtes Getreide Getreideflocken (ungesüßt) Kekse Müsli Nudeln Plätzchen Pseudogetreide Rührkuchen	Ja, aber je nach Produkt ist viel Zucker enthalten.	Ausreichend erhitzte Produkte gelten als sicher.
Kuchen und Backwaren mit Creme oder Pudding oder rohen Früchten	Ja, aber je nach Produkt ist viel Zucker enthalten.	Frisch hergestellte und ausreichend gekühlte Produkte gelten als sicher.
Tiefkühlbackwaren	Ja, aber je nach Produkt ist viel Zucker enthalten.	Produkte, die im Kühlschrank aufgetaut, bei 4–6 °C gelagert und nach maximal zwei Tage aufgegessen werden, gelten als sicher.
Kuchen und andere Backwaren aus Verkaufstheken, die nicht durchgebacken wurden oder deren Füllungen nicht durchgebacken wurden	Nein	Es können sich u. a. Listerien in den Produkten befinden.
Vorgefertigte Sandwiches und belegte Brötchen, abgepackt oder von der Theke	Nein	Es können sich u. a. Listerien an den Produkten befinden.

gehört und gelesen, dass es eben doch minimale Rückstände von z. B. Hormonen und Medikamenten sowie Nitrat aus dem Grundwasser gibt, die herauszufiltern Kläranlagen noch nicht in der Lage sind. Mir ist dadurch die Lust auf Leitungswasser vergangen und es hat mir auch einfach nicht mehr geschmeckt – vielleicht ein Zeichen meines Körpers? Ich habe es also weder für mich noch für die kleinen Babys verwendet und nutze es bis heute eher sparsam. Generell gilt Leitungswasser aber überall in Deutschland als sicher und trinkbar und zudem als umweltfreundlicher als Flaschenwasser. Außerdem ist auch Flaschenwasser nicht frei von unerwünschten Inhaltsstoffen, wie Tests leider immer wieder zeigen.

Offizielle Stellen, wie das Bundeszentrum für Ernährung, sagen auch, dass Leitungswasser für Schwangere unbedenklich sei, außer wenn im Haus Bleirohre verlegt sind, was in älteren Häusern noch der Fall sein kann. Wer sichergehen will, dass mit dem hauseigenen Leitungswasser alles in Ordnung ist, kann beim örtlichen Gesundheitsamt Kontaktdaten von Trinkwasserlaboren in der Nähe bekommen und eine Wasserprobe einsenden. Werden Schadstoffe gefunden, sollte man die Leitungen auswechseln lassen oder dem Vermieter Bescheid geben. Ihr könnt auch selbst einen Leitungswassertest machen, verschiedene Varianten gibt es z. B. im Internet zu erwerben.

Generell solltet ihr das Leitungswasser vor der Entnahme etwas laufen lassen, damit es nicht abgestanden ist.

Alkohol ist tabu

Hier ist die Lage ganz eindeutig: Alkohol ist absolut schädlich und ungesund für euer Baby. Alkoholkonsum in der Schwangerschaft kann zu Fehlbildungen und Wachstumsverzögerungen führen, Nerven und Gewebe schädigen sowie die Gehirnentwicklung stören. Es gibt keine Mengen, die als sicher oder risikolos eingestuft werden!

Die Frage, ob Alkohol beim Kochen restlos verdampft, lässt sich nicht so einfach beantworten. Das hängt von verschiedenen Faktoren ab, z. B. von der Alkoholart – Bier, Wein oder Hochprozentiges –, von der Menge, die hinzugefügt wird, und dem Zeitpunkt, wann er ins Essen kommt, und wie lange er mitgart, ob mit geschlossenem Deckel oder offen. Bis zu 85 Prozent der Alkoholmenge bleibt beispielsweise erhalten, wenn im geschlossenen Bräter geschmort wird. Und wahrscheinlich ist nicht mehr viel Restalkohol vorhanden, wenn ein bisschen Wein von Anfang an bei offenem Topf mitgekocht wurde, sodass alle Flüssigkeit verdampft ist, aber wer ganz sichergehen möchte, sollte für die Dauer der Schwangerschaft lieber alkoholfreies Essen genießen und die Sauce ohne Wein kochen.

Ich habe in den Schwangerschaften ein bisschen mehr als zwei Liter am Tag getrunken – in der Regel Wasser, Wasser mit Zitronensaft, leichten Ingwertee und meinen Frühstückskaffee oder grünen Tee am Morgen, je nach Lust und Laune. Und manchmal Kokoswasser, das finde ich sehr erfrischend, ebenso wie ein alkoholfreies Bier mit null Prozent Alkohol.

KOCHEN OHNE WEIN

Wir haben in den Schwangerschaften zum Kochen anstelle von Wein auch alkoholfreien trockenen Sekt genutzt.

Und beim Kauf von Lebensmitteln lest euch die Zutatenlisten durch oder fragt bei unverpackter Ware an der Theke nach. Etwas Alkohol ist öfter in Speisen aller Art enthalten, als wir denken – z. B. in Desserts, Konfekt und Süßigkeiten, Kuchen und Backwaren, aber auch in Fertiggerichten.

Koffeingenuss für Schwangere?

Zu viel Koffein (ab 300 mg Koffein/Tag) in der Schwangerschaft lässt das Risiko für Wachstumsverzögerungen und negative Effekte auf das Geburtsgewicht beim Baby steigen. Laut der Europäischen Lebensmittelbehörde (EFSA) gilt eine Koffeindosis von 200 mg/Tag derzeit als sicher, moderater Genuss von Kaffee ist also völlig in Ordnung in der Schwangerschaft. Ich selbst habe zum Frühstück einen Latte Macchiato getrunken, von der Koffeinmenge her waren das immer ca. 80 mg.

Getränk	durchschnittlicher Koffeingehalt
Filterkaffee (200 ml)	ca. 90 mg
Espresso (60 ml)	ca. 80 mg
Schwarztee (200 ml)	ca. 45 mg
grüner Tee (200 ml)	ca. 30 mg
Colagetränk (250 ml)	ca. 25 mg
Energydrink (250 ml)	ca. 80 mg
Kakaogetränk (200 ml)	8–35 mg

Durchschnittlicher Koffeingehalt ausgewählter Getränke, Quelle DGE

Trendige Heißgetränke

Chai-Tea oder auch Chai-Latte (mit Milch oder Pflanzenmilchen versetzt) ist ein aus Gewürzen hergestelltes Heißgetränk.
Das müsst ihr wissen:

- Manche Gewürze können in hohen Dosen z. B. Wehen auslösen, also begrenzt euren Konsum auf einen Becher ab und zu.
- Gekauftem Chai-Latte wird häufig Zucker zugesetzt, also nicht zu viel davon trinken.
- Im enthaltenen Schwarztee steckt Koffein, plant also den Chai-Tea so ein, dass ihr an dem Tag nicht insgesamt zu viel Koffein zu euch nehmt. Die Koffeinmenge variiert – je nach zugesetzter Schwarzteemenge.

Matcha ist ein nährstoffreicher – darum auch als Superfood bezeichneter – milder, leicht süßlich schmeckender Grüntee aus Japan, der sehr aufwendig in der Produktion und Verarbeitung ist. Er ist ebenfalls als Matcha-Latte beliebt. Sogar als Backzutat oder in Smoothies und anderen Speisen wird das Pulver mittlerweile verwendet.
Das müsst ihr wissen:

- Grüner Tee enthält ebenfalls Koffein, plant also den Matcha-Tee-Konsum so ein, dass ihr an dem Tag nicht insgesamt zu viel Koffein zu euch nehmt. Je nach Qualitätsstufe kann eine Portion Matcha (2 g Matcha-Pulver) bis zu 68 mg Koffein enthalten.

Yogi Tea ist ein spezieller ayurvedischer Gewürztee, von dem es verschiedene Sorten mit unterschiedlichen Inhaltsstoffen gibt. Ihm ist allerdings kein Koffein zugesetzt und auch die Yogi Teas kann man als Latte-Variante genießen.
Das müsst ihr wissen:

- Manche Gewürze können in hohen Dosen z. B. Wehen auslösen, also begrenzt euren Konsum auf einen Becher ab und zu.

Einkaufsratgeber für Schwangere

Wer in der Schwangerschaft den Zuckerkonsum einschränken möchte (was nicht nur ich empfehlen würde), sollte einen besonders genauen Blick auf Getränke werfen. Alle Getränke mit Obst – also Fruchtsaft mit 100 Prozent Fruchtgehalt genauso wie Fruchtsaftgetränke, Nektare oder Schorlen – enthalten viel Zucker, von Natur aus oder zugesetzt.

Das Problem ist, dass der Zucker in diesen Getränken isoliert, also ohne Ballaststoffe usw., enthalten ist, wodurch Blut und auch die Leber quasi schwallartig mit Fruktose überschwemmt werden, anstatt dass die Fruktose langsam ankommen und vom Körper verarbeitet werden darf, ohne überfordert zu werden, wie es beispielsweise beim Essen eines Apfels der Fall ist.

Es ist auch hilfreich zu wissen, wie viel Frucht überhaupt in welchem Getränk steckt – was natürlich je nach Sorte variiert.

Limonaden sind noch mal eine ganz andere Nummer, was Zucker betrifft. Der Zuckergehalt beträgt in der Regel mindestens 7 Prozent ohne Begrenzung nach oben, Limos können also wirklich viel Zucker enthalten, auch wenn man das oft gar nicht so schmeckt, weil eben auch Säure mit zugesetzt ist. In Limonaden sind auch nicht unbedingt natürliche Fruchtbestandteile drin. Auch andere Softdrinks wie z. B. Eistee, Sportgetränke, Cola, Energydrinks usw. sind sehr zucker- oder zuckerersatzhaltig (etwa Coca-Cola Light sowie Coca-Cola Zero) und enthalten zudem Aromen, Farbstoffe, Konservierungsstoffe – alles nicht wirklich gesund. Besser für Schwangere ist eindeutig Wasser, entweder pur oder leicht aromatisiert mit Zitrone, Kräutern oder Früchten, und hin und wieder eine Schorle als kleines Genussextra.

Gastroratgeber für Schwangere

Im Restaurant könnt ihr einfach nachfragen, ob Alkohol in Speisen oder Getränken und Desserts enthalten ist. Frisch gepresste Säfte und Smoothies in Restaurants oder von Ständen sind, wie bereits im Kapitel zu Obst und Gemüse aufgeführt, nicht empfehlenswert, weil sie mit Keimen wie Listerien verunreinigt sein können.

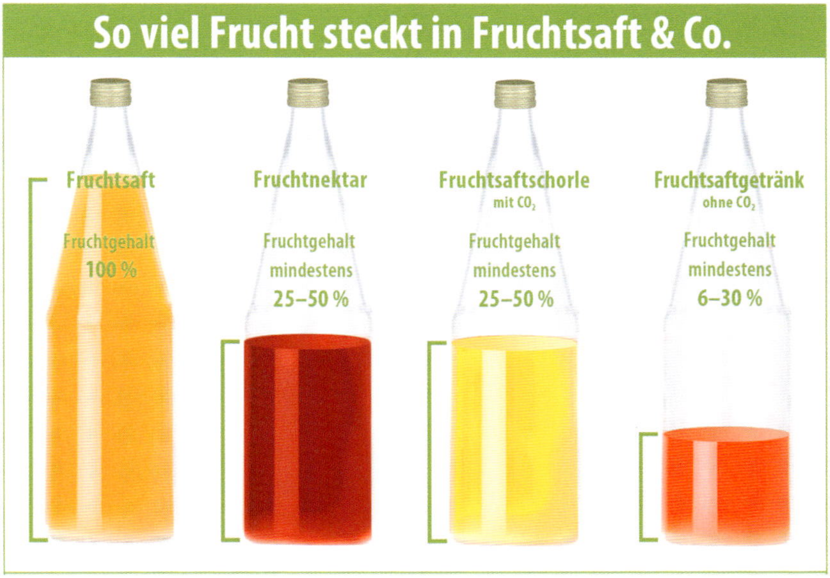
So viel Frucht steckt in Fruchtsaft & Co.
Fruchtsaft
Fruchtgehalt 100 %
Fruchtnektar
Fruchtgehalt mindestens 25–50 %
Fruchtsaftschorle mit CO2
Fruchtgehalt mindestens 25–50 %
Fruchtsaftgetränk ohne CO2
Fruchtgehalt mindestens 6–30 %

In der deutschen Fruchtsaftverordnung und in den Leitsätzen für Erfrischungsgetränke ist genau festgelegt, wie viel Fruchtanteil verschiedene Getränkearten mindestens enthalten müssen.

CHECKLISTE GETRÄNKE

Produktbeispiele	Unbedenklich?	Begründung
Wasser, z. B. Leitungswasser in Deutschland (wenn keine Bleileitungen vorhanden sind) Mineralwasser mit und ohne Kohlensäure Tafelwasser usw.	Ja	Wasser gilt in Deutschland als sicher.
Ungesüßte Früchtetees	Ja	Früchtetee kann keine Heilmittelwirkung haben wie z. B. Kräutertee (siehe Seite 64).
Fruchtsäfte (auch Direktsaft), z. B. Apfelsaft Orangensaft	Ja, aber je nach Produkt ist viel Zucker enthalten.	Säfte aus Flaschen und Co. gelten als sicher.
Gemüsesäfte	Ja	Säfte aus Flaschen und Co. gelten als sicher.
Nektar, z. B. Maracuja Banane Rhabarber	Ja, aber je nach Produkt ist viel Zucker enthalten.	Säfte aus Flaschen und Co. gelten als sicher.
Erfrischungsgetränke, z. B. Schorlen Limonaden Brausen	Ja, aber je nach Produkt sind viel Zucker sowie ggf. Aromen und Farbstoffe enthalten.	Säfte aus Flaschen und Co. gelten als sicher.
Frisch gepresste Säfte	Ja, wenn ihr sie selbst frisch gepresst habt. »Frisch« gepresste Säfte in der Gastronomie können Keime wie Listerien und je nach Produkt viel Zucker enthalten.	Säfte, die selbst unter hygienischen Bedingungen frisch gepresst und zeitnah verzehrt werden, gelten als sicher.
Smoothies	Ja, wenn selbst gemacht oder industriell hergestellt. Nein, wenn vom Saftstand oder aus der Gastronomie: Sie können Keime wie Listerien und je nach Produkt viel Zucker enthalten.	Smoothies, die selbst unter hygienischen Bedingungen frisch zubereitet oder industriell gefertigt werden, gelten als sicher.

Produktbeispiele	Unbedenklich?	Begründung
Ungesüßte Kräutertees	Ja, aber mit Mengeneinschränkung.	Einige Kräuter und Gewürze können in größeren Mengen unerwünschte Wirkungen auslösen.
Koffeinhaltige Getränke, z. B. Kaffee schwarzer Tee grüner Tee Coca-Cola	Ja, aber mit Mengeneinschränkung. Je nach Produkt (z. B. Coca-Cola) ist viel Zucker enthalten.	Schwangere sollten koffeinhaltige Getränke nur in moderaten Mengen trinken, weil zu viel Koffein z. B. zu fetalen Wachstumsverzögerungen führen kann.
Chininhaltige Getränke, z. B. Bitter Lemon Tonic Water	Nein	Das Bundesamt für Risikobewertung empfiehlt Schwangeren, vorsorglich auf Getränke mit Chinin zu verzichten.
Energydrinks	Nein	Aufgrund des erhöhten Koffeingehalts und weiterer Inhaltsstoffe, deren Wechselwirkungen nicht vollständig geklärt sind (z. B. Taurin, Inosit), sollten Schwangere auf Energydrinks verzichten.
Alkoholfreie Getränke, z. B. alkoholfreies Bier oder Malzbier (die aber immer noch bis zu 0,5 Prozent Alkohol enthalten können)	Ja und nein	Hin und wieder mal ein Glas ist wohl in Ordnung, besser wäre jedoch Bier mit 0 Prozent Alkohol.
Alkoholische Getränke, z. B. Sekt, Champagner Wein Bier Likör Schnaps	Nein	Alkohol kann das Ungeborene schwer schädigen.
Aloe Vera (als Extrakt)	Nein	Die offizielle Empfehlung (siehe www.embryotox.de), auf die auch Ärzte zurückgreifen, lautet: »Auf die orale Anwendung von Aloe-Extrakten sollte in der Schwangerschaft verzichtet werden, die lokale Anwendung von Aloe-vera-Gel erscheint unproblematisch.« Grund: Der Saft kann auf Uterus und Darm stimulierend wirken.

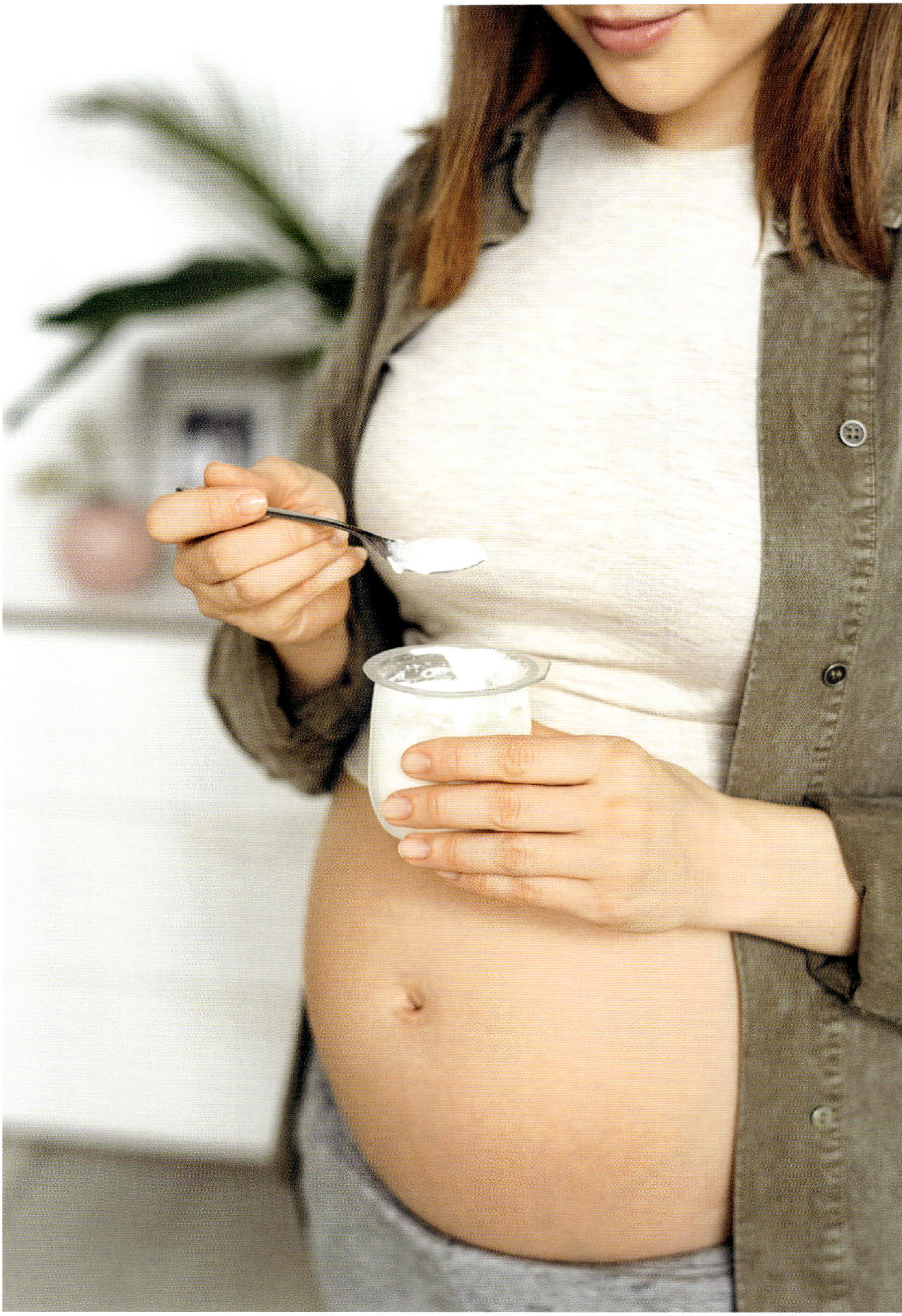

3

VERDAUUNG IN DER SCHWANGERSCHAFT

Mit Baby im Bauch läuft vieles anders, auch die Verdauung. Dadurch können zahlreiche Beschwerden, wie Übelkeit, Sodbrennen oder Verstopfung, entstehen. Ihr erfahrt, warum das so ist, was dagegen hilft und wann ihr zum Arzt solltet. Und auch, warum ihr für die Geburt eine möglichst vielfältige Darmmikrobiota braucht und wie ihr diese fördern könnt.

SO VERÄNDERT SICH DIE VERDAUUNG

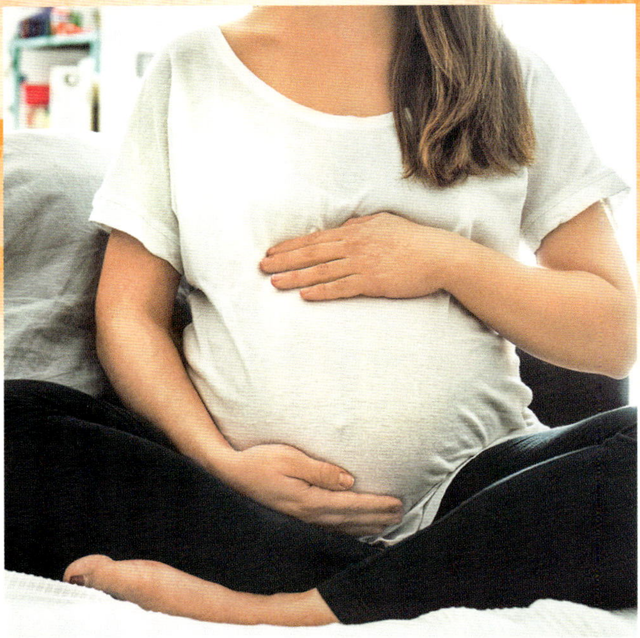

In der Schwangerschaft wächst im Bauch ein Baby heran und nimmt den Organen, die normalerweise genug Raum haben, um ihre Aufgaben erfüllen zu können, nach und nach immer mehr Platz weg. Vor allem im dritten Trimester nimmt die Gebärmutter viel Raum ein und drückt auf den Darm. Die Hormone Progesteron und Östrogen sorgen für eine in der Schwangerschaft gewollte »Auflockerung« des Gewebes, um die Geburtswege auf die vaginale Entbindung vorzubereiten. Dadurch werden auch die automatischen und für die Verdauung notwendigen Darmbewegungen schwächer und träger, sodass die Nahrung langsamer vom Magen bis zum Darmausgang wandert.

Auch der Geruchs- und Geschmackssinn verändert sich teilweise – er wird feiner. Es kann vorkommen, dass ihr zuvor vertraute Gerüche, wie den Duft von Kaffee, plötzlich nicht mehr ertragen könnt. Das liegt vermutlich daran, dass werdende Mütter Gefahren, die von verdorbenen Lebensmitteln ausgehen, schneller erkennen sollen, um das Baby nicht zu gefährden. Das alles ist also ein cleverer Schutzmechanismus. Durch diese Veränderungen können unangenehme Symptome entstehen wie Übelkeit, Völlegefühl, Blähungen, Verstopfung, Heißhunger und Appetitlosigkeit und sogar Hämorrhoiden – mehr dazu erfahrt ihr auf den folgenden Seiten.

WAS PASSIERT IM DARM?

Ob schwanger oder nicht, unsere Verdauung beginnt schon im Mund mit dem ersten Bissen. Beim Kauen spalten Enzyme aus dem Speichel Kohlenhydrate auf und dann geht die Reise weiter in den Magen. Da dieser aggressive Salzsäure für den Nahrungsbrei bereithält, die nicht in die Speiseröhre gehört, wird er normalerweise durch den Mageneingang verschlossen. Die Salzsäure tötet Krankheitserreger und säuert den Brei an, Verdauungsenzyme verdauen und Nebenzellen sorgen dabei für alkalischen Schleim, um die Magenwände vor der Säure zu schützen.

Am schnellsten passieren Flüssigkeiten den Magen, am längsten hat er an fetten Speisen, wie z. B. Gänsebraten, zu kauen. Das nennt man im wahrsten Sinne des Wortes schwer verdauliche Kost. Durch den Magenpförtner gelangt die Nahrung vom Magen in den Zwölffingerdarm und wird anschließend im Dünndarm weiter zerlegt, auch mithilfe der Gallenflüssigkeit und von Enzymen der Bauchspeicheldrüse. Im Dünndarm werden übrigens auch die Nährstoffe der Speisen, wie Vitamine, Mineralstoffe, Fette, Kohlenhydrate und Eiweiße, aufgenommen und zur Leber weitertransportiert. Erst danach gelangt alles an seinen jeweiligen Bestimmungsort im Körper.

Das, was der Dünndarm nicht braucht, landet nun im Dickdarm – und auch dieser braucht Nährstoffe und Wasser. Der Dickdarm ist bewohnt von vielen Millionen Mikroorganismen, der sogenannten Darmmikrobiota (früher Darmflora genannt). Sie kümmert sich um die Ballaststoffe und freut sich, wenn sie möglichst viele davon bekommt, die sie auch zur inneren »Darmpflege« benötigt. Sie produziert aber auch selbst gesunde Fettsäuren und Vitamine. Und zuletzt hat der Mastdarm (Rectum) noch die Aufgabe, dem Stuhl Wasser zu entziehen und ihn durch den After hinauszulassen.

Das habe ich jetzt alles sehr vereinfacht erklärt und so, wie es bei normalen, gesunden Menschen ablaufen sollte. Unser Magen-Darm-Trakt ist wirklich ein hochinteressantes Wunder und noch längst nicht vollständig erforscht, vor allem weil er weitaus mehr Aufgaben hat, als nur die Nahrung zu verarbeiten und zu verwerten. Er ist z. B. auch daran beteiligt, Krankheiten abzuwehren. Im Dünn- und Dickdarm befinden sich über 80 Prozent aller Immunzellen. Diese haben die Aufgabe, schädliche Mikroorganismen zu bekämpfen, die mit der Nahrung oder durch Tröpfcheninfektion aufgenommen werden.

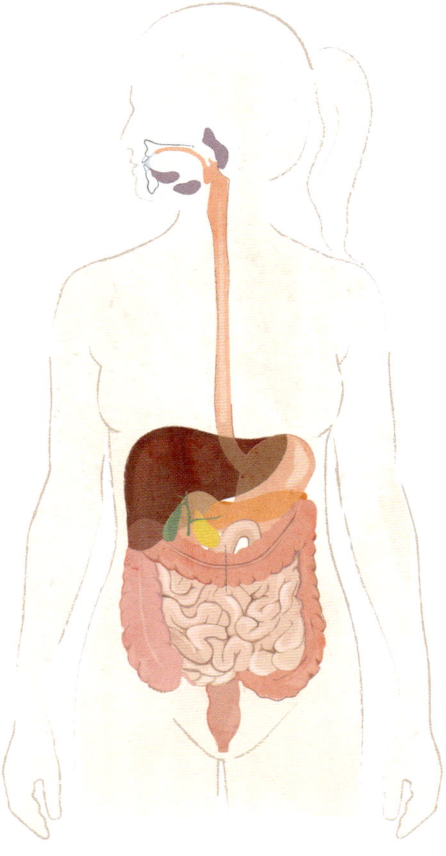

Unser Verdauungssystem ist hochkomplex und hat mehr Aufgaben, als nur die Nahrung zu verarbeiten und zu verwerten.

DAS A UND O FÜR EINE GEREGELTE VERDAUUNG

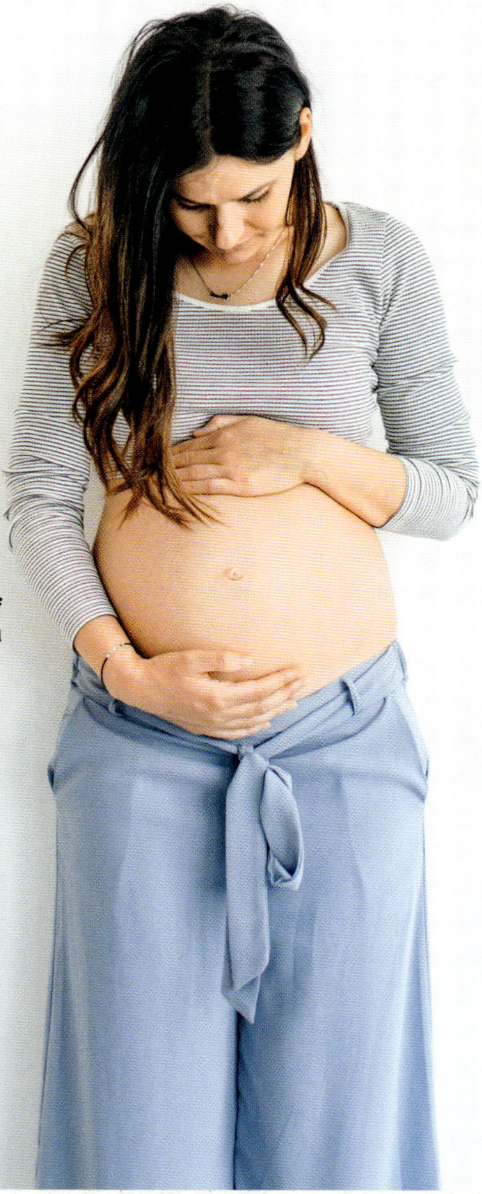

Die Darmmikrobiota der Mutter prägt die Darmmikrobiota des Babys (siehe Seite 83).

Auf den Seiten 98 und 99 erfahrt ihr, wie ihr eine vielfältige Darmmikrobiota bekommt.

Fragt euch bei Beschwerden: Welche Lebensmittel können die Ursache sein? Habt ihr hastig gegessen? War die Portion zu groß?

Kleine Mengen schonen die Verdauung, esst lieber häufiger, aber dafür weniger.

Trinkt direkt nach dem Aufstehen ein Glas warmes Wasser mit einem Spritzer Zitronensaft, das regt den Darm an.

Bewegt euch viel, das ist maßgeblich für eine gute Verdauung.

Trinkt täglich zwei bis drei Liter.

Die Verdauung beginnt mit gründlichem Kauen.

Obst, Gemüse und Vollkorn liefern wichtige Ballaststoffe.

MAMAS KEIME SIND DIE BESTEN

Kommt ein Baby auf die Welt, muss sich in seinem Darm erst eine gesunde Darmmikrobiota bilden, um das unreife Immunsystem zu trainieren und zu entwickeln. Bekannt ist, dass bei einer vaginalen Geburt Vaginal- und Rektalkeime der Mutter auf das Kind übertragen werden, quasi als Bakterien-Starterpaket für die Darmbesiedelung des Säuglings. Kindern, die per Kaiserschnitt geboren werden, fehlt diese »Keimdusche« – auch weil die Mutter vorbeugend Antibiotika bekommt. Mediziner forschen daher, ob man Kindern, die per Kaiserschnitt geboren wurden, die Keime nachträglich verabreichen kann. Damit das Bakterien-Starterpaket optimal zusammengesetzt ist, verändern sich bei der werdenden Mutter im Laufe der Schwangerschaft automatisch die Darmmikrobiota und die vaginale Mikroflora. Beispielsweise werden mehr von den milchsäurebildenden Lactobazillen produziert. Das führt zur Absenkung des pH-Wertes und schafft ein ungünstiges Milieu für krank machende Keime. Auch der Anteil an Bifidobakterien wird höher. Diese Bakterien sind später vorherrschend in Babys Darm.

Von der Brust in den Darm

Muttermilch ist für Babys in den ersten Lebensmonaten die beste Form der Ernährung. Wird das Baby gestillt, ist das eine weitere Unterstützung für die Ausbildung seiner Darmmikrobiota. Wenn z. B. Kaiserschnittbabys gestillt werden können, hilft das sehr bei der gesunden Besiedelung von Babys Darm. Denn Muttermilch enthält u. a. probiotische Bakterien mit positiver Wirkung sowie präbiotisch wirkende humane Milch-Oligosaccharide. Das zeigt wieder einmal, wie wunderbar die Natur für alles sorgt, wenn man sie nur lässt bzw. die Umstände es zulassen. Denn manchmal klappt es mit dem Stillen einfach nicht so wie geplant (Betroffene sollten sich in dem Fall schnell Hilfe bei einer Stillberaterin holen). Studien haben zudem ergeben, dass direktes Stillen an der Brust am besten dafür sorgen kann, dass sich die Bakterien von der Mutter auf das Kind übertragen.

Auch die Ernährung zählt

Die Zusammensetzung der Darmmikrobiota der Mutter prägt die Entwicklung der Darmmikrobiota des Babys also nachhaltig. Und die wiederum ist abhängig von ihrer Ernährung. Ihr seht also, wie wichtig diese nicht nur für eure Gesundheit ist, sondern auch für die zukünftige Gesundheit eures Kindes, und zwar nicht nur als Nährstoffquelle, sondern auch, damit ihr bei der Geburt und während des Stillens einen guten Keimcocktail weitergeben könnt. Nützliche Tipps, wie ihr eure gesunden Darmbewohner entsprechend zum Wachsen und Gedeihen bringen könnt, findet ihr auf Seite 98.

Muttermilch verändert während der Stillzeit ständig ihre Zusammensetzung. So passt sie sich optimal an die Bedürfnisse des Babys an, damit es immer genau das bekommt, was es für seine gesunde Entwicklung braucht. Die wertvollen Inhaltsstoffe unterstützen zudem den Aufbau der Darmmikrobiota.

TYPISCHE VERDAUUNGSBESCHWERDEN

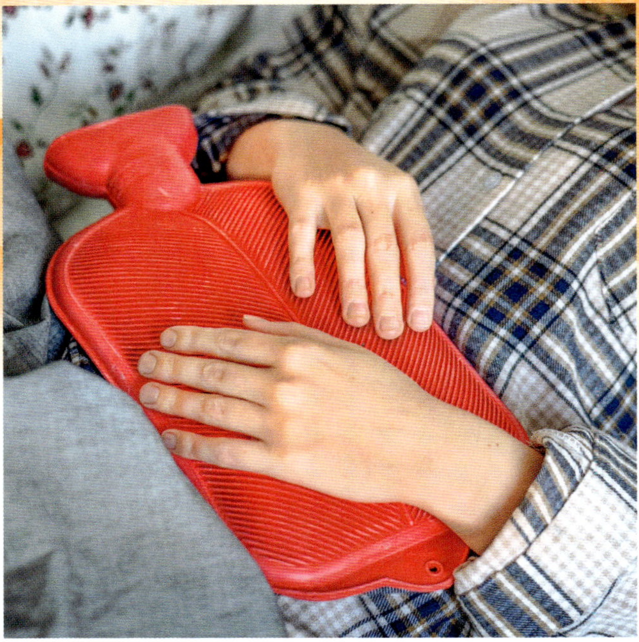

Ich fürchte, es ist kaum möglich, durch eine Schwangerschaft zu kommen, ohne dass eine oder mehrere der folgenden Beschwerden auftauchen. Das ist völlig normal und war auch bei mir nicht anders. Ich hatte zwar kaum mit Übelkeit zu kämpfen, aber dafür mit Verstopfung und Hämorrhoiden. Ja, das ist kein angenehmes Thema und darüber redet man auch nicht so gerne. Aber Fakt ist, viele Schwangere haben damit Probleme. Es gibt bedauerlicherweise keine Patentrezepte für alle Beschwerden, dafür sind Schwangere einfach zu individuell und ihre Beschwerdevariationen nicht minder. Wenn bei euch Beschwerden auftauchen, ist die Beobachtung des eigenen Körpers oft die halbe Miete. Achtet darauf, wann und nach welchen Speisen oder Tätigkeiten Beschwerden auftreten. Kommen die öfter vor, wisst ihr genau, was ihr in Zukunft anders machen müsst, um Problemen vorzubeugen. Zum Glück gibt es noch weitere Ratschläge und Hausmittel, die bei Beschwerden helfen können. Wenn alle diese Maßnahmen nichts bringen oder die Beschwerden zu stark sind, kann auch medizinische Hilfe ratsam sein: Der Facharzt für Gynäkologie und Geburtshilfe, Ernährungs-, Sport- und Vitalstoffmediziner Dr. med. Christian Matthai (www.matthai.at) ordnet für euch ein, ab welcher Heftigkeit der Beschwerden ihr eine Ärztin bzw. einen Arzt hinzuziehen solltet. So könnt ihr selbst entscheiden, wie ihr mit Symptomen umgeht – auch hier macht Wissen euch selbstwirksam.

ÜBELKEIT UND ERBRECHEN

Übelkeit, ein flauer Magen, Erbrechen und auch mal Schwindel sind häufig erste Anzeichen für eine Schwangerschaft und wohl genetisch, hormonell und stoffwechselbedingt, aber so ganz genau weiß man das noch nicht. Es wird auch vermutet, dass eine anfängliche Schwangerschaftsübelkeit eine von der Natur gewollte Maßnahme darstellt, um die Kalorienzufuhr einzuschränken. Eine reduzierte Kalorienzufuhr wirkt sich nämlich günstig auf die Entwicklung der Plazenta aus. Rund 50 Prozent aller Schwangeren leiden in der Frühschwangerschaft an Übelkeit und Erbrechen, etwa 25 Prozent nur an Übelkeit. Aber oft nicht nur am Morgen, sondern immer wieder mal im Laufe des Tages. Bei 60 Prozent der Frauen verschwinden die Symptome am Ende des 1. Trimesters wieder, bei weiteren 20 Prozent bis zur 20. Schwangerschaftswoche. Manche Schwangere haben jedoch das Pech, zu den 0,2 bis 2 Prozent der Frauen zu gehören, bei denen die Beschwerden sehr heftig ausfallen, man spricht dann von Hyperemesis gravidarum. Diese Frauen müssen ständig erbrechen, dehydrieren dadurch und verlieren Gewicht. Hyperemesis gravidarum ist der häufigste Grund für einen Krankenhausaufenthalt vor der 20. Schwangerschaftswoche.

14 Tipps gegen Übelkeit und Erbrechen

- Bevorzugt Speisen, auf die ihr Lust habt, und meidet diejenigen, die euch abstoßen. Geht auch übelkeitsauslösenden Gerüchen wenn möglich aus dem Weg.
- Esst und trinkt bei Morgenübelkeit schon im Bett eine Kleinigkeit, z. B. Zwieback.
- Kleine Portionen sind oft besser verträglich, esst also lieber häufiger, aber dafür weniger.
- Habt auswärts immer ein »Notbrot« dabei, das ihr schnell essen könnt, wenn euch unvermutet flau im Magen wird. Oft hilft schon diese kleine Maßnahme, um einigermaßen gut über den Tag zu kommen.
- Trinkt viel, um den durch das häufige Erbrechen verursachten Flüssigkeitsverlust auszugleichen.
- Frisch zubereiteter Ingwertee (nicht zu stark bzw. scharf) hilft oftmals bei Übelkeit.
- Auch Lebensmittel mit Bitterstoffen wie beispielsweise Chicorée und Radicchio können Übelkeit lindern.
- Sehr fettiges Essen löst bei einigen Schwangeren Übelkeit aus.
- Erfahrene und speziell ausgebildete Homöopathen (Ärzte/innen, Heilpraktiker/innen, Hebammen) können euch das für eure individuelle Symptomlage geeignete homöopathische Mittel heraussuchen – aus eigener Erfahrung kann ich sagen, dass das wirklich Wunder wirken kann.
- Auch naturheilkundliche und homöopathische Arzneimittel oder andere Produkte aus der Apotheke können helfen – da solltet ihr euch entsprechend beraten lassen und/oder eure Hebamme fragen.
- Akupunktur hat schon vielen Schwangeren gegen ihre Beschwerden geholfen.

WANN ZUM ARZT?

Bei starken Beschwerden und/oder sehr heftigem bzw. häufigem oder gar unstillbarem Erbrechen sollten Schwangere auf jeden Fall medizinischen Rat einholen, da beispielsweise die Gefahr einer Entgleisung des Elektrolythaushalts besteht.

- Manche schwören auch auf sogenannte Akupressurarmbänder.
- Erkundigt euch bei eurer Ärztin bzw. eurem Arzt nach einer Therapie mit Vitamin B_6 – diese konnte nach verschiedenen Berichten schon vielen Schwangeren helfen.
- Sorgt für ausreichend Ruhe- und Entspannungspausen!

HEISSHUNGER UND APPETITLOSIGKEIT

Euer gewohntes Essverhalten kann in der Schwangerschaft gewaltig durcheinandergeraten – manche Sachen mögt ihr auf einmal nicht mehr, auf andere wiederum habt ihr plötzlich große Lust. Besonders im ersten Schwangerschaftsdrittel haben einige Frauen häufig Heißhungerattacken oder leiden an Appetitlosigkeit.
In der Schwangerschaft ist Heißhunger meist die Folge eines niedrigen Blutzuckerspiegels, der durch die bei Schwangeren erhöhte Insulinproduktion entstehen kann. Experten vermuten zudem, dass die Lust auf bestimmte Speisen anzeigt, welche Nährstoffe der Körper gerade besonders benötigt. Appetitlosigkeit hingegen wird in der ersten Zeit hauptsächlich mit der typischen Schwangerschaftsübelkeit in Verbindung gebracht, später dann damit, dass das Baby auf den Magen drückt und die Frauen deshalb den Appetit verlieren können.

WANN ZUM ARZT?

Wenn Frauen in der Schwangerschaft durch anhaltende Appetitlosigkeit deutlich abnehmen, sollten sie ihre Ärztin oder ihren Arzt aufsuchen, denn länger dauernder Verzicht auf wichtige Nahrungsmittel kann unter Umständen einen Nährstoffmangel für das ungeborene Baby bedeuten.

5 Tipps gegen Heißhunger oder Appetitlosigkeit

- Esst bei einer Heißhungerattacke umgehend etwas Gesundes, z. B. einen Apfel oder eine ballaststoffreiche Zwischenmahlzeit, etwa eine Scheibe Vollkornbrot oder -knäcke mit Belag.
- Auch das Trinken von Kräutertee kann Heißhunger abschwächen.
- Mehrere kleinere Mahlzeiten, über den Tag verteilt genossen, helfen, Heißhunger vorzubeugen. Als Snack sind beispielsweise Gemüse, Obst und Nüsse gut geeignet.
- Auch bei Appetitlosigkeit kann es helfen, mehrere kleinere Mahlzeiten am Tag zu verzehren und das Essen angenehm zu gestalten, sei es mit netter Gesellschaft oder ganz gemütlich mit einem Buch oder Film.
- Wenn euch Appetitlosigkeit plagt, lasst so lange verschiedene Speisen vor eurem inneren Auge vorbeiziehen, bis etwas dabei ist, worauf ihr Lust verspürt – dieser Trick hat bei mir oft gut funktioniert und hilft mir auch heute noch, wenn ich einmal nicht weiß, was ich kochen bzw. essen soll.

SODBRENNEN

Spätestens in der zweiten Schwangerschaftshälfte bekommen viele Frauen Sodbrennen mit Schmerzen im Hals, Magendrücken, Völlegefühl und saurem Aufstoßen. Grund ist der Druck auf den Magen durch den wachsenden Uterus im Bauchraum. Die Hormone Progesteron und Östrogen sorgen dafür, dass sich das Gewebe auflockert, um den Körper auf die Geburt vorzubereiten, wodurch die Spannung vieler Muskeln herabgesetzt wird – das betrifft auch den ringförmigen Muskel am Mageneingang. So kommt es, dass die Magensäure leichter in die Speiseröhre zurückfließen kann – und das brennt, denn sie kann sich nicht wie der Magen vor dem Säureangriff schützen.

7 Tipps gegen Sodbrennen

- Achtet darauf, nach welchen Speisen oder Getränken ihr Sodbrennen bekommt, z. B. durch scharfe, schwer verdauliche, stark fett-, zucker- oder säurehaltige Speisen? Oder durch Kaffee oder Kohlensäure? Diese Lebensmittel solltet ihr dann einige Zeit meiden ...
- Ersetzt große, üppige Mahlzeiten durch mehrere kleine.
- Trinkt eine halbe Stunde nach dem Essen Fenchel-, Melissen- oder Kamillentee.
- Mandeln und Haferflocken können überflüssige Säure binden. Bei Beschwerden kann es euch daher helfen, wenn ihr zwei bis drei Mandeln so lange kaut, bis ein geschmackloser Brei entstanden ist.
- Legt euch nicht direkt nach dem Essen hin und wenn, dann mit erhöhtem Oberkörper.
- Schlaft mit erhöhtem Oberkörper, das verhindert ein Aufsteigen der Magensäure.
- Heilerde, z. B. aus dem Drogeriemarkt, der Apotheke oder dem Reformhaus, kann bei Sodbrennen helfen. Sprecht die Einnahme (auch Dauer und Dosis) aber vorher bitte mit eurer Gynäkologin bzw. eurem Gynäkologen oder eurer Hebamme ab.

WANN ZUM ARZT?

Sodbrennen ist in der Regel nicht gefährlich, sondern lediglich unangenehm. Wenn die Beschwerden jedoch zu sehr belasten, sollten Frauen mit ihrem Arzt oder ihrer Ärztin sprechen, da Sodbrennen durch verschiedene Maßnahmen und/oder geeignete pflanzliche Präparate meist gut in den Griff zu bekommen ist.

VÖLLEGEFÜHL UND BLÄHUNGEN

Der gesamte Bauchbereich fühlt sich übervoll und aufgeblasen an, selbst wenn die Nahrungsportionen eher klein waren. Betroffene müssen häufig Winde lassen und die Luft im Bauch verursacht mitunter sogar Schmerzen.
Auch hier ist in der Regel die veränderte Hormonlage der Übeltäter. Durch die verlangsamten Darmbewegungen kann es vorkommen, dass die Nahrung zu lange im Magen verweilt. Chemische Abbauprozesse sorgen dafür, dass Gase entstehen, die den Magen aufblähen. Er müsste sich nun ausdehnen, um Platz für Gase und Mageninhalt zu schaffen, aber das verhindert das Baby mit seinen auch nicht gerade bescheidenen Platzanforderungen. Der Magen ist also im wahrsten Sinne zu voll. Die aufgestauten Gase gelangen nun entweder durch Aufstoßen oder durch Blähungen nach draußen.

7 Tipps gegen Blähungen und Völlegefühl

- Versucht zunächst herauszubekommen, welche Lebensmittel bei euch Blähungen und Völlegefühl verursachen. Oder ist es die Art und Weise, wie ihr esst – also z. B. gehetzt oder zu viel auf einmal? Oder die Art, wie ihr die Lebensmittel verzehrt, z. B. roh?

WANN ZUM ARZT?

Wenn die Beschwerden wirklich sehr stark und z. B. häufig mit Schmerzen verbunden sind, helfen beispielsweise Präparate mit dem Wirkstoff Simeticon. Die Einnahme (Dosis und Dauer) sollten Betroffene jedoch vorab mit der Gynäkologin bzw. dem Gynäkologen oder dem Hausarzt abstimmen.

- Ferner gelten einige Lebensmittel als blähend, z. B. Hülsenfrüchte, Kohl- und Lauchgemüse sowie kohlensäurehaltige Getränke.
- Esst weniger auf einmal, dafür häufiger.
- Kaut gründlich, langsam und in Ruhe.
- Achtet auf genug Bewegung. Diese ist maßgeblich für eine gut funktionierende Verdauung und unterstützt diese.
- Hausmittel wie Fenchel, Anis, Kümmel (als Tee) helfen oft, Blähungen zu mildern. Bei Bauchweh ist auch sanftes Massieren des Bauches im Uhrzeigersinn angenehm und eine nicht zu heiße Wärmflasche.
- Auch naturheilkundliche Arzneimittel können bei Blähungen und Völlegefühl helfen. Informiert euch hierzu in der Apotheke oder bei eurer Hebamme.

VERSTOPFUNG

Von Verstopfung wird gesprochen, wenn man seltener als zwei Stuhlentleerungen in der Woche hat, dabei oft ein Völle- oder Druckgefühl im Unterbauch spürt – verbunden mit Blähungen und gelegentlichen Bauchschmerzen.
Viele Frauen leiden in der Schwangerschaft mehr oder weniger lange an Darmträgheit. Der Grund ist, dass der Darm immer weniger Platz hat, weil das wachsende Kind im Bauch nach und nach die Organe verdrängt. Die hormonelle Umstellung sorgt gleichzeitig mit der Auflockerung des Gewebes für die Entspannung der Muskulatur, wodurch auch die automatischen und für die Verdauung notwendigen Darmbewegungen (die sogenannte Peristaltik) schwächer werden. Zudem braucht der Körper mehr Wasser, das dann dem Verdauungsvorgang fehlt. Auch die Einnahme von Eisenpräparaten kann Beschwerden wie Verstopfung nach sich ziehen.
Übrigens: Verstopfung kann sich in der Schwangerschaft auch mal mit Durchfall abwechseln – die körperlichen Veränderungen, eine Ernährungsumstellung oder auch seelische Belastungen wirken sich oft unterschiedlich auf den Magen-Darm-Bereich aus.

WANN ZUM ARZT?

Bei starken Beschwerden (z. B. weniger als zweimal Stuhlgang in der Woche oder sehr harter Stuhl) oder wenn Frauen unsicher sind, ob etwaige Bauchschmerzen mit dem Baby zu tun haben könnten, sollten sie ärztlichen Rat einholen. Bei wirklich starken Beschwerden ist auch mal ein Mikroklistier erlaubt, das nach 5 bis 20 Minuten den Darm zuverlässig und schonend entleert. Da dies aber auch Wehen auslösen kann, muss vorab der Gynäkologe oder die Gynäkologin grünes Licht geben.

12 Tipps gegen Verstopfung

- Achtet darauf, ob ihr einen Zusammenhang zwischen bestimmten Lebensmitteln oder Verhaltensweisen (z. B. zu wenig trinken, Stress, Bewegungsmangel) und der Verstopfung erkennen könnt.
- Obst, Gemüse und Vollkorn liefern viele Ballaststoffe. Wichtig: Gut und gründlich kauen! Meidet Weißmehlprodukte und Süßes.
- Nehmt generell viel Flüssigkeit zu euch, 2 bis 3 Liter am Tag.
- Häufig und regelmäßiges Bewegen ist das A und O für eine geregelte Verdauung.
- Trinkt ein großes Glas mit lauwarmem Wasser direkt nach dem Aufstehen und jeweils vor den Mahlzeiten.
- Geht beim Stuhlgang in die Hockstellung, indem ihr einen niedrigen Hocker unter eure Füße stellt, während ihr auf der Toilette sitzt, da der Darm sich so am besten entleeren kann.

Der Grund: In der tiefen Hocke befindet sich der Darm in einer geraden Position, sodass die Stuhlentleerung erleichtert wird.

- Sauermilchprodukte wie Kefir, Butter- oder Schwedenmilch, Sauerkraut, Sauerkrautsaft, milchsauer vergorenes bzw. fermentiertes Gemüse und Kanne Brottrunk unterstützen eine geregelte Verdauung.
- Einige Experten empfehlen auch höher dosiertes Magnesium gegen Darmträgheit, sprecht die Einnahme (auch Dauer und Dosis) aber vorher bitte mit eurer Gynäkologin bzw. eurem Gynäkologen oder eurer Hebamme ab.
- Milchzucker regt ebenfalls den Darm an, entweder als Edelweiß-Milchzucker oder in Form von Lactulose-Sirup aus der Apotheke (rezeptfrei), sprecht die Einnahme (auch Dauer und Dosis) aber bitte mit eurer Gynäkologin bzw. eurem Gynäkologen oder eurer Hebamme ab.
- Lasst euch etwas Leinsamen frisch schroten (z. B. im Reformhaus), denn der fertig geschrotete ist oft schon ranzig und dann nicht mehr gesund. Täglich 1 bis 2 EL in Wasser einweichen und mit etwas Joghurt und frischem, klein geschnittenem Obst essen, sobald er aufgequollen ist.
- Verzehrt täglich ein paar eingeweichte Trockenpflaumen, z. B. im Müsli oder zum Joghurt mit Leinsamen.
- Auch Flohsamenschalenpulver aus der Apotheke kann sanft abführend wirken. Bitte nach der genauen Dosierung fragen. Übrigens: Starkes Pressen auf dem Klo fördert Hämorrhoiden, aber löst in der Regel keine Wehen aus.

HÄMORRHOIDEN

Hämorrhoiden können in der Schwangerschaft dadurch entstehen, dass die größer werdende Gebärmutter und das vermehrte Blutvolumen auf die Blutgefäße am Anus drücken, die schon aufgelockert und geweitet sind. Die hormonell bedingte Darmträgheit verstärkt den Druck noch. Dadurch werden venöse Blutgefäße krankhaft erweitert und diese erscheinen als mit Blut gefüllte Knötchen, die zum Teil stark jucken, schmerzen, bluten und nässen können.

9 Tipps gegen Hämorrhoiden

- Päckchen mit Quark und Querkusessenz (Eichenrinde) auflegen. Die konnten meine Beschwerden wirklich lindern.
- Bei Bedarf Salbe und/oder Zäpfchen mit Hamamelis aus der Apotheke nutzen.
- Wenn es mal ganz schlimm ist, könnt ihr eine schmerzlindernde Salbe verwenden. Lasst euch dazu bitte in der Apotheke beraten und/oder sprecht mit eurem Arzt bzw. eurer Ärztin.
- Versucht lauwarme Sitzbäder mit Eichenrindenextrakt (gibt es auch in Apotheken).
- Versucht, möglichst regelmäßig Stuhlgang zu haben und Verstopfung vorzubeugen (siehe Seite 88).
- Kühlen, kühlen, kühlen – vor allem nach dem (schmerzhaften) Stuhlgang.
- Sorgt für ein gut durchblutetes Becken, z. B. durch sanfte, für Schwangere geeignete Beckenbodenübungen.
- Bewegt euch häufig und regelmäßig, z. B. strammes Gehen, Walken, Schwangerschaftsgymnastik, Schwangerschaftsyoga.
- Esst lieber mehrere kleine Mahlzeiten als wenige große, kaut dabei gründlich und ganz wichtig: Trinkt viel!

WANN ZUM ARZT?

Schwangere sollten nicht lange zögern und immer ärztlichen Rat einholen, wenn Hämorrhoiden immer wieder stark bluten, nässen, schmerzen und zu starken Beeinträchtigungen des persönlichen Wohlbefindens führen.

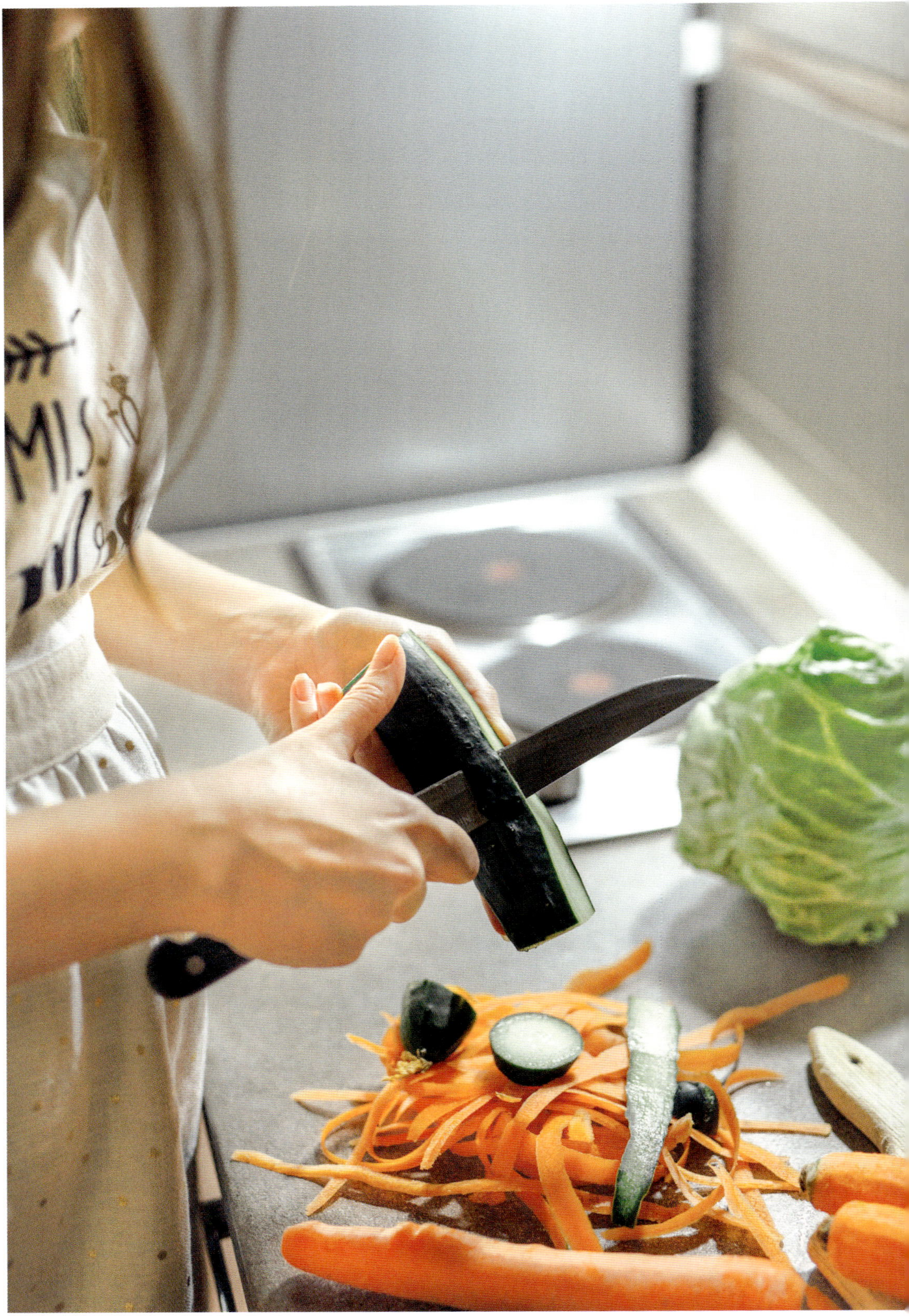

4

RICHTIG GUT KOCHEN

Gesund und ausgewogen kochen und essen ist leichter, als ihr denkt. Und auch nicht so zeitaufwendig wie befürchtet. Daher findet ihr hier viele Tipps und Anregungen, die euch die Kompetenz vermitteln, selbst unkompliziert gesund und lecker zu kochen, ohne dass ihr haargenau den Vorgaben eines Rezeptes folgen müsst.

MEINE PHILOSOPHIE FÜR EINE GESUNDE ERNÄHRUNG

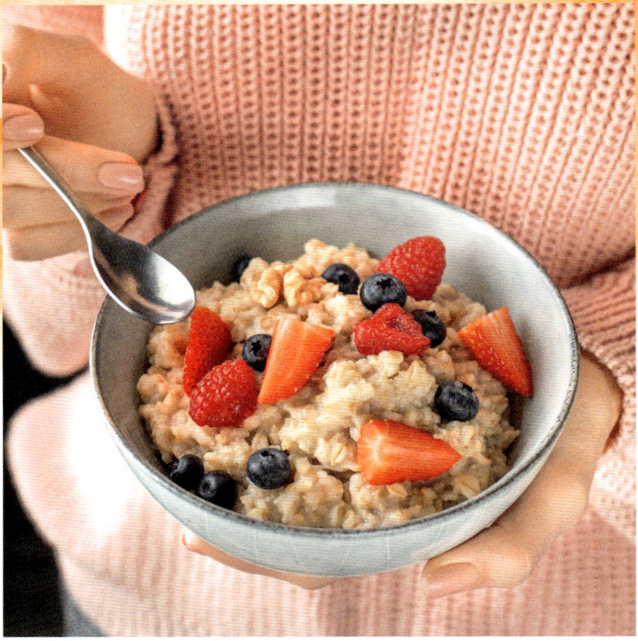

Bücher mit großartigen, köstlichen Rezepten gibt es wie Sand am Meer. Was ich oft vermisse, ist die Praxistauglichkeit. Entweder sind die Zutatenlisten zu lang oder die Abläufe zu komplex, oft genug ist beides der Fall. Viele Speisen lassen sich im Alltag einfach nicht schnell genug zubereiten. Daher findet ihr hier neben meinen persönlichen Lieblingsrezepten auch viele Tipps, die euch die Kompetenz vermitteln, selbst lecker zu kochen, ohne dass ihr haargenau den Vorgaben folgen müsst. Ich gebe euch praxistaugliche Tipps, wie ihr mit speziellen Würzzutaten jedes Essen ganz einfach schmackhaft(er) machen könnt, welche Fette zum Anbraten taugen, und erkläre, warum ich euch ein hochwertiges Salz empfehle. Ihr erfahrt, worauf ihr achten müsst, damit die Nährstoffe in den Lebensmitteln nicht durch Licht, Lagerung, Hitze beim Braten oder Kochen oder durch Sauerstoff aus der Luft zerstört werden. Da in meiner Ernährungsphilosophie der Darm eine wichtige Rolle spielt, gibt es eine Checkliste, die euch zeigt, wie ihr für eine gesunde Darmmikrobiota darmfreundlicher essen könnt. Versucht, so viele Lebensmittel in Bioqualität zu kaufen, wie es euer Geldbeutel zulässt. Achtet auch auf frische regionale und saisonale Produkte mit kurzen Transportwegen, damit möglichst viele Mikronährstoffe erhalten bleiben.

MEINE BASICS – DARAUF KOMMT ES AN

Nährstoffkompass

Hört auf euren Körper: Oft zeigen Gelüste, was ihr gerade braucht. Heißhunger auf Chips und Süßigkeiten natürlich ausgenommen. Dann benötigt ihr wohl einfach energiereiche Kost, die ihr auch in gesünderer Form zu euch nehmen könnt.

Fette Beute

Gemüse immer mit etwas Fett zubereiten, z. B. Salat und Rohkost mit Dressing, gedünstetes Gemüse mit Butter oder Olivenöl anrichten. Das erleichtert es eurem Körper, die Nährstoffe zu verwerten.

Apropos Fett

Auch hochwertige Fette und Öle enthalten wertvolle Inhaltsstoffe. Bevorzugt kalt gepresstes Rapsöl, Olivenöl, Walnussöl, frisch geöffnetes Leinöl sowie Butter aus Weidemilch.

Fettarm ist out

Fettarme Produkte sind keinesfalls gesünder, machen nicht schlanker und wurden meist stark industriell verarbeitet. Auch die DGE hat das endlich berücksichtigt und empfiehlt die Verwendung fettarmer Produkte in ihren neuen Ernährungsregeln nicht mehr.

Bunt essen

Gelbe Bananen, grüner Brokkoli, rote Tomaten: Wenn ihr täglich farbenfroh esst, gelangen genug Gemüse und Obst in euren Körper und versorgen euch mit vielen Nährstoffen.

Fünf am Tag

In der Schwangerschaft sind täglich mehrere kleine Mahlzeiten besser als wenige, aber dafür große Portionen. Dadurch werden Heißhungerattacken vermieden, die Verdauung entlastet und das unangenehme Völlegefühl, das viele Schwangere plagt (siehe Seite 87 f.), gemildert.

Mindestens eine warme Mahlzeit am Tag

Esst der Ausgewogenheit zuliebe mindestens einmal am Tag warm, denn Kartoffeln, Hülsenfrüchte, Fleisch und viele andere wertvolle Nahrungsmittel sind nur gegart genießbar.

Satt und fit mit Ballaststoffen

In Form von Müsli, Vollkornprodukten, Hülsenfrüchten, viel Gemüse und etwas Obst bringen Ballaststoffe den Darm in Schwung und liefern darüberhinaus wichtige B-Vitamine sowie Eisen.

Eiweiß schlau kombinieren

Regelmäßig Hülsenfrüchte wie Kichererbsen, Milchprodukte, Nüsse, zwei- bis dreimal pro Woche Fleisch – das liefert ausreichend Eiweiß. Durch die Kombination von pflanzlichem und tierischem Protein lässt sich die Wertigkeit von Eiweiß erhöhen. Pellkartoffeln mit Quark oder Vollkornbrot mit Ei sind tolle Kombis.

Fisch auf den Tisch

Ein- bis zweimal pro Woche versorgen besonders fette Seefische wie z. B. Hering und Makrele mit Jod, Eiweiß und wertvollen Omega-3-Fettsäuren. Wer Sorge hat, über Fische zu viele Schwermetalle aufzunehmen, kann für eine ausreichende Versorgung mit Omega-3-Fettsäuren auf Kapseln mit Algenöl ausweichen.

Fleischeslust

Schwangere sollten ebenso wie alle anderen Erwachsenen pro Woche nicht mehr als 300 bis 600 g mageres Fleisch zu sich nehmen – dem Kind zuliebe aber nur in bester (Bio-)Qualität.

Trinken, trinken, trinken

Pro Tag zwei bis drei Liter Wasser, Früchtetee (zum Thema Kräutertee lest bitte die Infos auf Seite 64) und in Maßen Saftschorlen.

ICH LIEBE ES WÜRZIG

Essen kann noch so gesund und nährstoffreich sein, fad zubereitet schmeckt es einfach nicht. Also achte ich darauf, immer gut zu würzen. Dazu nutze ich Kräuter und Gewürze, aber auch andere Würzzutaten, die durch ihren kräftigen Geschmack ähnlich eingesetzt werden können. Neben Salz und Pfeffer hier ein paar Beispiele:

- Kräuter und Gewürze (frisch, getrocknet oder tiefgefroren): Rosmarin, Thymian, Oregano, Paprikapulver, Muskatnuss, Petersilie, Schnittlauch, Majoran, Liebstöckel, Koriander
- Ingwer
- Chiliflocken oder -pulver
- Knoblauch
- Zwiebeln
- Zitronen (Saft und Schale)
- Essiggurken
- Oliven
- Speck (gut durchgebraten oder gekocht)
- Salami oder andere würzige Rohwurst (gut durchgebraten oder gekocht)

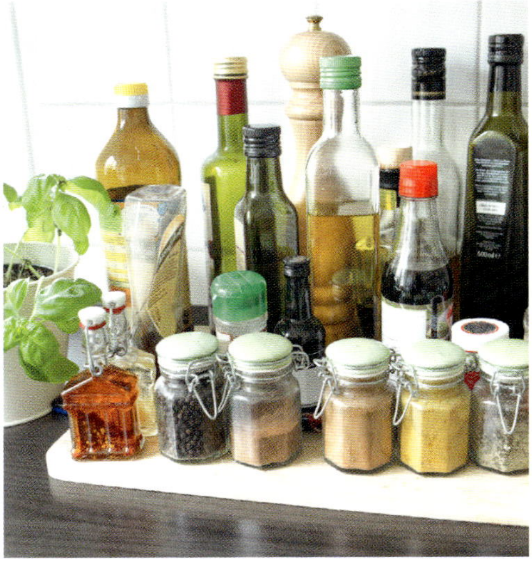

Verschiedene Würzzutaten wie Kräuter, Gewürze oder Essig geben Gerichten oft den letzten geschmacklichen Schliff.

- kräftiger Käse wie Parmesan oder Gruyère
- Senf
- Essig
- Nüsse

Ihr könnt also ein Gericht sowohl mit Kräutern und Gewürzen als auch mit Würzzutaten schmackhaft zubereiten und verfeinern. Hier ein paar Beispiele, wie ihr die verschiedenen Würzzutaten einsetzen könnt.

Speck, Kräuter und Knoblauch

Ihr nehmt z. B. frische Buschbohnen und dünstet sie, am besten mit einem Dämpfeinsatz, bis sie gar, aber nicht zu weich sind. Dann bratet ihr sie kurz in etwas Olivenöl an, gebt frischen Thymian, Rosmarin und etwas Bohnenkraut dazu und würzt mit fein gehacktem Knoblauch, Salz und Pfeffer. Zuletzt mischt ihr noch ein paar gebratene Speckwürfelchen darunter – fertig ist eine leckere Bohnenpfanne, die ihr als Hauptgang (viel Gemüse ist ja bekanntlich sehr gesund) oder als Beilage verspeisen könnt. Das Prinzip »Gemüse mit Würzzutat« gilt für (fast) alle Gemüse. Statt Bohnen funktioniert das Ganze auch mit Paprika, Zucchini, Weiß- oder Rotkraut.

Essig und Senf

Essig kann einigen Gerichten eine entscheidende Geschmacksnote geben. Aber aufpassen, dass er nicht zu dominant wird! Darum nehmt am besten nur ganz wenig und schmeckt vorsichtig ab. Passt z. B. zu Linseneintopf und Kürbissuppe – also in Gerichten, die eher süßlich sind. Einem Linseneintopf tut es übrigens auch gut, wenn etwas Senf beigemischt wird.

Oliven & Essiggurken

In mediterranen Gerichten wie z. B. Ratatouille – das ist ein französischer Gemüseeintopf aus Paprika, Zucchini, Auberginen und Tomaten – schmeckt es großartig, wenn ihr eine Handvoll Oliven (einfache grüne Oliven aus dem Glas in Salzlake) dazugebt und auch die Salzlake der Oliven zum Würzen nutzt. So bekommt das Essen eine köstliche Olivennote.

Nüsse & Kerne

Ob geröstet (lecker!) oder roh (etwas gesünder) – knackige Nüsse fügen eine weitere geschmackliche Dimension hinzu und lassen sich mit fast allem kombinieren, besonders aber mit süßlichen Gemüsen wie Möhren oder Kürbis. Außerdem sättigen sie mit gesunden Fetten, Ballaststoffen und Eiweiß. Probiert ein bisschen herum, welche Kombinationen ihr mögt – es gibt eigentlich kein »das passt doch nicht zusammen« – alles ist (wie so oft) Geschmackssache.

ICH STEH AUF FETT

Wie schon gesagt ist fettarmes Essen nicht unbedingt gesünder, es kommt aber auf die Qualität des Fettes an. Die Speisen müssen nicht in Öl schwimmen – aber es würde mir nie in den Sinn kommen, mir die Butter auf dem Brot zu verbieten oder fettarmen Kräuterquark zu wählen. Auch gegartes Gemüse, Rohkost und Salate schmecken einfach besser, wenn etwas Fett daran ist. Und es gibt ja auch noch die fettlöslichen Vitamine (A, D, E, K), die sich ohne Fett erst gar nicht dazu herablassen, in unserem Organismus Gutes zu tun.

ICH MAG ES FRISCH UND KNACKIG

Achtet beim Kochen auf die Garzeiten und darauf, dass die Sachen nicht zu sehr verkocht werden. Wenn ihr z. B. Paprika und Zucchini zusammen zubereiten wollt, kommt Paprika zuerst in den Topf und erst später die Zucchini, da diese viel schneller weich sind. Ich persönlich liebe Gemüse ganz besonders als Rohkost mit leckeren Dressings und Dips.

ICH BIN NICHT MONOGAM

Mal braten, mal kochen, mal dünsten, mal im Ofen grillen, mal backen, mal roh oder roh mariniert – ich mag es abwechslungsreich. Es gibt so viele Arten, Essen köstlich zuzubereiten. Ein Beispiel: Es ist einfach langweilig, z. B. Chicorée immer nur roh als Salat zu essen. Er schmeckt auch gebraten in Olivenöl mit Salz und Pfeffer und etwas Käse obenrauf, gedünstet mit zerlassener Butter oder mariniert in Öl und Kräutern.

BESSER SALZEN

Die Bundeszahnärztekammer empfiehlt Schwangeren (und allen anderen ebenso), täglich fluoridhaltige Zahnpasta zu benutzen, so mache ich es auch. Es gibt jedoch auch mit Fluorid angereicherte Lebensmittel, die ich auch dann meide, wenn ich nicht schwanger bin. Daher verwende ich kein

HOCHWERTIGES SALZ

Salz ist übrigens nicht gleich Salz. Wir verwenden in der Küche nur hochwertiges Salz: Möglichst naturbelassen ist es erstens schmackhafter und zweitens enthält es neben Natriumchlorid natürlicherweise Mikronährstoffe wie wertvolle Mineralien und Spurenelemente. Es weist eine leichte Restfeuchte auf und ist zart gräulich. Industriell gereinigtes und verarbeitetes Kochsalz ist strahlend weiß und besteht nur noch aus Natriumchlorid, das so in der Natur nicht vorkommt. Oft werden ihm sogar Chemikalien wie z. B. Rieselhilfen zugesetzt.

fluoridiertes Salz in der Küche. Ich folge dem Rat der Deutschen Gesellschaft für Endokrinologie (DGE), die Fluorid in der Nahrung oder als Nahrungsergänzung kritischer sieht und von der Verwendung in der Schwangerschaft abrät. Sprecht bei Zweifeln am besten mit eurem Arzt bzw. eurer Ärztin.

NATÜRLICH SÜSSEN

Auf den Seiten 26 bis 28 habe ich euch erklärt, warum zu viel Zucker generell und vor allem in der Schwangerschaft bedenklich ist. Aber was können die Alternativen sein? Wie gesagt bringt es gesundheitlich wenig, normalen Haushaltszucker einfach durch Alternativen zu ersetzen und alles genauso süß zu machen wie bisher. In Bezug auf Zucker gilt: Weniger süß ist süß genug.
Xylit und **Erythrit**, auch als Birkenzucker bekannt, können dank der weißen Kristallstruktur ähnlich wie Haushaltszucker eingesetzt werden, ohne dass der Blutzucker ansteigt.
Stevia ist 300-mal süßer als Zucker, hat keine Kalorien und wird daher für die gängigen Produkte chemisch verarbeitet sowie mit Füllstoffen vermischt. Ich würde daher nur Extrakte oder einen Teeaufguss aus Steviablättern verwenden und auch das nur als Ergänzung, um weniger andere Süßungsmittel zu verwenden. Natürliches Stevia aus Steviablättern hat antioxidative, antimikrobielle und blutdrucksenkende Eigenschaften. Stevia beeinflusst den Insulinstoffwechsel ebenfalls nicht.
Obst wie Bananen oder getrocknete Früchte verleihen Speisen einen natürlich süßen Geschmack – getrocknete Aprikosen z. B. haben ein ansprechendes Aroma, genauso wie Datteln. Je nach Obstsorte ist der glykämische Index von Trockenfrüchten jedoch recht hoch.
Reissirup ist eine weitere Alternative zu Haushaltszucker und fruktosefrei, nicht zu süß und leicht malzig, hat aber einen relativ hohen glykämischen Index.
Honig ist sehr süß und hat einen hohen glykämischen Index, enthält aber eine Vielzahl an gesunden Vitaminen, Mineralien und Enzymen und wirkt zudem entzündungshemmend.
Ahornsirup bietet neben seiner Süße ebenfalls eine Reihe gesunder Inhaltsstoffe, lässt aber auch den glykämischen Index ansteigen.
Zuckerrübensirup ist der Ausgangsstoff für Haushaltszucker mit allen seinen Nachteilen, allerdings enthält er noch wertvolle Inhaltsstoffe (Antioxidantien, Eisen, Magnesium) – z. B. als seltene Nascherei auf Pfannkuchen genossen ein Hit!
Auch für alle alternativen Süßungsmittel gilt die Faustregel: Die Menge macht das Gift. Wer Schwierigkeiten hat, sich an den Geschmack alternativer Süßungsmittel zu gewöhnen, kann auch mischen. Beispielsweise lässt sich ein Rührkuchen gut mit einer Mischung aus Bananen, Zuckerrübensirup, Xylit und Stevia süßen. So kommt die etwas fremde Süße von Stevia (leicht bitter) und Xylit (kühl) nicht so zur Geltung.

GESUND BRATEN

In der heimischen Küche werden Fette und Öle in der Regel auf 150 bis 200 °C erhitzt. Bei diesen Temperaturen verändern sie sich noch nicht zu Ungunsten unserer Gesundheit. Mit kalt gepresstem, nativem Olivenöl könnt ihr bedenkenlos sanft dünsten. Zum Braten kauft ihr euch lieber ein spezielles Bio-Bratöl oder verwendet Butterschmalz bzw. Ghee. Wenn Öle bei hohen Temperaturen zu rauchen beginnen, können gesundheitsschädigende Stoffe entstehen. Rauchende Fette daher bitte immer entsorgen!

ACHTUNG GIFTIG!

Gemüse, Obst, Vollkorn und Hülsenfrüchte sind bekanntermaßen besonders wertvoll, denn die enthaltenen Nährstoffe sind essenziell für unsere

Gesundheit. Doch bei einigen Sorten muss man bei der Behandlung und Zubereitung auf ein paar Dinge achten, damit sie nicht giftig für uns sind.

Kartoffeln

In der Schale, in den grünen Stellen und wenn sie keimen, enthalten Kartoffeln giftiges Solanin, daher sollte man die Schale nicht essen und Kartoffeln mit grünen Stellen wegschmeißen. Wenn sie bereits leicht keimen (max. 1 cm), kann man sie nach dem großzügigen Entfernen der Keime noch essen, wenn sie ansonsten hart und glatt sind. Sind sie weich und schrumpelig: Weg damit.

Reis

Über die Erde nehmen Reispflanzen giftiges Arsen auf. Das lässt sich teilweise auswaschen: Vor dem Kochen sollte der Reis gründlich in einem Sieb gereinigt und je nach Zubereitungsart in reichlich Wasser gekocht werden.

Amarant & Quinoa

In diesen beiden Pseudogetreidearten sind Stoffe wie Saponine und Gerbstoffe enthalten, daher schmecken sie auch manchmal etwas bitter. In größeren Mengen sind beide Stoffe schädlich für unsere Gesundheit. Die gute Nachricht: Auch sie lassen sich teilweise herauswaschen. Quinoa muss daher vor dem Kochen gründlich in einem Sieb ausgewaschen werden. Die Gerbstoffe in Amarant lassen sich reduzieren, indem man die Körner vor dem Garen in Wasser einweicht, z. B. über Nacht. Wir weichen übrigens auch Quinoa vor dem Kochen ein.

Hülsenfrüchte

Grüne Brech- und Stangenbohnen, Linsen oder Kichererbsen sollten niemals roh verzehrt werden, denn sie enthalten den Giftstoff Phasin. Bereits der Verzehr von ein paar rohen Bohnen kann üble Folgen haben. Kochen (mind. 15 Minuten) macht das Gift unschädlich, Bohnen und Kichererbsen aus der Dose sind bereits gegart und somit ungiftig. Getrocknete Erbsen, Linsen oder Kichererbsen sollten vor dem Kochen ungefähr 12 Stunden eingeweicht, das Einweichwasser ein- bis zweimal gewechselt werden. Das Kochwasser sollte dann wieder frisch sein.

Tomaten

Wie bei den Kartoffeln lagert sich in den grünen Bereichen der Tomate – beispielsweise um den Stiel herum – das schädliche Solanin ab. Bei Tomaten heißt es jedoch Tomatin. Daher sollte der Strunk großzügig entfernt werden. Reife Tomaten hingegen enthalten kaum mehr Tomatin.

VITAMINE SIND ZART BESAITET

Viele Vitamine sind empfindlich und werden durch äußere Einflüsse wie Licht, Lagerung, Hitze bei der Zubereitung sowie Sauerstoff aus der Luft zerstört. Je frischer (und roher) ein Lebensmittel ist, desto mehr Vitamine enthält es noch, das gilt auch für Tiefkühlobst und -gemüse.

Lagert Obst und Gemüse daher möglichst kühl und dunkel sowie nicht über einen längeren Zeitraum und achtet beim Kochen auf eine schonende Zubereitung (z. B. sanftes Dämpfen). Viele Gemüse- und Obstsorten könnt ihr auch wunderbar roh oder halbroh verzehren – dann ist ganz sicher noch einiges an Vitaminen enthalten. Und es gibt auch Vitamine, die sich sogar vom scharfen Anbraten nicht in die Flucht schlagen lassen (z. B. Vitamin A, D, E, B_2, B_3). Vitamin B_{12} hingegen ist sehr wärmeempfindlich und auch Folsäure scheut Licht und Hitze.

Mineralien hingegen halten sich gut in Lebensmitteln, auch bei der Lagerung und Zubereitung. Lediglich langes Kochen kann dafür sorgen, dass sie im Kochwasser landen. Und das könntet ihr weiter verwenden, z. B. mit etwas Butter verfeinert trinken oder als Saucengrundlage nutzen.

Achtung: Einseitige Ernährungsgewohnheiten, gewisse Nahrungs- oder Arzneimittelzusätze sowie viel Koffein, Alkohol und manche Arzneimittel sind wahre Vitaminräuber.

Fett- oder wasserlöslich?

Vitamine werden eingeteilt in fettlösliche Vitamine (Vitamin A, D, E und K) und wasserlösliche Vitamine (B_1, B_2, B_6, B_{12}, Niacin, Folsäure, Pantothensäure, Biotin und Vitamin C). Fettlöslich heißt, dass der Körper die Vitamine nur zusammen mit Fett aufnehmen kann, da sie nur so aus dem Lebensmittel gelöst werden. Fettlösliche Vitamine speichert der Körper. Dabei kann es bei einer Überdosis (etwa durch zu hoch dosierte Vitaminpräparate) zu Vergiftungserscheinungen kommen. Überschüsse wasserlöslicher Vitamine hingegen scheidet man überwiegend mit dem Urin aus, sodass eine zu hohe Zufuhr selten körperliche Beschwerden nach sich zieht.

Zauberwort Bioverfügbarkeit

Vereinfacht erklärt bedeutet eine hohe Bioverfügbarkeit, dass über die Nahrung möglichst viel von einem oder mehreren Mikronährstoffen in den Organismus gelangen kann. Es gibt Möglichkeiten, die Bioverfügbarkeit eines Stoffes zu steigern: Den Mineralstoff Eisen nimmt der Körper z. B. besser auf, wenn gleichzeitig Vitamin-C-haltige Lebensmittel konsumiert werden. Und die Vitamine A, D, E und K brauchen Fett, um gut bioverfügbar zu sein.
Es gibt auch Nährstoffe, die sich gegenseitig behindern. Auch hierzu einige Beispiele: Kalzium aus Milchprodukten, Tannine in schwarzem Tee und Kaffee und Oxalsäure in Roter Bete, Spinat, Rhabarber und Kakao hemmen die Eisenaufnahme, wenn sie zusammen mit einem eisenhaltigen Produkt gegessen werden. Manche eisenhaltigen Lebensmittel, wie Spinat, enthalten diese hemmenden Stoffe sogar selbst. Bei diesen Lebensmitteln ist es besonders wichtig, gleichzeitig Vitamin C zu verzehren.

DARMFREUNDLICH ESSEN

Der Darm eines jeden Menschen ist individuell und daher wird von den einen dies, von den anderen jenes besser oder schlechter vertragen. Ihr müsst also schauen, welche (möglichst gesunden) Lebensmittel ihr gut vertragt. Manchmal braucht das Verdauungssystem auch etwas Zeit, um sich umzustellen, z. B. wenn man gerade erst anfängt, (mehr) Vollkornprodukte und Gemüse und Obst zu essen. Wenn ihr eurem Darm Gutes tun und eine verbesserte Zusammensetzung eurer Darmmikrobiota haben möchtet (warum das gerade für Schwangere so wichtig ist, steht auf Seite 83), könnt ihr darauf achten, folgende Lebensmittel oder Lebensmittelbestandteile regelmäßig in euren Speiseplan einzubauen.

Ballaststoffe

Das sind die faserreichen Inhaltsstoffe von überwiegend pflanzlichen Lebensmitteln. Es gibt wasserlösliche und -unlösliche Ballaststoffe und sie sind in der Regel unverdaulich, was aber in diesem Kontext nicht negativ zu bewerten ist. Die unlöslichen binden Wasser und quellen im Darm auf, wodurch letztendlich der Darminhalt schneller weitertransportiert wird. So wird die Verdauung sanft angeregt. Die wasserlöslichen Ballaststoffe hingegen dienen der Darmmikrobiota als wertvolles Futter. Ballaststoffreich sind generell Obst, Gemüse (insbesondere alle Rüben, Möhren sowie alle Kohlarten, wie Brokkoli), Vollkornprodukte und Hülsenfrüchte wie Bohnen, Kichererbsen oder Linsen.

Gemüse

Es empfiehlt sich, alle Gemüse sowohl roh (also die, die man roh essen darf, siehe Seite 96) als auch gekocht zu genießen. Dadurch werden unterschiedliche Bakterien im Darm gefüttert und die Vielfalt der Darmmikrobiota erhöht sich.

Präbiotika

Das sind die Ballaststoffe, von denen sich die guten Darmbakterien im Dickdarm ernähren: Präbiotika wie Inulin sind u. a. in Chicorée, Topinambur, Pastinaken, Zwiebeln, Knoblauch, Lauch, Schwarzwurzeln, Artischocken, Roggen, Spargel, Hafer und grünen Bananen enthalten. Auch abgekühlte Kartoffeln, Reis und Haferbrei werden von gesunden Darmbewohnern sehr geschätzt, weil sich durch das Abkühlen in diesen Lebensmitteln resistente Stärke bildet.

Saures

Gesäuerte Milchprodukte wie Kefir, Butter- oder Schwedenmilch und milchsauer vergorene Lebensmittel wie Sauerkraut, Sauerkrautsaft, milchsauer vergorenes bzw. fermentiertes Gemüse und Kanne Brottrunk unterstützen eine geregelte Verdauung, denn sie enthalten wertvolle Milchsäurebakterien – auch Probiotika genannt. Diese sind ebenfalls wichtig für die Zusammensetzung und Gesunderhaltung einer vielfältigen Darmmikrobiota. Hier dürft ihr ruhig zugreifen.

Pektine

Sie gehören zu den Ballaststoffen und haben eine festigende und wasserregulierende Funktion. Außerdem können sie Giftstoffe im Darm binden. Viel Pektin enthalten z. B. Äpfel, Aprikosen, Möhren und Tomaten.

Schleimstoffe

Chia-, Lein- oder Flohsamen enthalten Schleimstoffe, die im Darm aufquellen und so die Verdauung unterstützen. Auch Haferbrei bildet Schleimstoffe: Balsam für die Magenschleimhaut – und für die Seele.

Wasser

Damit die Ballaststoffe ihre gesunde Wirkung auch voll entfalten können, solltet ihr viel trinken (2 bis 3 Liter am Tag), denn nur so können sie ausreichend aufquellen.

KÜCHENHYGIENE

Für Schwangere ist es nicht nur wichtig, gut zu kochen, sondern auch sicher und sauber! Daher findet ihr im Folgenden 13 Tipps für die richtige Küchenhygiene:

- Grundsätzlich vor dem Kontakt mit Lebensmitteln und vor dem Essen die Hände gründlich mit Seife waschen.
- Direkt und gründlich Hände, Geschirr und Geräte reinigen, die mit rohen Lebensmitteln in Berührung gekommen sind, auch die Spüle mit heißem Wasser nachgießen. Lappen, Schwämme und Küchentücher sollten häufig ausgetauscht und bei mindestens 60 °C gewaschen werden.
- Lebensmittel gut kühlen, idealerweise bei 4 bis maximal 6 °C.
- Darauf achten, dass die Kühlkette möglichst nicht unterbrochen wird.
- Gekochte Speisen rasch abkühlen und gekühlt aufbewahren. Am besten nach dem Abkühlen einfrieren.
- Speisen nur dann warm halten, wenn es zwingend notwendig ist, dann aber bei Temperaturen von über 55 °C.
- Möglichst frische Zutaten verwenden, keine (zu) alten Lebensmittel.
- Auftauwasser immer sofort wegschütten.
- Obst, Gemüse und Salate sehr, sehr, sehr gründlich unter fließendem Wasser waschen, anschließend trocken reiben oder tupfen.
- Kritische Lebensmittel sollten beim Erhitzen für mindestens zwei Minuten eine Temperatur von 70 °C erreicht haben (Fleisch, Fisch, Eier, Rohmilch, Rohmilchprodukte).
- Speisen (auch frisch gepresste Säfte, Smoothies, Shakes) möglichst direkt vor dem Verzehr zubereiten oder gut kühlen.
- Rohes Fleisch und rohen Fisch von anderen Speisen getrennt aufbewahren.
- Obst, Gemüse und Salate mit Erde daran getrennt von anderen Lebensmitteln lagern.

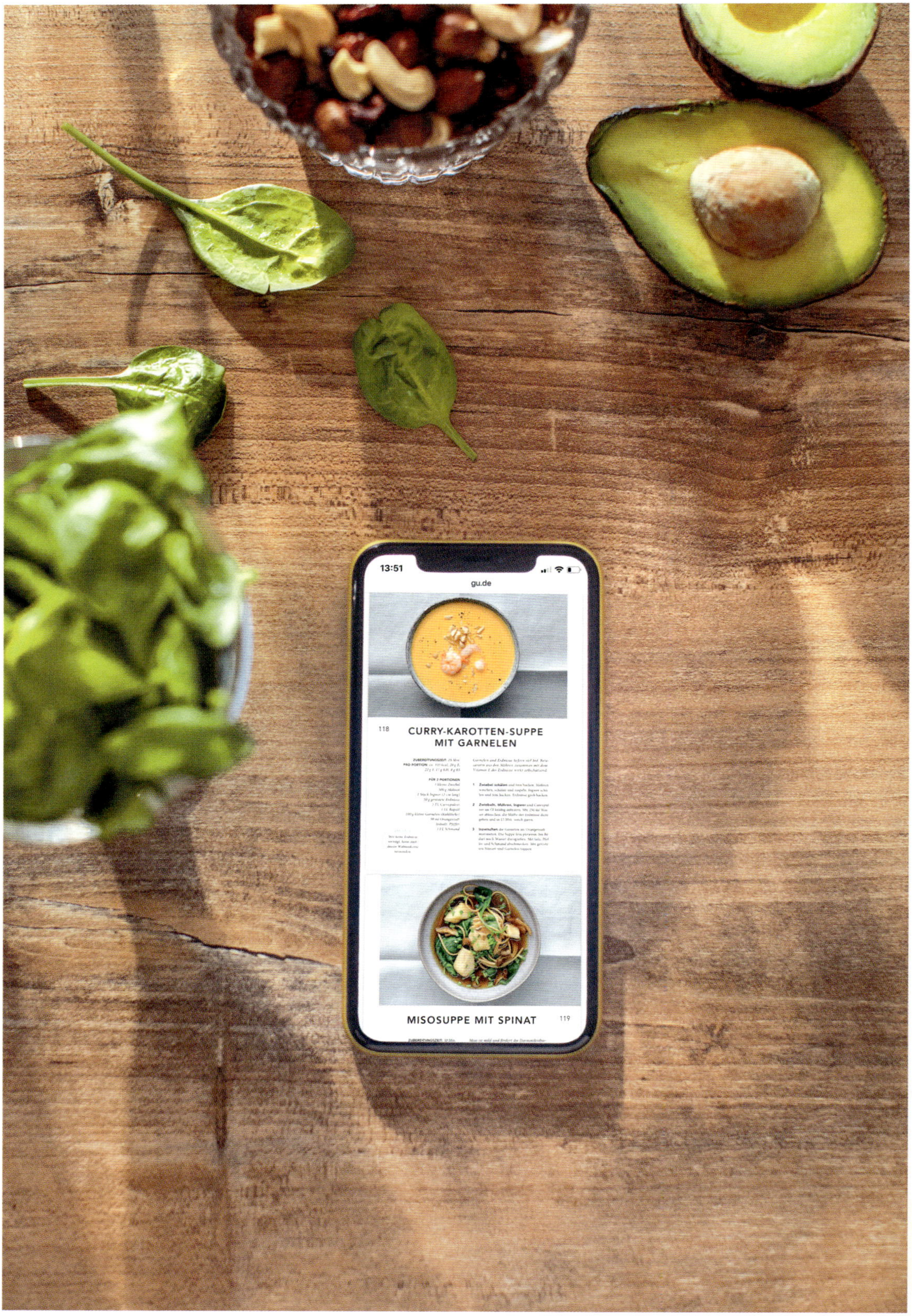
13:51
gu.de
118
CURRY-KAROTTEN-SUPPE
MIT GARNELEN
MISOSUPPE MIT SPINAT
119

5

50 GESUNDE REZEPTE FÜR SCHWANGERE

Achtung, lecker! Diese Rezepte versorgen euch nicht nur mit viel Genuss. Speziell für Schwangere gebe ich zudem stets drei Hauptnährstoffe und weitere Gesundheitsinformationen an. Für jede Jahreszeit, für Eilige und für einen »Vegan-Day« gibt es zudem beispielhafte Speisepläne. So wird die Theorie zur Praxis, um euch und euer Baby mit wertvollen Nährstoffen zu versorgen.

KLEINKRAM FÜR DIE BROTZEIT

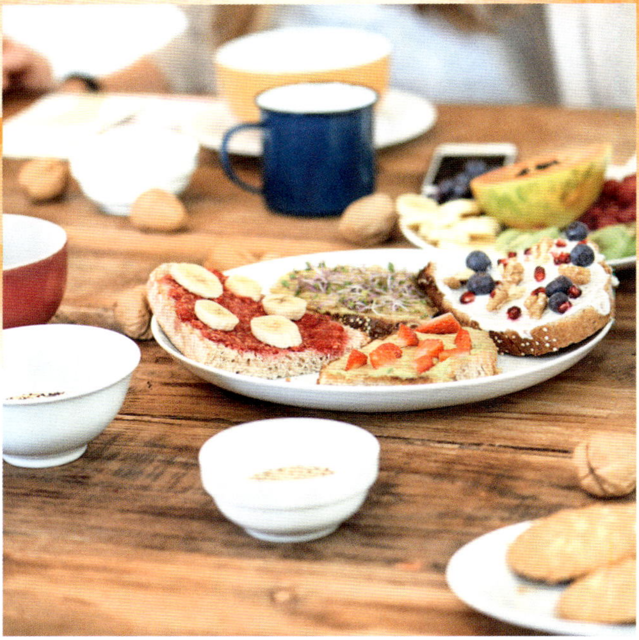

Schon als Kind habe ich zu den Menschen gehört, die ein herzhaftes Frühstück bevorzugen. Während mein Bruder hingebungsvoll Marmelade und Honig auf seine Brötchen strich, griff ich stets zu Käse und Co. So kommt es auch, dass meine kleinen Frühstücksideen überwiegend herzhaft sind. Ein krönendes Kräutertopping, einen Avocado-Zitronen-Aufstrich oder einen selbst gemachten Frischkäse mache ich mir nicht jeden Tag, sondern ab und zu, wenn ich besondere Lust darauf habe, z. B. am Wochenende.

Im normalen Alltag esse ich zum Frühstück stets getoastetes Vollkornbrot, darauf z. B. Ziegenfrischkäse, Gurkenscheiben, ein paar Oliven oder auch feine Staudenselleriescheiben und Kräuter. Auch Biokäse schätze ich sehr, z. B. mit Gurkenscheiben und Walnüssen belegt. Es kommt eigentlich nie vor, dass ich ein Brot esse, auf dem nur Käse oder Schinken liegt – immer kommen Würzzutaten dazu, wie Kapern, Gurken, Frühlingszwiebeln, Kräuter, Tomaten oder Sprossen (Achtung, die sind in der Schwangerschaft nicht ohne Vorsicht zu genießen, siehe Checkliste Obst und Gemüse, Seite 63). So gelangen schon morgens zahlreiche Mikronährstoffe in den Körper und machen fit für den Tag. Bei meinem Mann sieht der Frühstücksteller genauso bunt aus. Die Kinder kleben – wie mein Bruder früher – überwiegend am Honig.

KRÖNENDES KRÄUTERTOPPING

Für 2 Portionen:
2 Bund gemischte Kräuter (z. B. Petersilie, Liebstöckel, Schnittlauch, Zitronenmelisse, Pimpinelle) | abgeriebene Schale von ½ Bio-Zitrone | etwas Zitronensaft | Olivenöl | Jodsalz ohne Fluorid

1 Die Kräuter gründlich waschen, trocken schütteln und mittelfein hacken. Gehackte Kräuter in eine Schüssel füllen.
2 Mit Zitronenschale, -saft, Olivenöl sowie Salz vermischen und abschmecken.
Tipp: Mit dieser Kräutermischung können belegte Brote, aber auch Salate, Aufläufe und Braten verfeinert werden.
Info: Kräuter sind wahre Kraftpakete: Sie enthalten überdurchschnittlich viele wichtige Nähr- und Pflanzenstoffe. In normalen Gebrauchsmengen genossen tun sie Schwangeren gut, da diese einen so hohen Bedarf an Mikronährstoffen haben.

AVOCADO-ZITRONEN-AUFSTRICH

Für 2 Portionen:
1 reife Avocado | etwas Zitronensaft | Jodsalz ohne Fluorid | Pfeffer aus der Mühle

1 Die Avocado halbieren, den Kern entfernen und schälen. Das Fruchtfleisch grob zerteilen und in eine Schüssel füllen.
2 Zitronensaft, Salz und Pfeffer dazugeben.
3 Alles mit der Gabel zerdrücken und erneut abschmecken.
Tipp: Dieser Aufstrich schmeckt besonders gut zu getoastetem Vollkornbrot.
Info: Avocado enthält u. a. gesunde einfach und mehrfach ungesättigte Fettsäuren sowie Vitamin E, das zur Fehlgeburtsprophylaxe beiträgt, Vitamin B_6 für den Aufbau von körpereigenen Eiweißen sowie Provitamin A. Provitamine sind Vorstufen der Vitamine und werden vom Körper erst nach Bedarf umgewandelt.

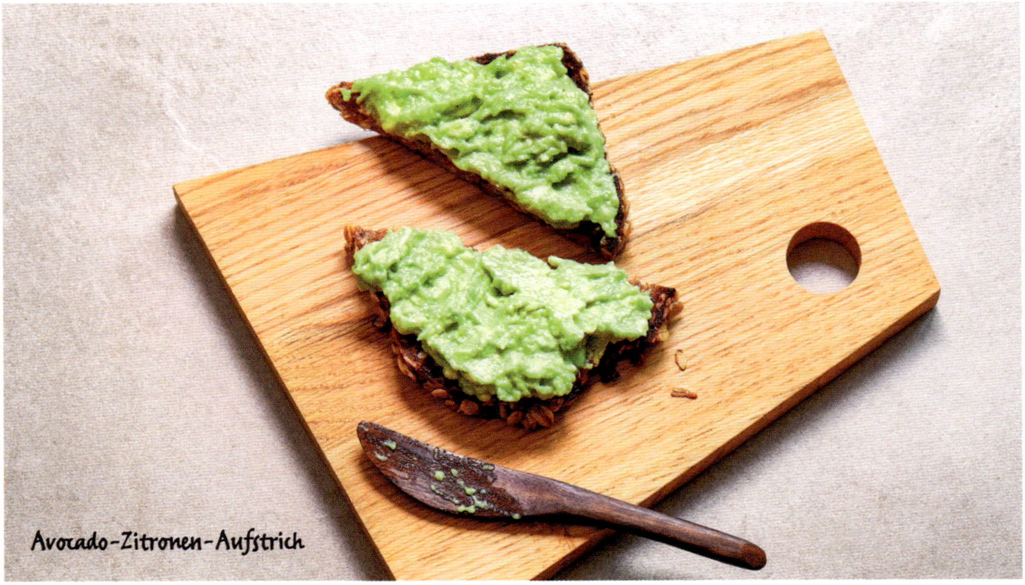

Avocado-Zitronen-Aufstrich

ALTERNATIVE HIMBEERMARMELADE

Für 2 Portionen:
150 g TK-Himbeeren | 2 gehäufte TL Gelierzucker | 1 TL Xylit

1 Die Himbeeren in einem kleinen Topf auftauen, kurz aufkochen, Gelierzucker hinzufügen und mit Xylit süßen. Das Beerenkompott mit einer Gabel zerdrücken.
2 Den Aufstrich in ein sauberes Glas mit Schraubverschluss füllen und im Kühlschrank aufbewahren. Hält sich gut gekühlt bis zu 2 Tage.
Info: Himbeeren punkten mit B-Vitaminen, die unerlässlich für viele Stoffwechselprozesse sind, mit Phosphor sowie mit Kalzium, das wichtig für starke Knochen und Zähne ist. Das enthaltene Magnesium dient u. a. dem Energiestoffwechsel und ist maßgeblich an der Zellteilung beteiligt.

DER BESTE FRISCHKÄSE-DIP

Für 2 Portionen:
175 g Frischkäse | 150 g Joghurt | 4–6 EL Milch | 100 g dünnen Putenbrustschinken (aus der Packung oder ganz frisch aufgeschnitten) | 1 kleines Bund Schnittlauch | Jodsalz ohne Fluorid | Pfeffer aus der Mühle

1 Frischkäse, Joghurt und Milch glatt rühren. Putenbrustschinken fein würfeln. Schnittlauch waschen, trocken schütteln und fein schneiden.
2 Alles miteinander vermischen, mit Salz und Pfeffer würzen. Bleibt im Kühlschrank aufbewahrt ca. 2 Tage frisch.
Tipp: Vegetarier ersetzen den Schinken durch fein gewürfelten Räucherkäse.
Info: Milchprodukte versorgen mit Kalzium, das essenziell ist für Aufbau, Funktion und Erhalt der Knochen, sowie mit wertvollem Eiweiß. Schnittlauch enthält u. a. zellschützendes Vitamin C.

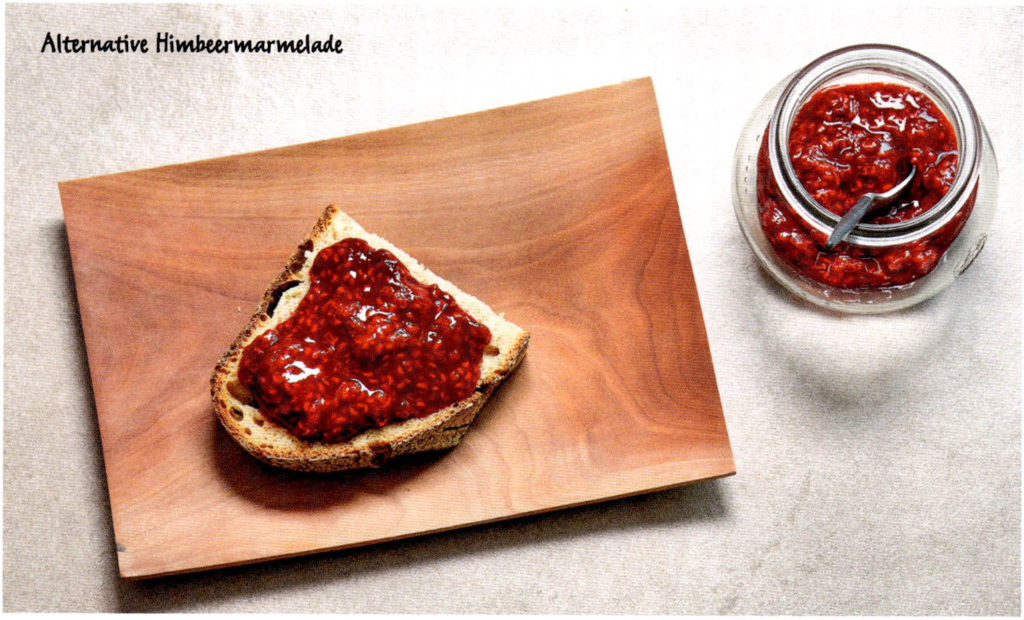

Alternative Himbeermarmelade

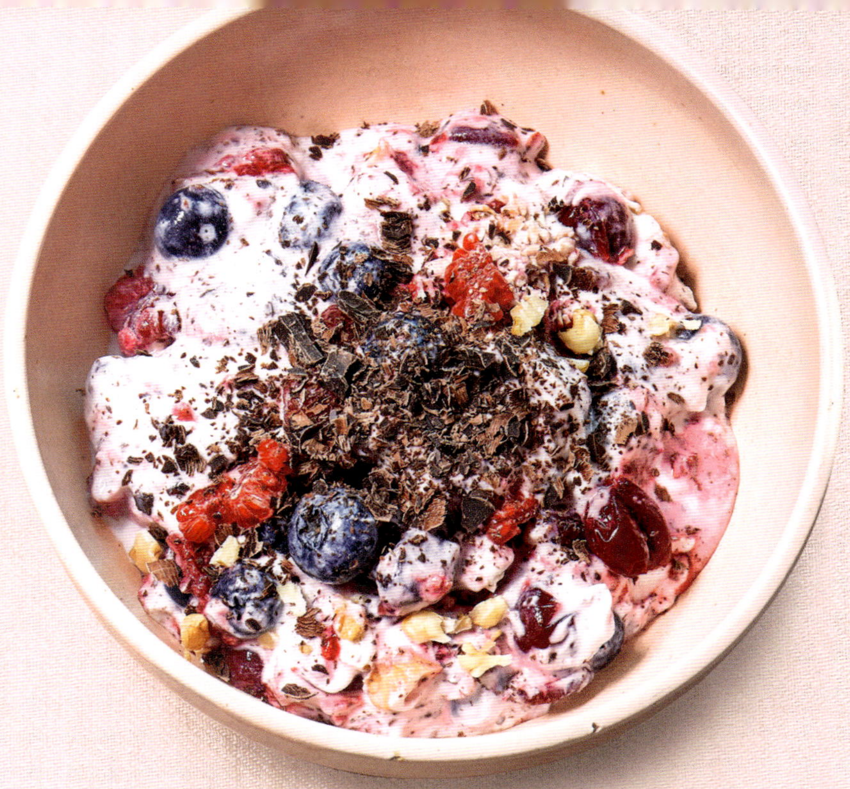

SAFTIGES BEEREN-KIRSCH-MÜSLI

Für 2 Portionen:
1 Handvoll Kirschen (ohne Kern; frisch oder TK) | 1 Handvoll Himbeeren (frisch oder TK) | 1 Handvoll Heidelbeeren (frisch oder TK) | 4 EL Haferflocken | 6 EL Joghurt oder Kokosjoghurt | Milch (nach Belieben; ersatzweise Pflanzendrink) | Walnusskerne | getrocknete Cranberrys oder Rosinen | Honig oder Ahornsirup (nach Belieben) | 10 g Zartbitterschokolade (mind. 70 % Kakaogehalt)

1 Kirschen, Himbeeren und Heidelbeeren waschen und trocken tupfen (TK-Beeren über Nacht im Kühlschrank auftauen lassen).

2 Die Haferflocken, den Joghurt und nach Belieben die Milch dazugeben und unterrühren.

3 Die Walnüsse grob hacken und mit Rosinen oder getrockneten Cranberrys dazugeben.

4 Zuletzt nach Belieben etwas Honig oder Ahornsirup unterrühren. Die Schokolade raspeln und aufstreuen.

Info: Beeren sind wahre Kraftpakete mit ihren zahlreichen Nährstoffen und Antioxidantien. Heidelbeeren bieten u. a. viel Provitamin A, das gut für die Augen ist, Himbeeren punkten mit B-Vitaminen, die die Nerven stärken und wichtige Funktionen im Stoffwechsel haben, und Kirschen sind mineralstoffreich, liefern Folate und tragen so zu einer gesunden Entwicklung des Ungeborenen bei. Das Müsli ist insgesamt gut für die Darmmikrobiota, da es Ballaststoffe und wertvolle sekundäre Pflanzenstoffe enthält.

SNACKS UND ZWISCHENMAHLZEITEN

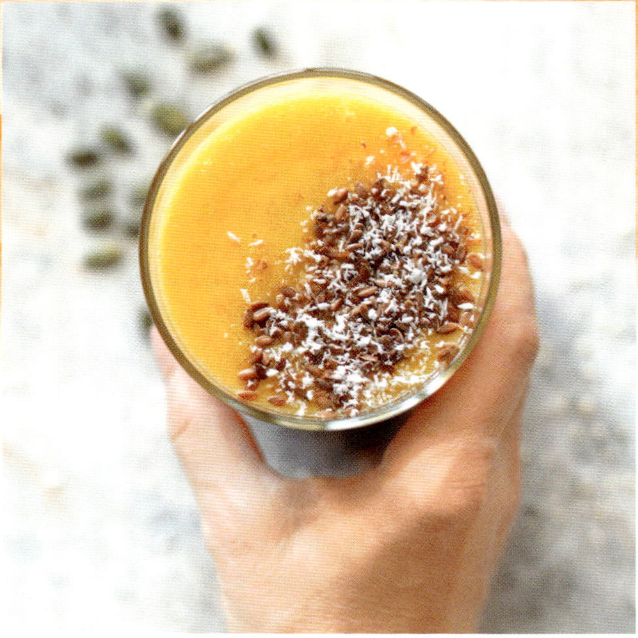

Es gibt Leute, wie z. B. mein Schwiegervater, denen reicht eine einzige große und energiereiche Mahlzeit am Tag. Trotzdem sind sie die ganze Zeit fit und energiegeladen unterwegs. Es gibt aber auch Personen, die vier oder gar fünf Mahlzeiten brauchen – zu denen gehöre ich. Wie oft habe ich es schon versucht, zumindest auf drei Mahlzeiten zu kommen, weil sich ja die Verdauung zwischendurch auch mal erholen soll. Aber mein Körper will das so nicht. Und für schwangere Frauen ist genau das empfehlenswert. Fünf kleinere Mahlzeiten am Tag helfen der Verdauung in der Schwangerschaft, nicht mit zu großen Mengen überfordert zu werden. Kleine Portionen passen auch besser in den Magen und in den restlichen Verdauungstrakt, denn die Organe im Bauch haben durch das heranwachsende Baby im Laufe der Schwangerschaft immer weniger Platz. Zwischenmahlzeiten kann man sich ebenfalls nach dem Baukastenprinzip zusammenstellen, wenn man einige Zutaten identifiziert hat, die man gerne zwischendurch isst und die einem guttun. Ob es Käsewürfel, ein Stück Schinken, ein hart gekochtes Ei, Gemüsesticks mit Dip, Obst oder eine der folgenden leckeren Kleinigkeiten sind – schaut einfach, wonach euch ist. Die Zwischenmahlzeiten sollten so zusammengestellt werden, dass sie möglichst nährstoffreich, aber keine Dickmacher sind.

BLITZ-CAPRESE AUS DEM GLAS

Für 2 Portionen:
1 Packung Mini-Mozzarella | 8 aromatische Kirschtomaten | 1 Handvoll Basilikumblätter | 3 EL Olivenöl | 2 EL Aceto balsamico | Jodsalz ohne Fluorid | Pfeffer aus der Mühle

1 Mini-Mozzarella in ein Sieb abgießen, abtropfen lassen und gleichmäßig auf zwei Gläser verteilen. Die Tomaten gründlich waschen, halbieren und mit ins Glas legen.
2 Die Basilikumblätter waschen, trocken schütteln, grob zerzupfen oder hacken und auf die beiden Gläser verteilen.
3 Olivenöl, Balsamico, Salz und Pfeffer gründlich verrühren und das Dressing gleichmäßig auf die Gläser verteilen.
Info: Basilikum hat einen hohen Gehalt an Mikronährstoffen wie Kalium, das gut für einen normalen Blutdruck ist. Mozzarella liefert reichlich Kalzium, das in der Schwangerschaft benötigt wird, weil sich das Knochengerüst des Babys bildet. Tomaten enthalten viele gesunde Stoffe, sind dabei aber kalorienarm.

POWER-APFEL-HAFER-SMOOTHIE

Für 2 Portionen:
50 ml naturtrüber Apfelsaft | 300 ml Buttermilch | 1 EL Haferkleie (ersatzweise Haferflocken) | 1 EL Honig | 1 Msp. Zimtpulver | 2 Apfelspalten

1 Apfelsaft, Buttermilch und Haferkleie in einen Standmixer füllen.
2 Honig, Zimt und die Apfelspalten dazugeben und alles zu einem glatten Smoothie mixen.
3 Das Getränk ein paar Minuten stehen lassen und erneut mixen. Möglichst frisch genießen.
Info: Hafer hat eine sehr gute Nährstoffbilanz und enthält viele Ballaststoffe, die gut für die Verdauung sind. Alternativ können auch Buchweizenflocken verwendet werden, denn sie sind ebenfalls nährstoffreich und glutenfrei und haben außerdem einen niedrigeren glykämischen Index. Zimt wirkt antibakteriell und antiviral und Äpfel bieten über 30 Vitamine und Spurenelemente.

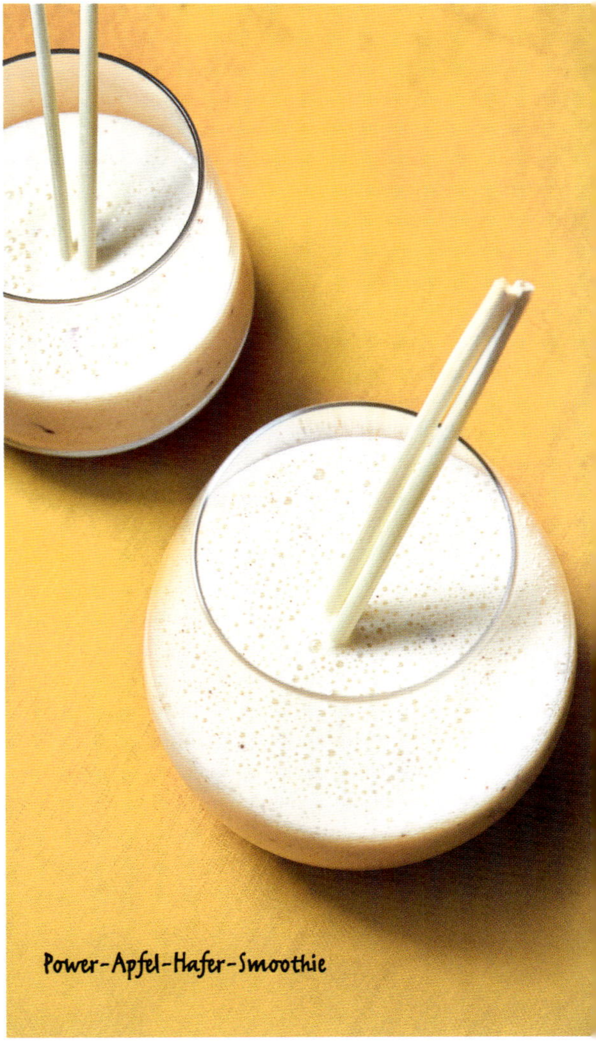

Power-Apfel-Hafer-Smoothie

GESUNDE KRÄUTEROLIVEN

Für 2 Portionen:
300 g grüne Oliven (in Salzlake; aus dem Glas) | 4 EL Olivenöl | Pfeffer aus der Mühle | 1 TL getrockneter Thymian | 1 kleine Knoblauchzehe (nach Belieben)

1 Die Oliven in ein Sieb abgießen und zurück ins Glas schütten.
2 Olivenöl, Pfeffer, Thymian und nach Belieben den geschälten und sehr fein gehackten Knoblauch dazugeben.
3 Das Glas zuschrauben, gut schütteln und bis zum Verzehr im Kühlschrank aufbewahren.
Tipp: Gute eingelegte Oliven zu finden, ist nicht leicht. Zudem sollen Schwangere zum Schutz vor einer Infektion mit Listerien Thekenware meiden. Mit dieser schnellen Variante kann jede ihre Lieblingsoliven einfach selbst zubereiten.
Info: Oliven sind reich an einfach ungesättigten Fettsäuren, die gut für das Herz-Kreislauf-System sind. Sie enthalten u. a. viel Natrium, das unabdingbar für ein gesundes Wachstum ist, Folsäure – DAS Schwangerschaftsvitamin überhaupt – sowie Eisen und viele Antioxidantien.

KLEINE KRAFTPAKETE

Für 1 Portion:
1 Dattel (ersatzweise getrocknete Aprikose) | 1 Stück Zartbitterschokolade (mind. 70 % Kakaogehalt) | 1 Walnusskern

1 Die Dattel längs aufschneiden und entsteinen. Die Schokolade fein hacken oder raspeln.
2 Die Dattel mit Schokolade und Walnuss füllen.
Info: Trockenobst, z. B. Datteln, Aprikosen, Pflaumen und Apfelringe, stillen die Lust auf Süßes. Zartbitterschokolade mit mindestens 70 Prozent Kakaogehalt ist gut für Gehirn und Immunsystem. Und eine Handvoll Nüsse liefert Energie, wertvolle Fette, Vitamine und Mineralstoffe.

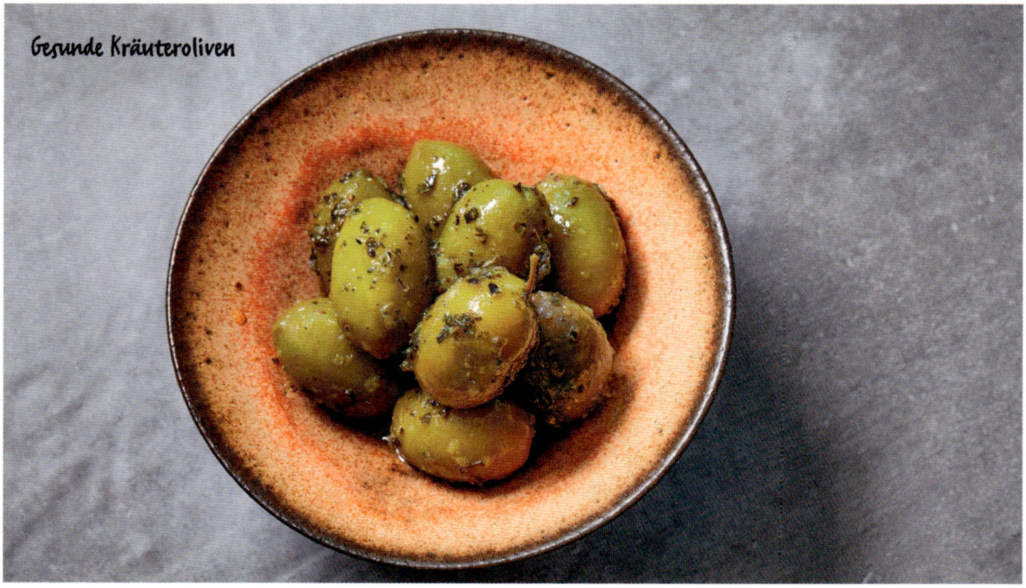

KÖSTLICHES PAPRIKA-POPCORN

Für 1 Portion:
1 TL edelsüßes Paprikapulver (ersatzweise geräuchertes Paprikapulver) | 1 TL getrockneter Thymian | Salz | Pfeffer aus der Mühle | Öl zum Braten | Popcornmais

1 Paprikapulver, Thymian, Salz und Pfeffer in einer kleinen Schüssel mischen.
2 Das Öl etwa 2 mm hoch in einen weiten Topf füllen und erhitzen.
3 So viel Mais in den Topf schütten, dass die Körner gleichmäßig den Boden bedecken, ohne übereinanderzuliegen.
4 Die Körner zugedeckt bei starker Hitze aufpoppen lassen. Dabei den Topf immer wieder kurz schütteln, damit die Körner nicht anbrennen. Wenn kein Geräusch mehr zu hören ist, den Topf vom Herd nehmen und den gepoppten Mais in eine Schüssel umfüllen.
5 Die Würzmischung hinzufügen und alles gut vermischen. Nach Belieben mit Salz abschmecken.

Tipp: Wenn einen die Lust auf herzhafte Knabbereien überkommt, kann selbst gemachtes Popcorn wunderbar ungesunde Chips ersetzen. Ihr könnt selbst aussuchen, mit welchen Kräutern oder Gewürzen ihr das Popcorn machen wollt, probiert einfach aus, was ihr am liebsten mögt.
Info: Popcorn liefert u. a. Ballaststoffe, die gut für die Verdauung sind, und Antioxidantien, die u. a. den Alterungsprozess der Haut verlangsamen – ist aber insgesamt kein Lebensmittel, das in Massen verzehrt werden sollte.

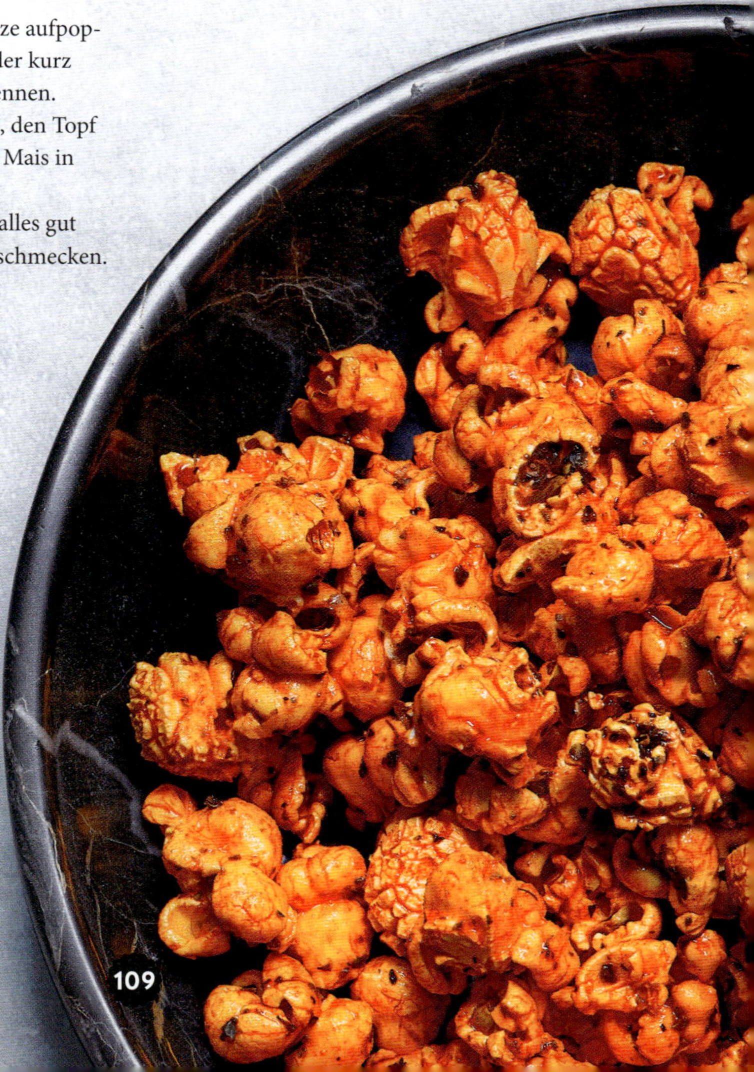

SALATE

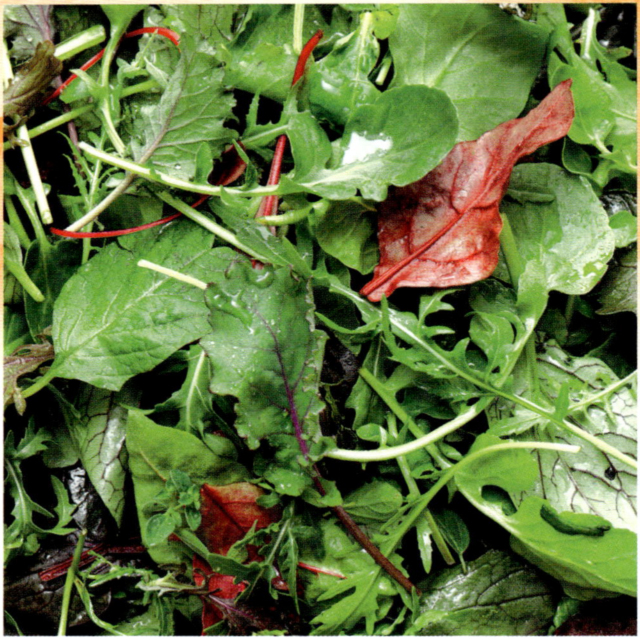

Salate sind meine absolute Leibspeise. Es vergeht kein Tag, an dem ich nicht mindestens eine große Schüssel Salat verzehre. Und damit meine ich nicht, dass in dieser Schüssel nur grüne Salatblätter herumliegen. Nein, bei mir kommt immer noch etwas dazu: Frische Gurkenscheiben, in feine Streifen oder Stifte geschnittene Möhren, Scheibchen vom Staudensellerie, Tomaten, Zwiebeln (wenn ich keine sozialen Kontakte mehr an dem Tag habe), Avocadowürfel, Rote Bete, Apfel- oder Birnenspalten. Kaum etwas anderes kann man so vielfältig variieren und lecker zubereiten wie Salate. Ob als Vor- oder Nebenspeise oder als Hauptgang – alles ist möglich. Wichtige Grundbausteine für einen guten Salat sind Blattsalate, rohes und/oder gekochtes, gedämpftes, gegrilltes Gemüse, Sattmacher wie z. B. Käse (Feta), hart gekochte Eier, Wurst, Schinken, Fleisch, Fisch, geröstete Kartoffelwürfel, Croûtons, Kichererbsen oder Bohnen. Nüsse, Samen und Kerne liefern eine Extraportion gesunde Fette und Mikronährstoffe und darum gehören auch sie zu einem guten Salat dazu. Aber das Allerwichtigste ist ein gutes Dressing, das nicht zu fad und mengenmäßig nicht zu knapp sein darf.

Tipp: Das Dressing erst direkt vor dem Verzehr zum Salat geben – sonst zieht er Wasser und verliert an Knackigkeit und Geschmack.

ZITRONENDRESSING

Für 2 Portionen:
5 EL Bio-Rapsöl | 2 ½ EL frisch gepresster Zitronensaft | ½ TL Kräutersalz (z. B. von Herbamare) | etwas Pfeffer aus der Mühle | 4 EL gehackte Kräuter (z. B. Schnittlauch, Pimpinelle, Zitronenmelisse, Petersilie)

1 Zutaten in ein Schraubglas füllen, verschließen und schütteln, bis ein homogenes Dressing entsteht. Abschmecken und bei Bedarf nachwürzen.

ESSIG-SENF-HONIG-DRESSING

Für 2 Personen:
1 TL Honig | 5 EL Olivenöl | 1–2 EL naturtrüber Apfelessig | ½ TL Senf | Jodsalz ohne Fluorid | Pfeffer aus der Mühle | 4 EL gehackte Kräuter (z. B. Schnittlauch, Pimpinelle, Petersilie)

1 Den Honig in 1 Schuss kochend heißem Wasser auflösen.
2 Alle Zutaten in ein Schraubglas füllen, fest verschließen und gründlich schütteln, bis ein homogenes Dressing entstanden ist. Abschmecken und bei Bedarf nachwürzen.

CRÈME-FRAÎCHE-DRESSING

Für 2 Portionen:
50 g Crème fraîche | 3 EL Wasser | 1 EL Sahne | Kräutersalz | frisch gepresster Zitronensaft | Pfeffer aus der Mühle | 1 Prise Stevia (vorsichtig verwenden, süßt stark)

1 Alle Zutaten in ein Schraubglas füllen, fest verschließen und gründlich schütteln, bis ein cremiges Dressing entstanden ist. Abschmecken und bei Bedarf nachwürzen.

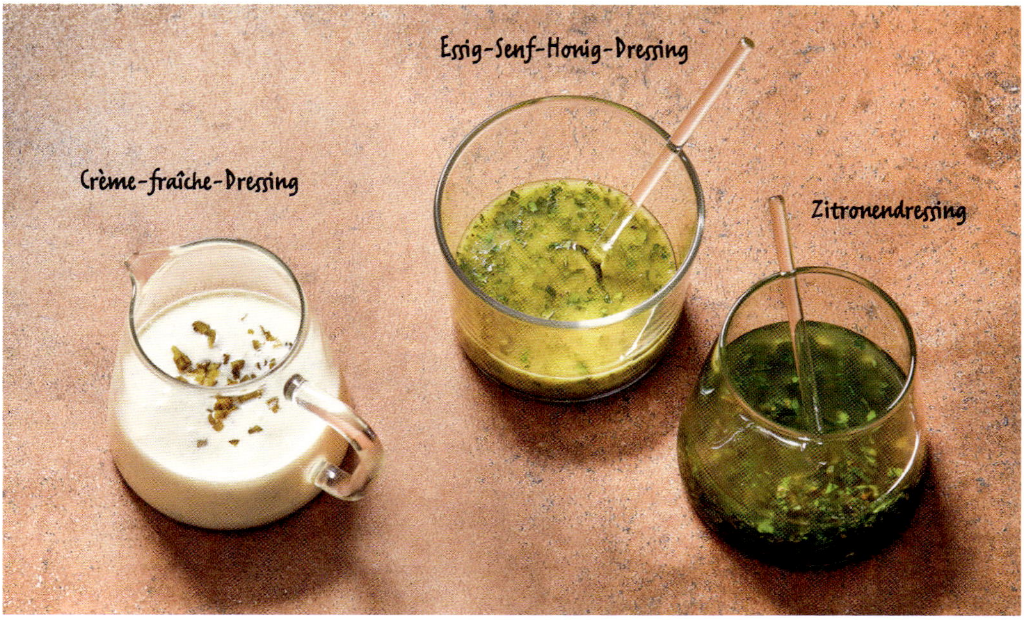

SALAT MIT FETA

Für 2 Portionen:
1 Kopf Eichblattsalat | 2 Tomaten | ¼ Salatgurke | 4 Radieschen (ersatzweise 1 Handvoll Rucola) | ½ Avocado | ½ rote Zwiebel | 100 g Schafs- oder Ziegenkäse (Feta) | schwarze Oliven (aus dem Glas) | Salatkräuter (z. B. Schnittlauch, Petersilie, Zitronenmelisse, Liebstöckel, Pimpinelle) | 1 gute Handvoll Kürbiskerne | Zitronendressing von Seite 111

1 Salat waschen und trocken schleudern. Die Salatblätter in mundgerechte Stücke reißen und in eine Schüssel füllen.
2 Die Tomaten waschen, abtrocknen und vierteln, dabei die Stielansätze entfernen. Die Salatgurke waschen, abtrocknen und in Scheiben schneiden. Die Radieschen waschen, putzen, trocken tupfen und in feine Scheiben schneiden
3 Die Avocado schälen und entsteinen. Das Fruchtfleisch in Würfel schneiden. Die Zwiebel schälen und in feine Ringe schneiden. Den Feta ebenfalls würfeln. Die Oliven eventuell abtropfen lassen, halbieren.
4 Die Kräuter waschen, trocken schütteln und fein hacken. Die Kürbiskerne in einer Pfanne ohne Fett anrösten, bis sie duften.
5 Alle Zutaten zum Salat in die Schüssel geben. Das Salatdressing zubereiten und erst direkt vor dem Verzehr unterrühren.
Tipp: Dieser Salat ergibt zusammen mit einer Suppe oder etwas Brot eine vollständige Mahlzeit.
Info: Grüner Salat enthält mehr Folsäure als viele andere Gemüsesorten. Wird er mit einem Milchprodukt wie Feta kombiniert, bekommt die werdende Mutter zudem u. a. Kalzium, das für starke Knochen und gesunde Zähne sorgt, Avocado liefert u. a. Vitamin B_3, das den Fettstoffwechsel unterstützt, sowie Glutathion, ein wichtiges Antioxidans.

BUNTER SALATMIX

Für 2 Portionen:
In diesen Salat kommt hinein, was der Kühlschrank hergibt, z. B. ½ Kopfsalat | 5 Kirschtomaten | ¼ Salatgurke | 1 Möhre | ½ Avocado | 3 frische Champignons | Lieblingsdressing von Seite 111

1 Salat waschen, trocken schleudern, in mundgerechte Stücke reißen und in eine Schüssel füllen.
2 Tomaten waschen und halbieren. Die Gurke waschen, schälen und in Scheiben schneiden.
3 Möhre schälen, in Scheiben schneiden. Avocado schälen, den Kern entfernen und würfeln. Pilze säubern, in feine Scheiben schneiden.
4 Alle Zutaten zum Salat in die Schüssel geben. Das Salatdressing zubereiten und erst direkt vor dem Verzehr unterrühren.
Info: Gurken enthalten u. a. Peptidasen, Enzyme, die bei der Eiweißverdauung helfen. Grünes Gemüse liefert Folsäure für die Zellteilung und in Champignons steckt Vitamin D für das Immunsystem.

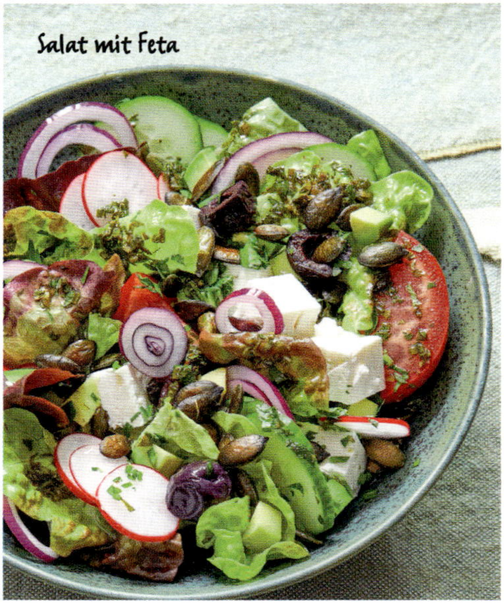
Salat mit Feta

KNACKIGE ROHKOSTPLATTE

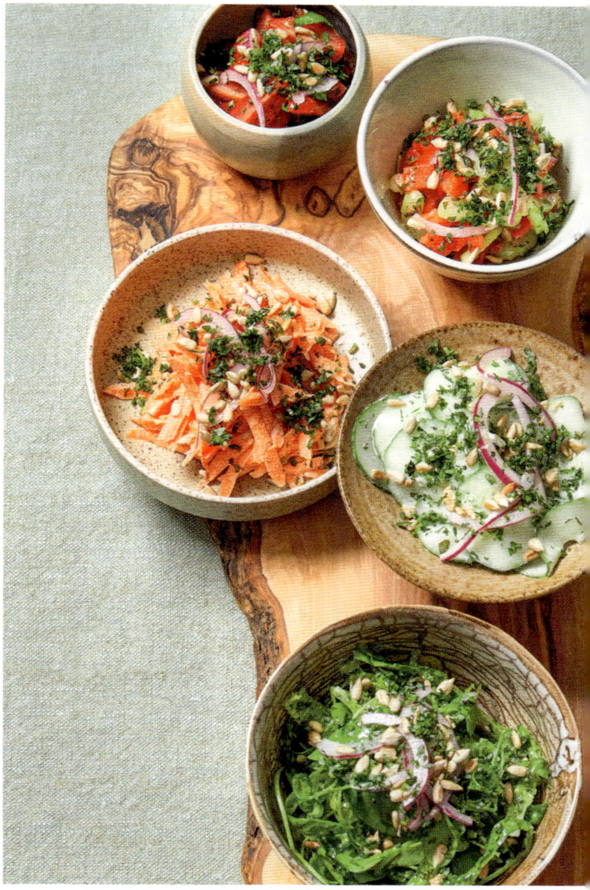

Für 2 Portionen:
½ Salatgurke | 2 Möhren | 3 Stängel Dill | 2 kleine Romanasalatherzen | 2 Handvoll Portulak | 1 rote Paprika | 1 Stange Staudensellerie | 8 Kirschtomaten | 3 Stängel Basilikum | 1 rote Zwiebel | frische Salatkräuter (z. B. Petersilie, Zitronenmelisse, Pimpinelle | 1 gute Handvoll Sonnenblumenkerne

1 Alle drei Dressings von Seite 111 zubereiten und beiseitestellen.
2 Gurke und Möhren putzen, waschen und bei Bedarf schälen. Die Gurke in dünne Scheiben schneiden oder hobeln, die Möhren raspeln. Getrennt voneinander in Schälchen füllen. Dill waschen, trocken schütteln und fein hacken. Auf die Gurken streuen.
3 Die Salatherzen und den Portulak waschen und trocken schleudern. Den Salat in Streifen schneiden. Beides in ein Schälchen füllen.
4 Paprika waschen, halbieren, weiße Trennwände und Kerne entfernen und in Würfel schneiden. Sellerie waschen, putzen und in kleine Stücke schneiden. Mit den Paprikawürfeln mischen und in ein Schälchen füllen.
5 Die Tomaten waschen, abtrocknen und vierteln, dabei Stielansätze entfernen. Das Basilikum waschen und trocken schütteln. Die Blättchen abstreifen und grob zerzupfen oder hacken. Mit den Tomaten in ein Schälchen füllen.
6 Die Zwiebel schälen, in feine Ringe schneiden. Die Salatkräuter waschen, trocken schütteln und fein hacken. Die Sonnenblumenkerne in einer Pfanne ohne Fett anrösten, bis sie duften.
7 Möhren- und Gurkensalat mit dem Crème-fraîche-Zitronen-Dressing, Romana-Portulak- und Paprika-Sellerie-Salat mit dem Essig-Senf-Honig-Dressing und die Tomaten mit dem Zitronendressing übergießen.
8 Die Salate mit Zwiebelringen, Sonnenblumenkernen und Salatkräutern garnieren und auf einer größeren Platte anrichten.

Tipp: Das Gemüse könnt ihr beliebig austauschen oder ergänzen, denn jeder hat andere Vorlieben. Zu diesen rohen Kreationen passt mit Olivenöl beträufeltes und leicht gesalzenes geröstetes Vollkornbrot. Wer möchte, kann auch etwas Büffelmozzarella oder Bratenaufschnitt dazureichen.

Info: Rohes Gemüse bietet eine Vielzahl an Nährstoffen und anderen wertvollen Substanzen, die Fette in den Dressings und in den Sonnenblumenkernen unterstützen den Körper optimal bei der Aufnahme. Insgesamt ist die Nährstoffdichte in diesem Gericht sehr hoch – ideal für Schwangere.

PIKANTER RADIESCHENSALAT

Für 2 Portionen:
400 g Radieschen | 4 EL Sahne | Saft von ½ Zitrone | 1 gestrichener TL Jodsalz ohne Fluorid | Pfeffer aus der Mühle | 2–3 Stängel Basilikum oder Petersilie

1 Die Radieschen gründlich waschen und putzen, Stiele, Blätter und Spitzen abschneiden. Die Radieschen in feine Scheiben schneiden und in eine Schüssel geben.
2 Sahne, Zitronensaft, Salz und Pfeffer hinzufügen und abschmecken.
3 Die Kräuter gründlich waschen, trocken schütteln und klein schneiden. Kräuter auf den Salat streuen und servieren.
Info: Radieschen punkten mit wertvollen Mikronährstoffen wie z. B. Vitamin K, das wichtig für eine gute Blutgerinnung und gegen brüchige Knochen ist, und Vitamin C, das das Wachstum und Reparaturvorgänge in den Zellen unterstützt. Die Schärfe kommt von den enthaltenen Senfölen, die antibakteriell, antiviral und entzündungshemmend wirken.

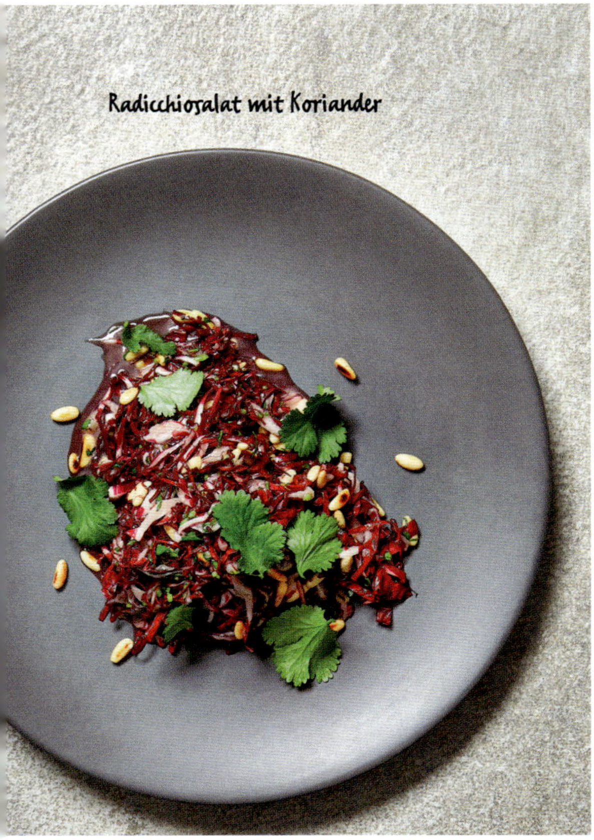
Radicchiosalat mit Koriander

RADICCHIOSALAT MIT KORIANDER

Für 2 Portionen:
½ Kopf Radicchiosalat | 3–4 Stängel Koriander | 1–2 EL Aceto balsamico bianco | 3–4 EL Rapsöl | Jodsalz ohne Fluorid | Pfeffer aus der Mühle | 1 TL Honig (nach Belieben) | 1 Handvoll Pinienkerne (ersatzweise Kürbis- oder Sonnenblumenkerne)

1 Den Radicchio gründlich waschen, trocken schleudern, in feine Streifen schneiden und in eine Schüssel füllen.
2 Den Koriander waschen, trocken schütteln und fein hacken.
3 Für das Dressing Essig, Öl, Salz, Pfeffer und nach Belieben Honig gründlich verrühren.
4 Die Pinienkerne in einer Pfanne ohne Fett anrösten, bis sie duften.
5 Alle vorbereiteten Zutaten in einer Schüssel gründlich vermischen, das Dressing unterheben und servieren.
Info: Radicchio enthält reichlich von dem Bitterstoff Intybin, der günstig auf Blutgefäße und Verdauung wirkt. Koriander wirkt antibakteriell und antiviral und Pinienkerne liefern Selen zur Unterstützung des Immunsystems und zum Schutz vor sogenannten freien Radikalen.

APFEL-ROTE-BETE-SALAT MIT NÜSSEN

Für 2 Portionen:
1 TL getrockneter Oregano | 1 TL getrockneter Dill | 1 TL getrocknetes Basilikum | 2 EL Apfelessig | 3 EL Rapsöl | Jodsalz ohne Fluorid | ½ Zwiebel | 1 Apfel | 1 große oder 2 kleine rohe Rote Beten | 1 Handvoll Walnusskerne | Sesam zum Bestreuen

1 Für das Dressing die Kräuter, Essig, Öl und etwas Salz vermischen.
2 Die Zwiebel schälen und fein hacken. Den Apfel waschen und die Rote Bete schälen. Den Apfel und die Rote Bete in eine große Schüssel reiben, die Zwiebel dazugeben.
3 Die Walnüsse klein hacken. Den fein geriebenen Apfel und die Rote Bete mit dem Dressing vermischen. Den Salat mit Walnüssen und etwas Sesam bestreuen – fertig.
Info: Rote Bete ist perfekt für Schwangere, denn sie beinhaltet neben Eisen, das u. a. an der Blutbildung und am Sauerstofftransport beteiligt ist, auch Folate, die bei der Zellteilung und -neubildung helfen. Äpfel versorgen u. a. mit Zink, das Muskeln, Knochen und Zähne in ihrer Funktion unterstützt.

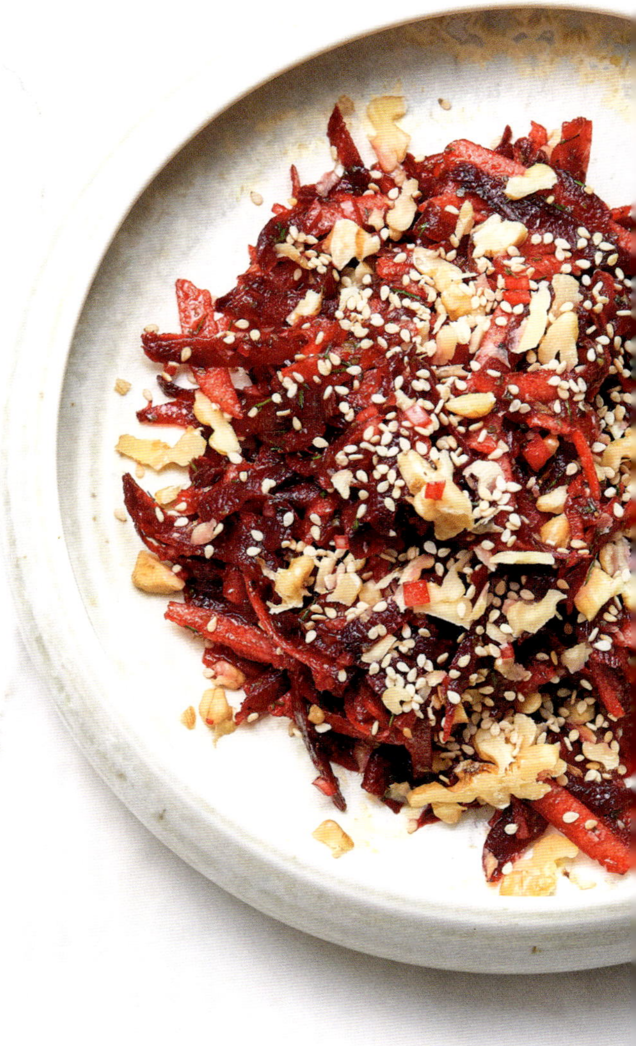

COUSCOUS MIT KICHERERBSEN

Für 2 Portionen:
1 rote Paprika | 150 g Kirschtomaten | 1 Orange | ½ Limette | 6 EL Rapsöl | ½ Glas Kichererbsen | Jodsalz ohne Fluorid | Pfeffer aus der Mühle | ½ TL gemahlener Kreuzkümmel | 1 EL gehackte Petersilie | 125 g Couscous

1 Paprika waschen, halbieren, weiße Trennwände und Kerne entfernen. In kleine Würfel schneiden. Tomaten waschen und halbieren, Stielansätze entfernen. Orange und Limette auspressen.
2 2 EL Rapsöl in einem Topf erhitzen und Paprika darin 5 Min. anbraten. Mit Orangensaft ablöschen und weitere 5 Min. köcheln lassen.
3 Tomaten und Kichererbsen zu den Paprika in den Topf geben und unterrühren. Das Gemüse mit Limettensaft, Salz, Pfeffer und Kreuzkümmel würzen. Petersilie unterrühren.
4 Couscous mit Salz mischen. Mit 250 ml kochendem Wasser übergießen und 5 Min. quellen lassen. Couscous mit Gemüse mischen und den Salat mit restlichem Rapsöl abschmecken.

Info: Paprika, Tomaten sowie frisch gepresster Orangen- und Limettensaft liefern viel Vitamin C und tragen so zu einer normalen Funktion des Nervensystems bei. Eisen hilft beim Aufbau des Neurotransmitters Dopamin, der u. a. mitverantwortlich für unsere Stimmung ist, und Kichererbsen bieten u. a. Zink, das wichtig für den Eiweißstoffwechsel und die Zellteilung ist. Wer den Salat statt mit Couscous mit Hirse zubereitet, erhält zusätzlich eine Extraportion Eisen.

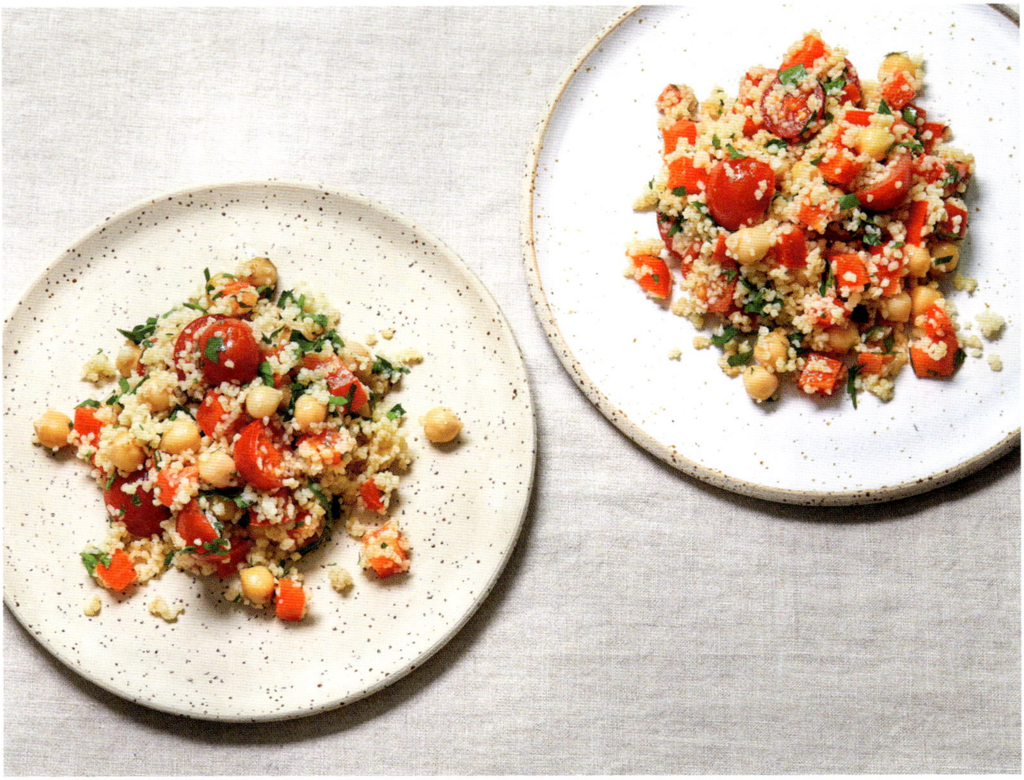

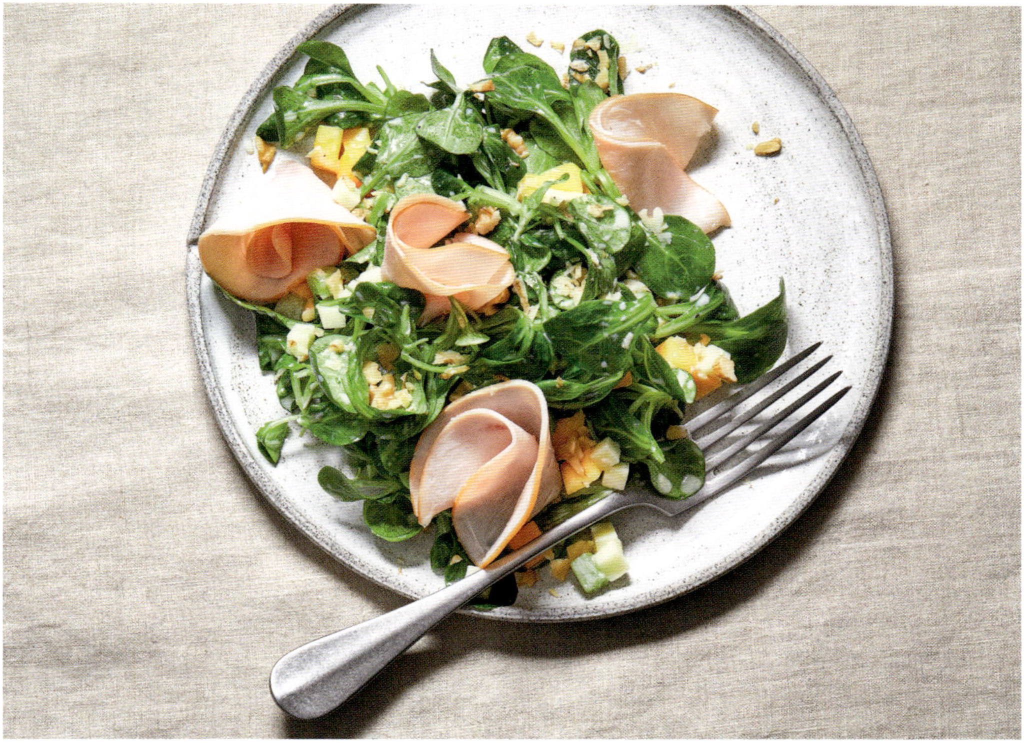

FELDSALAT MIT HÄHNCHENBRUST

Für 2 Portionen:
150 g Feldsalat | 1 Apfel | ½ Mango | 1 Kiwi | 100 g Hähnchenbrustaufschnitt | 1 Handvoll Walnusskerne | 3 EL Zitronensaft | 2 EL Rapsöl | 3 EL Joghurt | Jodsalz ohne Fluorid | Pfeffer aus der Mühle

1 Den Feldsalat waschen und trocken schleudern. Apfel waschen, schälen, Kerngehäuse entfernen. Klein schneiden. Mango waschen, schälen, vom Stein schneiden und das Fruchtfleisch in Würfel schneiden. Die Kiwi schälen und klein schneiden.

2 Den Hähnchenbrustaufschnitt in feine Streifen schneiden. Die Walnüsse hacken.

3 Für das Dressing Zitronensaft, Rapsöl, Joghurt, Salz und Pfeffer gründlich miteinander verrühren.

4 Alle vorbereiteten Zutaten in eine Schüssel füllen, das Dressing unterheben und servieren.

Info: Mango, Kiwi und Zitronensaft liefern viel Vitamin C und unterstützen so die Eisenaufnahme. Feldsalat ist folsäurereich – wichtig für sämtliche Wachstumsprozesse des Babys. Walnüsse und Rapsöl enthalten ALA, die Vorstufe zu Omega-3-Fettsäuren, die das Baby für eine gesunde Gehirnentwicklung braucht.

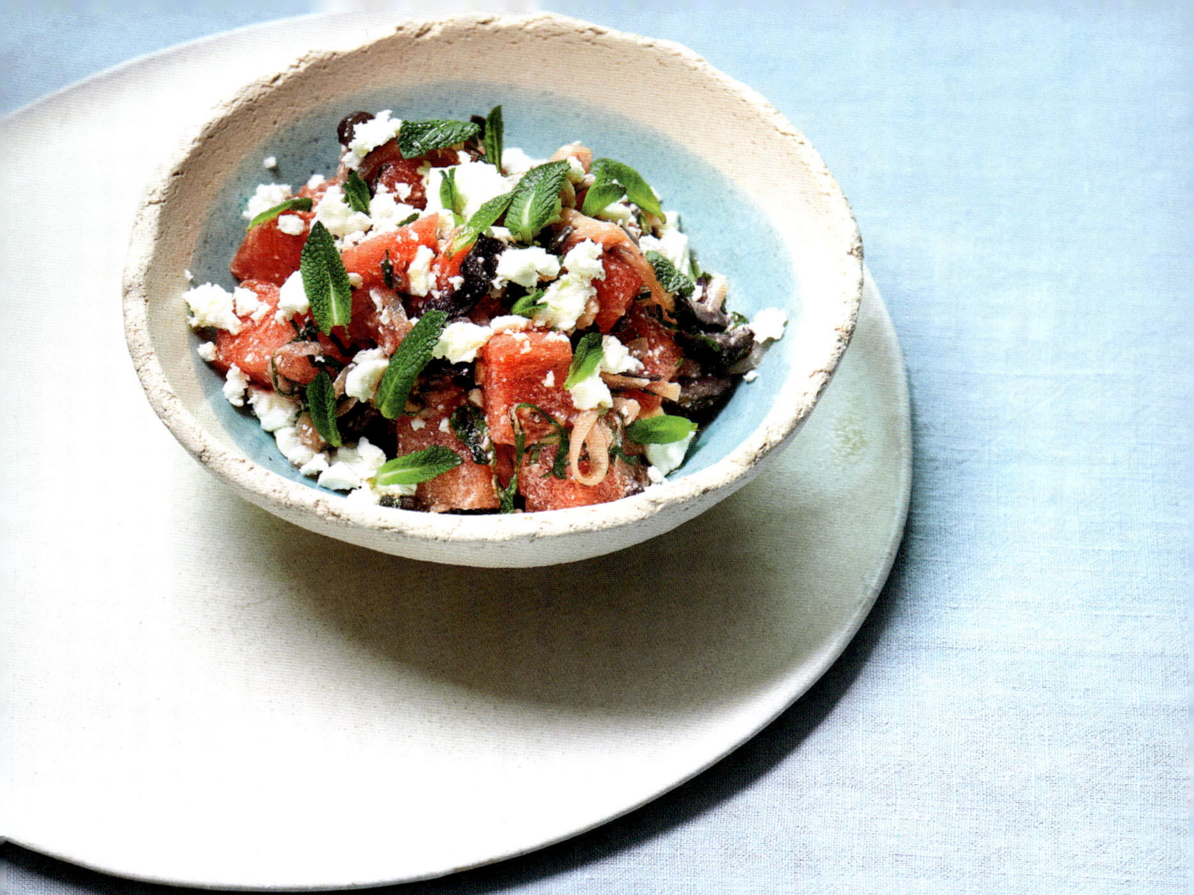

ÜBERRASCHENDER WASSERMELONEN-SALAT

Für 2 Portionen:
½ Wassermelone | ½ milde weiße Gemüsezwiebel | 1 gute Handvoll schwarze Oliven | ½ Schafs- oder Ziegenkäse (Feta) | 3 Stängel Minze (ersatzweise Basilikum) | 4–5 EL Olivenöl | 1–2 EL Aceto balsamico bianco | Jodsalz ohne Fluorid | Pfeffer

1 Die Melone schälen und in mundgerechte Würfel schneiden. Bei Bedarf entkernen.
2 Die Zwiebel schälen und in feine Ringe schneiden. Die Oliven entsteinen und in Ringe schneiden. Den Feta mit den Händen zerbröseln.
3 Minze waschen, trocken schütteln, Blättchen abzupfen und fein hacken.
4 Öl und Essig gründlich verquirlen und mit Salz und Pfeffer abschmecken.
5 Alle Zutaten in eine Schüssel geben, das Dressing darübergießen und alles vorsichtig miteinander verrühren.

Tipp: Dazu schmeckt weißes geröstetes Dinkelbaguette, beträufelt mit etwas Olivenöl.

Info: In den heißen Sommermonaten benötigen Schwangere viel Flüssigkeit, daher sind Wassermelonen mit ihrem Fruchtfleisch, das bis zu 95 Prozent Wasser enthält, genau richtig. Die Frucht liefert u. a. Kalium, das bei der Aufrechterhaltung des Wasserhaushaltes im Körper hilft und für eine regelmäßige Herztätigkeit sorgt. Minze verfügt über das ätherische Öl Menthol und wirkt angenehm kühlend – ebenfalls ein Plus in der heißen Jahreszeit.

LAUWARMER GEMÜSESALAT

Für 2 Portionen:
8 EL Olivenöl | 2 EL Apfelessig | frisch gepresster Zitronensaft | Jodsalz ohne Fluorid | Pfeffer aus der Mühle | 1 rote Paprika | 1 gelbe Paprika | 1 Zucchino | 1 Aubergine | 6 mittelgroße Tomaten | 1 milde rote Zwiebel | 1 Knoblauchzehe | 3–4 Stängel Petersilie (ersatzweise Basilikum, Kerbel oder Rosmarin) | 2 Frühlingszwiebeln | 1 gute Handvoll Oliven (aus dem Glas) | 3 gute Handvoll dicke weiße Bohnen

1 Für das Dressing 4–5 EL Öl, Essig und Zitronensaft gründlich verquirlen und mit Salz und Pfeffer abschmecken. Backofengrill auf 220° vorheizen.
2 Die Paprika waschen, vierteln, weiße Trennwände und Kerne entfernen. Paprikaviertel mit der Haut nach oben auf ein Backblech legen und im heißen Ofen (oben) 6–8 Min. grillen, bis die Haut schwarz wird und Blasen wirft. Paprika herausnehmen und in einem Gefrierbeutel 5 Min. ausdampfen lassen. Paprika häuten und in mundgerechte Stücke schneiden.
3 Zucchino waschen, putzen und längs vierteln. In 1–2 cm dicke Scheiben schneiden. Aubergine waschen, putzen und ebenfalls in 1–2 cm große Würfel schneiden. Tomaten waschen, mit kochendem Wasser übergießen und häuten. Die Tomaten vierteln, Stielansätze und Kerne entfernen.
4 Zwiebel und Knoblauch schälen und fein würfeln. Die Petersilie waschen und klein schneiden. Die Frühlingszwiebeln waschen und in feine Ringe schneiden.
5 Das restliche Olivenöl in einem Topf erhitzen und den Knoblauch kurz darin anschwitzen, dann die Auberginen dazugeben. Wenn sie fast gar sind, Zucchini dazugeben. Das Gemüse nicht zu lange garen, es sollte noch Biss haben. Mit Salz und Pfeffer würzen.
6 Das Gemüse mit Paprika, Oliven, Frühlingszwiebeln, Petersilie, Tomaten, Zwiebeln und Bohnen in einer Schüssel mischen. Das Dressing unterheben und abschmecken. Lauwarm servieren.

Info: Von der rohen Paprika solltet ihr beim Zubereiten ein bisschen naschen, um eine Extraportion Vitamin C zu bekommen, das beim Grillen leider verloren geht. Dafür wird Betacarotin, die Vorstufe von Vitamin A, besser verfügbar. Auberginen enthalten viel Kalium, das an der Signalweiterleitung zwischen Zellen beteiligt ist, haben einen hohen Ballaststoffgehalt und sind reich an Antioxidantien. In Bohnen stecken ebenfalls Ballaststoffe und sie haben einen niedrigen glykämischen Index.

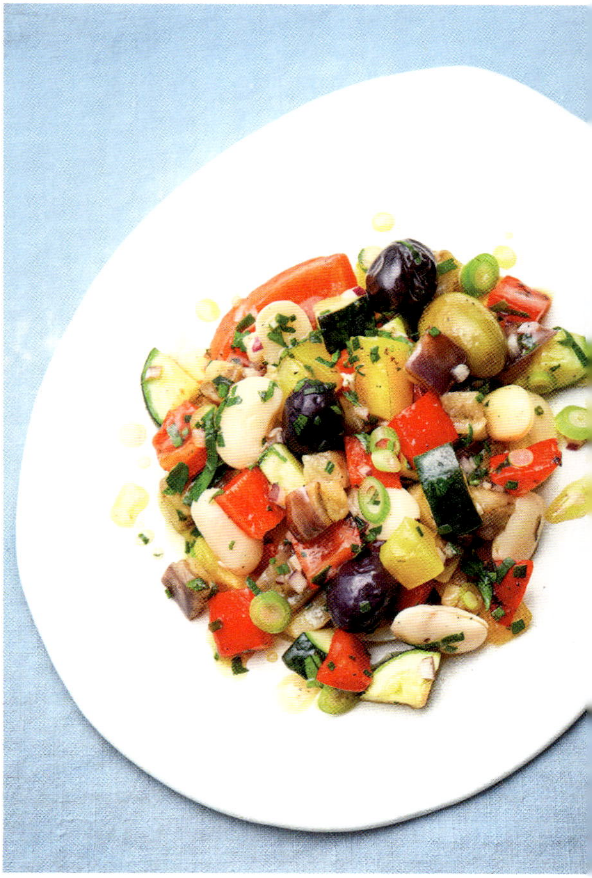

SUPPEN UND EINTÖPFE

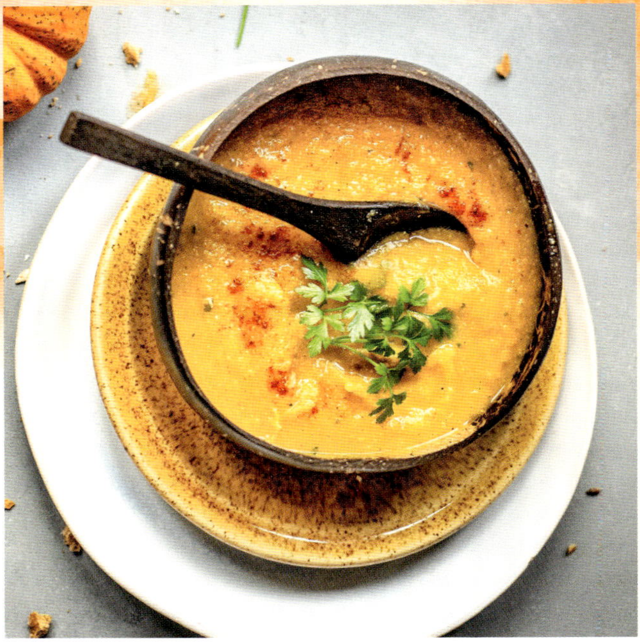

Die meisten schätzen Suppen besonders an kalten Tagen. Ich liebe sie das ganze Jahr über, auch im Sommer. Dann esse ich sie aber nicht ganz so heiß oder wir machen eine kalte Suppe wie die Gurkensuppe mit Radieschen von Seite 123. Das Tolle an Suppen ist, dass man durch ihren Verzehr – vorausgesetzt, sie sind aus hochwertigen Zutaten hergestellt – viele gesunde Mikronährstoffe aufnehmen kann. Man denke allein an die wertvollen Stoffe, die in einer selbst gemachten Brühe enthalten sind (Rezept siehe Seite 121), denn die gehört zu einer wirklich guten Suppe schon dazu. Darüber hinaus punkten noch andere Zutaten mit Nähr- und Ballaststoffen, wie Gemüse oder Hülsenfrüchte oder auch Fleisch. Es gibt viele Lebensmittel, die als Suppenzutat Verwendung finden könnten. Wenn mir eine Suppe zum Sattwerden nicht reicht (und das ist in der Regel so, egal wie viel ich davon esse), kombiniere ich sie mit einem Salat, der ein paar Sattmacher wie z. B. Käse, Kürbiskerne, Ei oder Kichererbsen enthält. Und wenn mir das immer noch nicht reicht, esse ich noch geröstetes Vollkornbrot dazu, das ich mit Olivenöl beträufle. Suppen kann man zudem in der Regel gut aufheben und wenn keine Nudeln oder Reis mit darin sind (die werden zu weich), auch einfrieren. Gut geeignet sind dafür pürierte Gemüsesuppen oder Linsensuppen.

SELBST GEMACHTE BRÜHE

Für ca. 3,5 l Brühe:
Gemüseabschnitte (z. B. Lauchenden, Fenchelstiele, Kräuterstängel, Pilzabschnitte, Sellerieblätter oder -schalen, Möhrenschalen, Zwiebelabschnitte oder -schalen) | Rindermarkknochen (ersatzweise 1 Suppenhuhn) | Suppengrün | Lorbeerblätter oder Wacholderbeeren (nach Belieben) | Jodsalz ohne Fluorid | Apfelessig (nach Belieben)

1 Einen großen Topf zu drei Vierteln mit den vorbereiteten Zutaten füllen und alles knapp mit Wasser bedecken. Wenn Rindermarkknochen mitgekocht werden, zusätzlich noch 1 Schuss Apfelessig hinzufügen, damit sich das darmheilende Kollagen aus den Knochen löst.

2 Alles zum Kochen bringen, die Temperatur reduzieren und 3–4 Std. sanft köcheln lassen.

3 Die Brühe durch ein Sieb gießen und mit Salz abschmecken. In Gefrierbehälter füllen und portionsweise tiefkühlen.

Tipp: Diese Brühe ist unkompliziert herzustellen: Sammelt einige Wochen lang o. g. Kochreste in einem Gefrierbeutel im Gefrierfach. So lassen sich Küchenabfälle sinnvoll verwerten. Diese Brühe kann auch vegetarisch zubereitet werden.

Info: Eine gute selbst gemachte Brühe liefert jede Menge Nährstoffe und ist besonders für Schwangere mit ihrem hohen Nährstoffbedarf wertvoll. Hühnerbrühe gilt z. B. als immunstärkend, Rinderknochenbrühe wird eine entzündungshemmende und darmheilende Wirkung nachgesagt. Gemüsebrühe bzw. Brühen mit Gemüse darin enthalten zudem u. a. Mineralien, die im Gegensatz zu den meisten Vitaminen nicht durch Kochen zerstört werden.

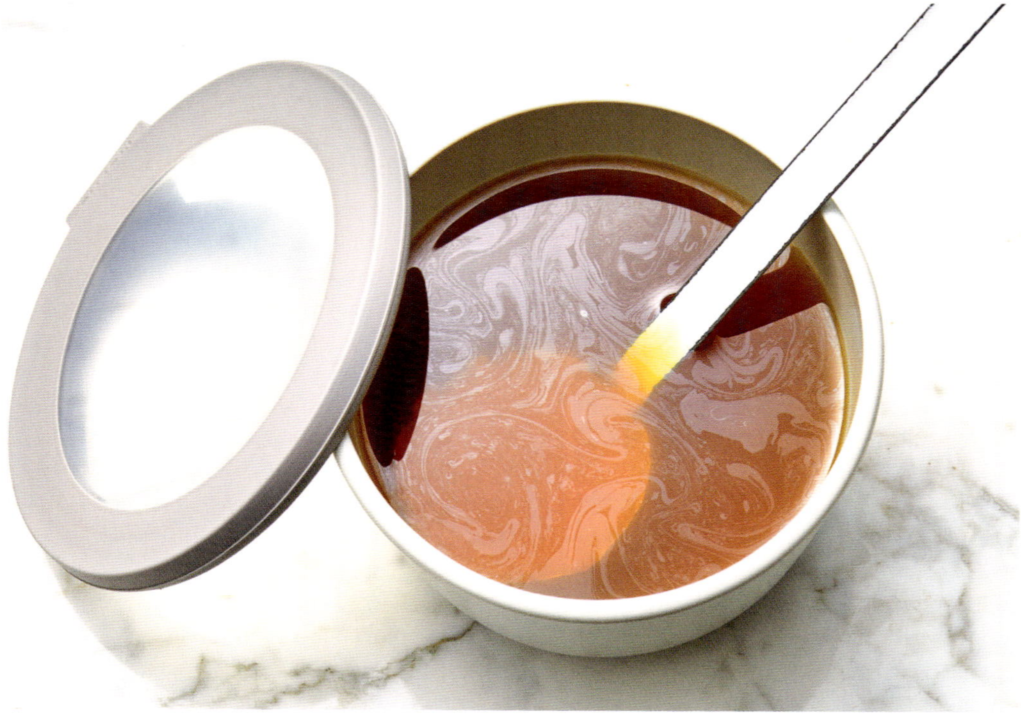

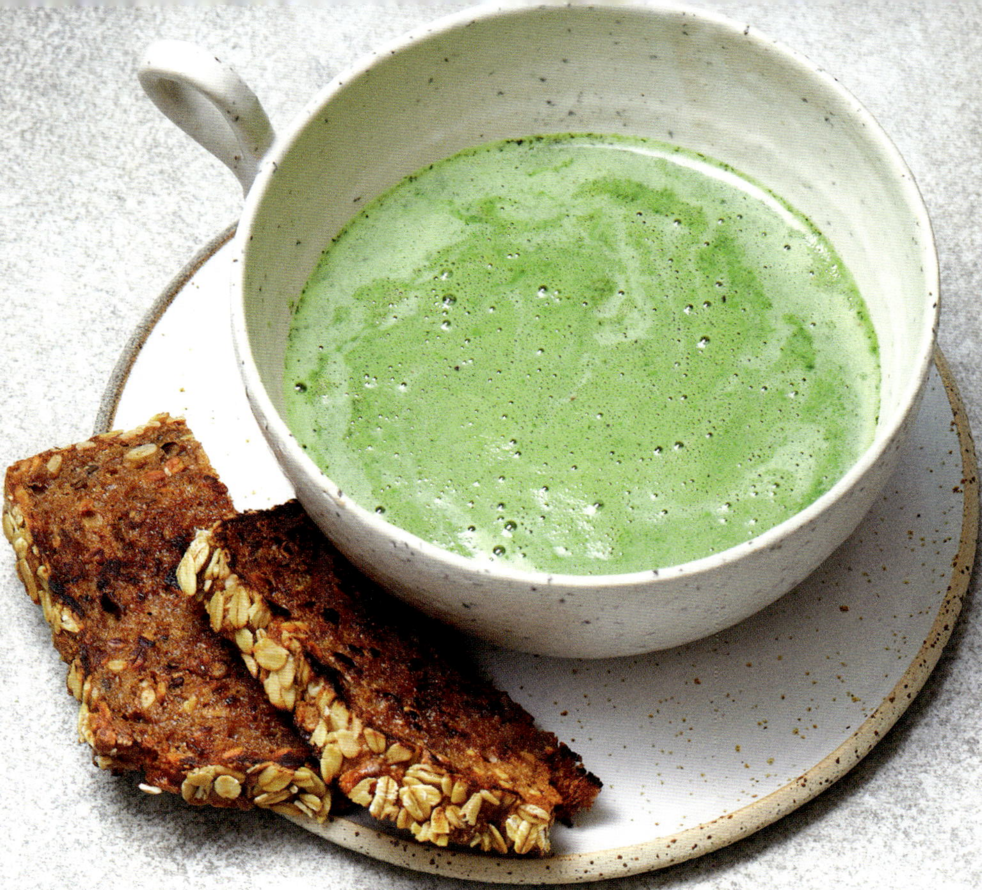

GRÜNE KRÄUTERSUPPE

Für 2 Portionen:
1 Bund Petersilie | 1 Bund Zitronenmelisse | 1 Handvoll Thymianzweige | 1 Bund Sauerampfer | 1 Bund Liebstöckel (Liebstöckel schmeckt sehr intensiv, nach Belieben weniger verwenden) | ½ Bund Dill (Dill schmeckt sehr intensiv, nach Belieben weniger verwenden) | ½ Bund Koriander (Koriander schmeckt sehr intensiv, nach Belieben weniger verwenden) | 300 ml Brühe (selbst gemacht oder Instant) | 200 g Sahne | Jodsalz ohne Fluorid | Pfeffer aus der Mühle | frisch gepresster Zitronensaft

1 Die Kräuter gründlich waschen, trocken schütteln und grob klein schneiden.

2 Brühe und Sahne in einen Topf geben und aufkochen lassen.

3 Die Kräuter mit dem Stabmixer und ein wenig Brühe fein mixen.

4 Die gemixten Kräuter in die kochende Brühe einrühren und den Topf vom Herd nehmen.

5 Mit Salz, Pfeffer und Zitronensaft abschmecken.

Tipp: Wunderbar schmeckt dazu mit Olivenöl beträufeltes geröstetes Roggenvollkornbrot. Das Rezept funktioniert auch mit anderen Kräutermischungen – einfach ausprobieren!

Info: Durch die Art der Zubereitung bleiben die wertvollen Mikronährstoffe in den Kräutern in dieser Suppe weitestgehend erhalten und machen die Speise damit zu echtem Schwangeren-Superfood. Darüber hinaus wird dem grünen Farbstoff Chlorophyll nachgesagt, Gifte zu binden und die Eisenaufnahme zu unterstützen.

KALTE GURKENSUPPE MIT RADIESCHEN

Für 2 Portionen:
2 Salatgurken | 1 Bund Kerbel | ½ Bund Minze | 150 g Sahnejoghurt | 3 EL Limettensaft | Jodsalz ohne Fluorid | Pfeffer aus der Mühle | 1 Bund Radieschen | frischer Kerbel

1 Die Salatgurken waschen und in Stücke schneiden. Kerbel- und Minzeblätter waschen, trocken schütteln und klein hacken.
2 Die klein geschnittenen Gurken sowie Kerbel und Minze mit dem Joghurt, Limettensaft und 100 ml kaltem Wasser in einen hohen Rührbecher geben und mit dem Pürierstab fein mixen. Anschließend mit Salz und Pfeffer abschmecken.
3 Die Radieschen waschen, putzen und in feine Streifen schneiden oder hobeln. Anschließend die Suppe mit Radieschenstreifen und Kerbel anrichten und servieren.

Info: Gurke und Limette versorgen euch mit Kalzium, das der Körper für den Aufbau des Skelettes und der Zähne des Babys braucht. Radieschen liefern u. a. Vitamin C, das der Körper nicht selbst bilden kann und daher über die Nahrung zugeführt werden muss. Die Milchsäurebakterien im Joghurt intensivieren die Aufnahme wertvoller Vitalstoffe, z. B. von Kalzium.

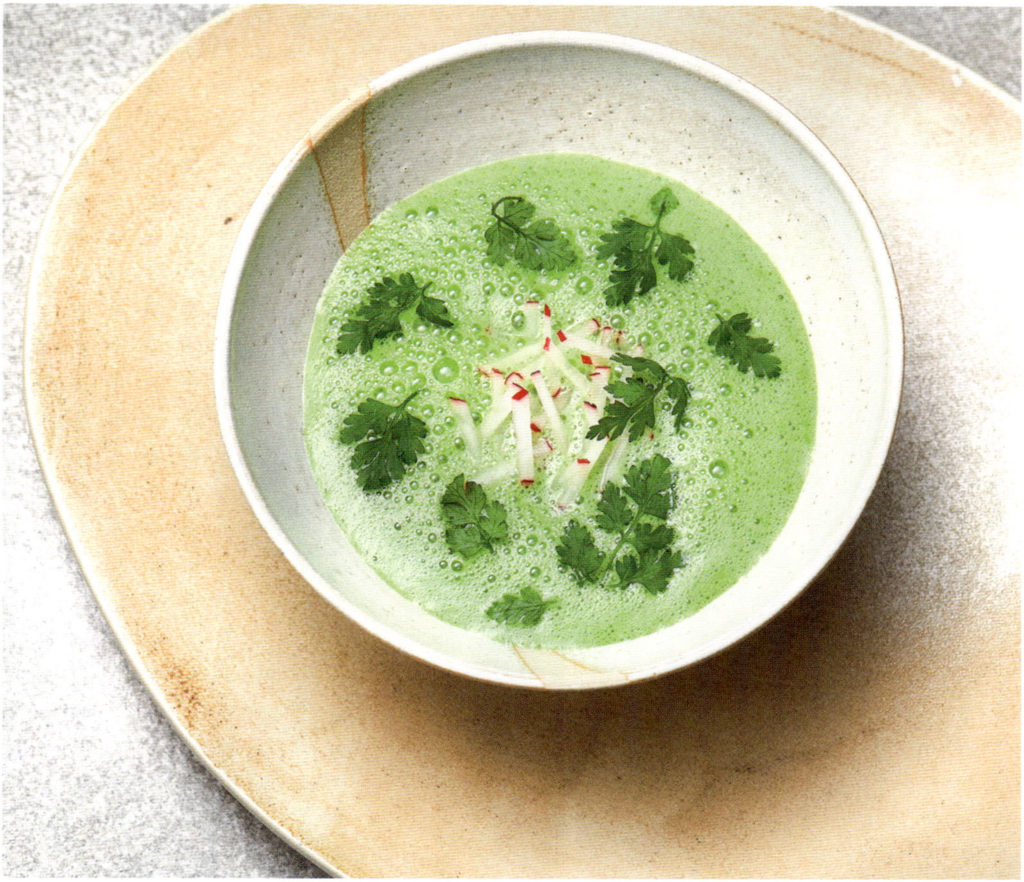

MINESTRONE

Für 2 Portionen:
1 Stange Staudensellerie | 1 große Möhre | 1 Zucchini | 1 Zwiebel | ½ Stange Lauch | 2 Tomaten | Olivenöl | 150 g gegarte weiße Bohnen (aus der Dose) | 1 l Brühe (selbst gemacht oder Instant) | 200 g Erbsen | 1 Knoblauchzehe | Jodsalz ohne Fluorid | Pfeffer aus der Mühle | 1 Bund Petersilie | 150 g Pasta (z. B. Conchiglie oder Rigatoni) | Parmesan

1 Den Sellerie waschen und putzen. Die frischen grünen Sellerieblätter beiseitelegen und die Selleriestange in ca. 1 cm große Stücke schneiden. Die Möhre waschen, schälen, längs halbieren und in ca. 5 mm dicke Scheiben schneiden. Den Zucchino von den Enden befreien, waschen, halbieren und in ca. 1 cm dicke Scheiben schneiden. Die Zwiebel schälen und klein schneiden.
2 Den Lauch von den äußeren Blättern befreien, gründlich waschen und in ca. 1,5 cm große Stücke schneiden. Die Tomaten mit kochendem Wasser überbrühen, häuten und in Würfel schneiden, dabei Stielansätze entfernen.
3 Das Olivenöl in einem großen Topf erhitzen und die Zwiebeln darin anbraten. Sellerie, Möhre, Lauch und Bohnen dazugeben, 3 Min. unter Rühren mitbraten.
4 Die Brühe dazugießen, den Deckel auflegen und bei schwacher Hitze 15 Min. köcheln lassen. Die Zucchini und nach weiteren 5 Min. die Erbsen dazugeben. Das Gemüse sollte noch leicht bissfest sein. Die Knoblauchzehe schälen, direkt in den Topf pressen und die Suppe mit Salz und Pfeffer abschmecken.
5 Inzwischen Petersilie waschen, trocken schütteln und fein hacken. Die Nudeln nach Packungsanweisung in reichlich Salzwasser bissfest kochen, abgießen und abtropfen lassen.
6 Die Nudeln in den Topf geben und die Suppe mit 1 Schuss Olivenöl verfeinern. Mit reichlich Petersilie garnieren sowie Parmesan in Spänen darüberhobeln und servieren.

Info: Diese Suppe stellt Schwangeren besonders viele Mineralstoffe – das sind lebensnotwendige anorganische Nährstoffe, die mit der Nahrung zugeführt werden müssen – zur Verfügung, denn diese werden durch das Kochen nicht zerstört. Frische Petersilie sorgt für Vitamin C und unterstützt u. a. die Eisenaufnahme.

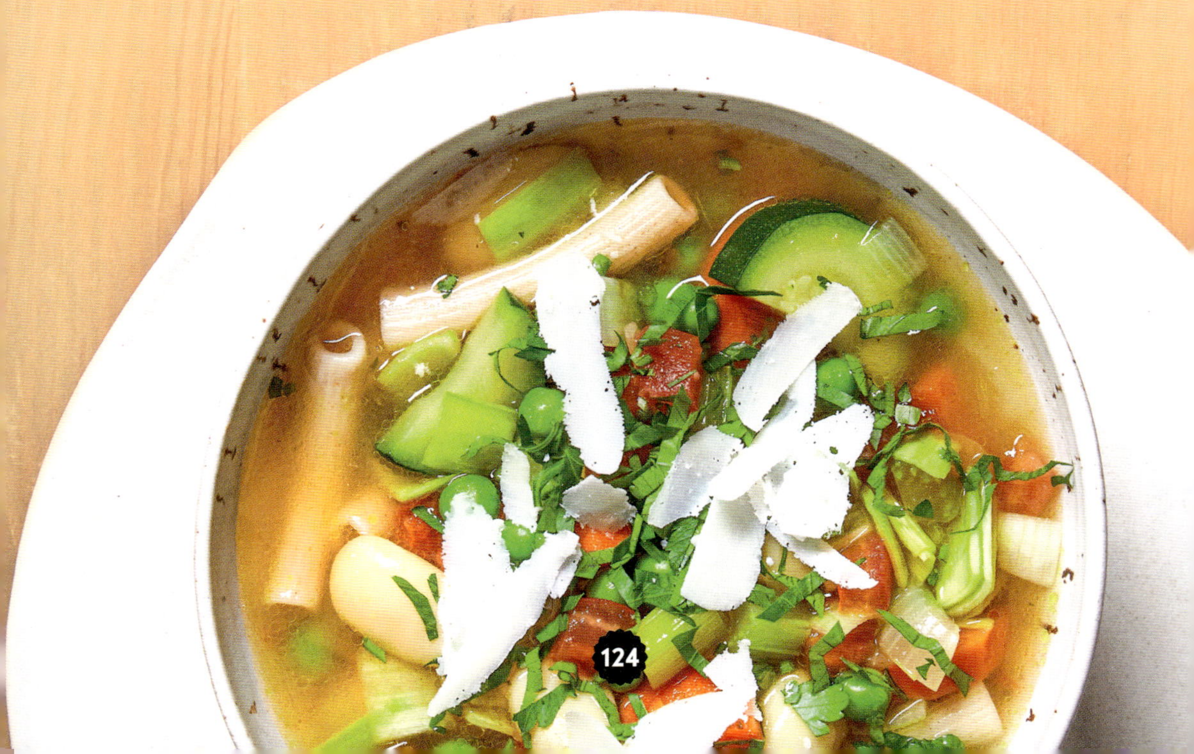

GULASCHSUPPE SZEGEDINER ART

Für 2 Portionen:
150 g Rindergulasch | 2 EL Olivenöl | 1 Zwiebel | 1 Knoblauchzehe | 50 ml Tomatensaft | 250 ml Brühe (selbst gemacht oder Instant) | 1 EL edelsüßes Paprikapulver | ½ EL Tomatenmark | Jodsalz ohne Fluorid | Pfeffer aus der Mühle | 1 TL getrockneter Majoran | 1 Lorbeerblatt | 2 Kartoffeln | 150 g Sauerkraut | 1 Paprika | 2 EL saure Sahne (nach Belieben)

1 Das Fleisch von Fett und Sehnen befreien und in 1,5 cm große Würfel schneiden. Das Öl in einem Topf erhitzen und das Fleisch darin 5 Min. von allen Seiten anbraten.
2 Zwiebel und Knoblauch schälen, klein schneiden, zum Fleisch geben und 1–2 Min. mitbraten.
3 Alles mit Tomatensaft und Brühe ablöschen. Mit Paprikapulver, Tomatenmark, Salz und Pfeffer, Majoran und Lorbeerblatt würzen. Deckel auflegen und 1 Std. bei kleiner Hitze köcheln lassen.
4 Inzwischen die Kartoffeln schälen und in mundgerechte Stücke schneiden. Nach 1 Std. die Kartoffeln und das Sauerkraut dazugeben und weitere 10 Min. köcheln lassen.
5 Inzwischen die Paprika halbieren, weiße Trennwände und Kerne entfernen, waschen und die Hälften in mundgerechte Stücke schneiden. Nach 10 Min. zum Gulasch geben und alles weitere 10 Min. köcheln lassen.
6 Am Ende der Kochzeit überprüfen, ob die Kartoffeln gar sind, erneut abschmecken. Die Gulaschsuppe auf tiefe Teller verteilen und servieren. Nach Belieben mit saurer Sahne verfeinern.
Tipp: Dazu schmeckt geröstetes Brot mit Butter.
Info: Rindfleisch enthält u. a. viel Eisen, das u. a. für den richtigen Stoffwechsel der B-Vitamine notwendig ist. Kartoffeln liefern u. a. Magnesium. Fehlt das Mineral, können Muskelkrämpfe und Ermüdungszustände die Folge sein. Paprika versorgt euch zusätzlich u. a. mit Zink, das eine gute Wundheilung unterstützt.

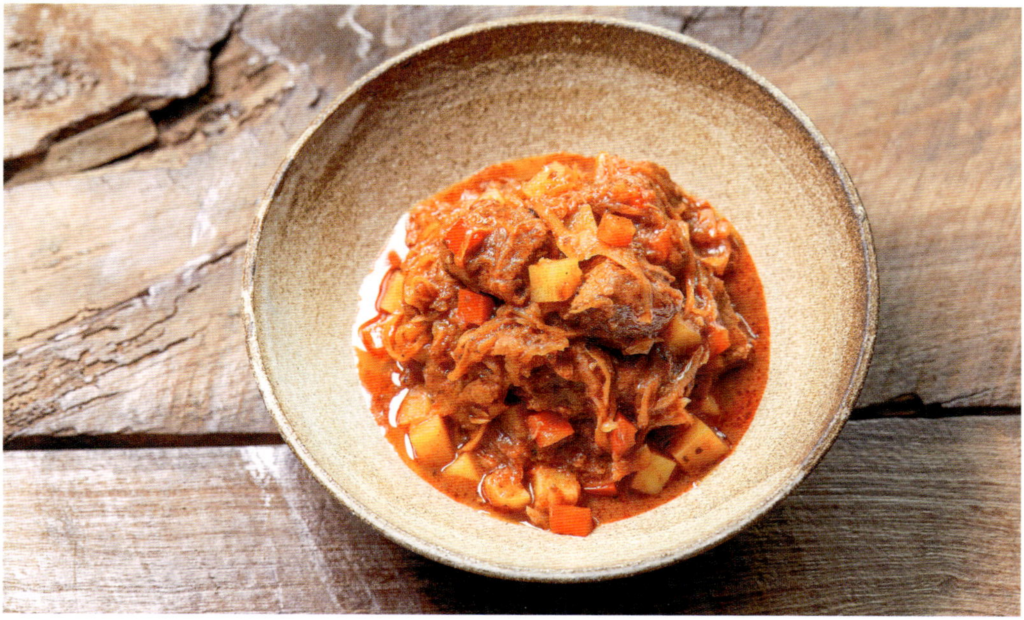

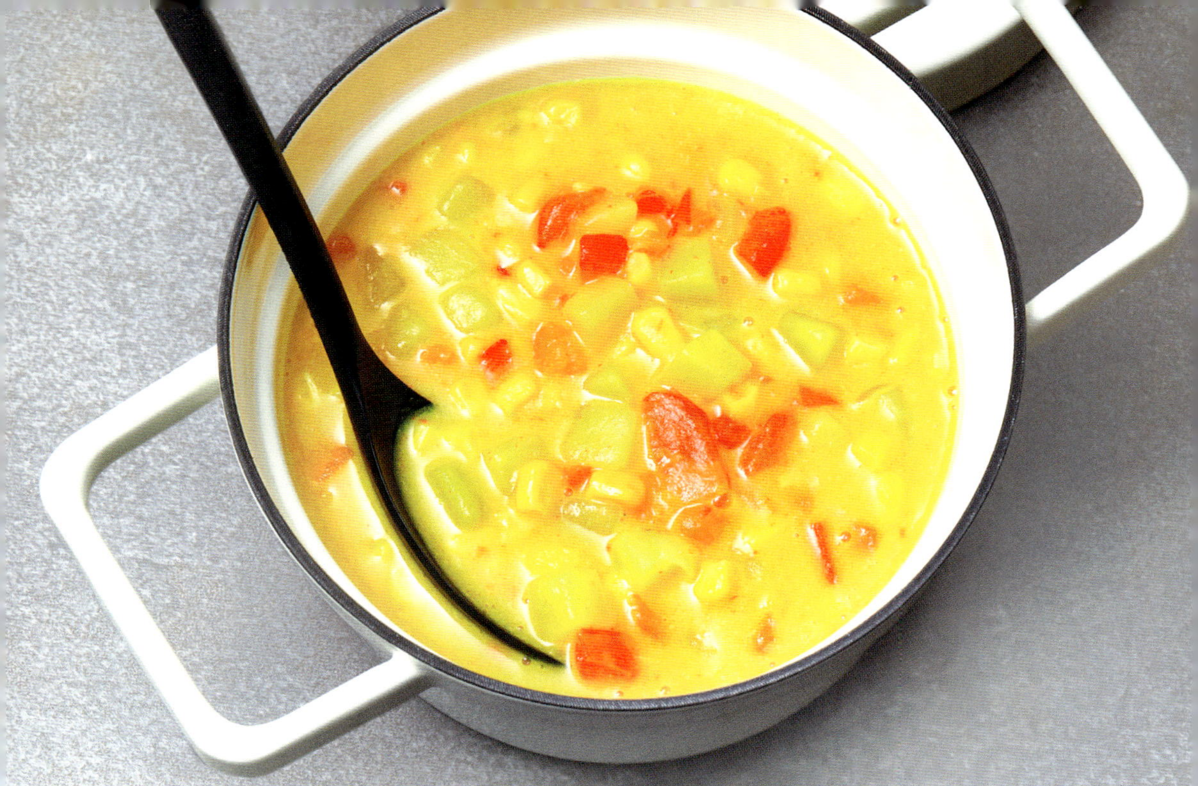

KARTOFFEL-INGWER-EINTOPF

Für 2 Portionen:
1 Zwiebel | 1 Knoblauchzehe | 30 g frischer Ingwer | 2 EL Olivenöl | 200 g Kartoffeln | 200 g Süßkartoffel | 1 Möhre | Jodsalz ohne Fluorid | 1 TL gemahlene Kurkuma | ½ TL Chiliflocken | 1 rote Paprika | 200 ml Brühe (selbst gemacht oder Instant) | 400 ml Kokosmilch | 1 kleine Dose Mais | Pfeffer aus der Mühle

1 Zwiebel, Knoblauch und Ingwer schälen und klein hacken. Das Öl in einem Topf erhitzen und Zwiebeln, Knoblauch und Ingwer darin glasig andünsten.
2 Kartoffeln, Süßkartoffel und Möhre waschen, schälen und in Würfel schneiden. Das Gemüse in den Topf geben und 5 Min. mitbraten. Mit Salz, Kurkuma und Chiliflocken würzen.
3 Die Paprika waschen, halbieren, weiße Trennwände und Kerne entfernen und die Hälften in kleine Stücke schneiden. Zum Gemüse geben. Alles mit Brühe und Kokosmilch ablöschen und 10 Min. bei schwacher Hitze köcheln lassen.
4 Die Maiskörner abtropfen lassen. Mais zum Eintopf dazugeben und nochmals 5 Min. köcheln lassen. Den Eintopf mit Salz und Pfeffer abschmecken und servieren.

Info: Kartoffeln, Süßkartoffeln, Mais und Kokosmilch versorgen u. a. mit wichtigen B-Vitaminen, die an der Zellteilung der Schwangeren und des Babys beteiligt sind. In Süßkartoffeln, Möhren, Mais und Paprika steckt Betacarotin, das der Körper braucht, um das für die Lungenreife des Ungeborenen benötigte Vitamin A herzustellen. Ingwer und Chili wirken zudem entzündungshemmend. Da der glykämische Index dieses Essens recht hoch ist, könnt ihr bei den anderen Mahlzeiten an diesem Tag auf einen Ausgleich achten.

ROTE-BETE-MÖHREN-SUPPE

Für 2 Portionen:
1 Zwiebel | 600 g Rote Beten | 1 Möhre | 1 Kartoffel | 5 TL Butter | 250 ml Brühe (selbst gemacht + 250 ml Wasser oder 500 ml Instantbrühe) | Jodsalz ohne Fluorid | 1 Prise Chilipulver | 2–3 EL Aceto balsamico bianco | 3 EL Schmand | ½ Kopf Radicchio | Pfeffer aus der Mühle

1 Die Zwiebel schälen und fein würfeln. Rote Beten, Möhre und Kartoffel waschen, schälen und ebenfalls in kleine Würfel schneiden.
2 2 TL Butter in einem Topf erhitzen und die Zwiebeln darin 1–2 Min. anbraten. Das restliche Gemüse hinzufügen und 2–3 Min. mitbraten.
3 Mit der Brühe ablöschen, etwas Salz, Chili und 2 EL Essig hinzufügen und alles zum Kochen bringen. Ca. 35 Min. weiterköcheln, bis das Gemüse gar ist. Die Suppe fein pürieren.
4 Den Schmand gleichmäßig unterrühren und mit Pfeffer und nach Belieben noch etwas Salz und Essig abschmecken.
5 Radicchio in feine Streifen schneiden, waschen und abtropfen lassen oder trocken schleudern. In einer Pfanne die übrige Butter erhitzen, den Radicchio dazugeben, kräftig salzen und ca. 4 Min. anbraten.
6 Die Suppe in tiefen Tellern anrichten, mit dem gebratenen Radicchio toppen und servieren.

Tipp: Wer keinen Radicchio mag oder bekommen hat, kann alternativ auch Croûtons – das sind in etwas Butter und Salz knusprig gebratene Brotwürfelchen – als Topping nehmen. Toll schmecken auch über die Suppe gestreute geröstete Kürbiskerne und grob gehackte Petersilie. Hart gekochte und fein gewürfelte Eier mit etwas Salz und fein gehacktem Dill sind ebenfalls sehr lecker, wenn sie über die Suppe gestreut mitverzehrt werden. Dazu passt geröstetes Vollkornbrot.

Info: Rote Bete punktet mit einer Vielzahl an Vitaminen, die jedoch nicht hitzebeständig sind und nur im Salat zum Tragen kommen. Vom Kochen unbeeindruckt bleiben Mineralstoffe wie z. B. Natrium, das für ein gesundes Wachstum unabdingbar ist. Der Farbstoff Betanin zählt zu den sekundären Pflanzenstoffen und wirkt antioxidativ. Die enthaltenen Nitrate wandelt der Körper zu Stickstoffmonoxid um – das entspannt die Blutgefäße und führt im Ergebnis zu einer Senkung des Blutdrucks. Kombiniert diese Suppe nicht mit einer eisenreichen Mahlzeit, da Oxalate die Eisenaufnahme hemmen.

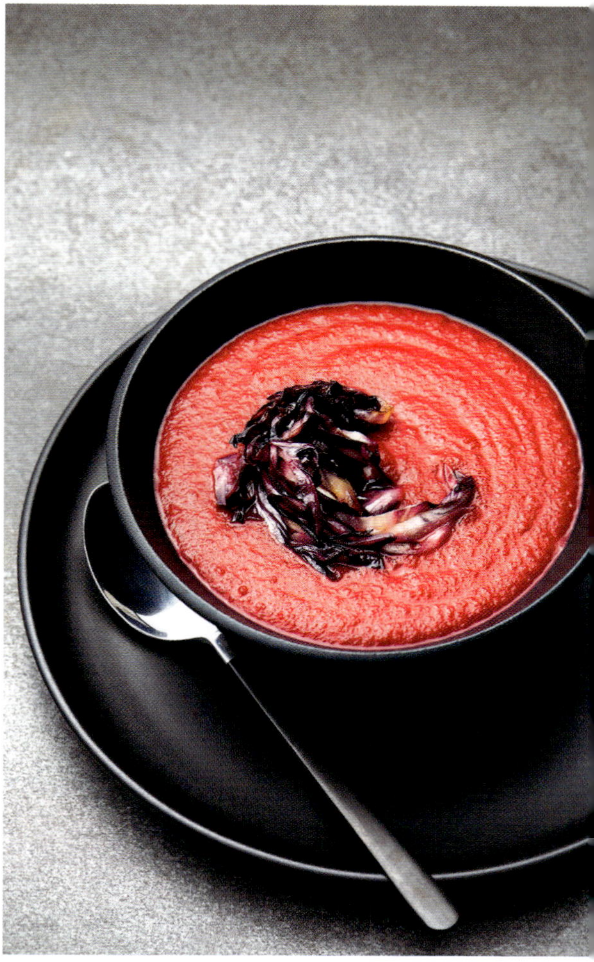

KÜRBISSUPPE MIT ROTEN LINSEN

Für 2 Portionen:
½ Zwiebel | 1 Knoblauchzehe | 260 g rote Linsen | ca. 200 g Hokkaido-Kürbis | 1 Möhre | 1 EL Rapsöl | ½ TL gemahlener Kreuzkümmel | 1 TL Currypulver | ½ TL Ingwerpulver | 1 TL gemahlene Kurkuma | 500 ml Brühe (selbst gemacht oder Instant) | Sojasauce (nach Belieben) | Pfeffer aus der Mühle | Kürbiskerne | Aceto balsamico

1 Die halbe Zwiebel und den Knoblauch schälen und klein hacken. Die roten Linsen waschen. Kürbis waschen, von Kernen und Fasern befreien und klein schneiden. Die Möhre waschen und ebenfalls klein schneiden.
2 Das Öl in einem Topf erhitzen und Zwiebeln und Knoblauch darin bei mittlerer Hitze glasig andünsten. Kürbis- und Möhrenstücke sowie Kreuzkümmel, Currypulver, Ingwer und Kurkuma dazugeben und etwa 5 Min. mitbraten.
3 Das Gemüse mit der Brühe ablöschen und bei niedriger Hitze zugedeckt 40 Min. köcheln lassen.
4 Die roten Linsen hinzufügen und weitere 10 bis 15 Min. kochen. Wenn das Gemüse weich ist, alles mit dem Pürierstab cremig pürieren.
5 Die Suppe nach Belieben mit Sojasauce und mit frisch gemahlenem Pfeffer abschmecken. Zum Schluss die Suppe anrichten und mit etwas Kürbiskernen und ein paar Tropfen Balsamico garniert servieren.

Info: Kürbis und rote Linsen versorgen euch u. a. mit Zink, das die Zellteilung und damit das Wachstum des Fötus positiv beeinflusst. Möhre und Kürbis liefern Betacarotin, das im Körper zu Vitamin A umgewandelt wird und für gute Augen und eine gesunde Haut sorgt, Kurkuma und Ingwer wirken entzündungshemmend und helfen bei Verdauungsschwierigkeiten. Die Linsen enthalten viel pflanzliches Eisen.

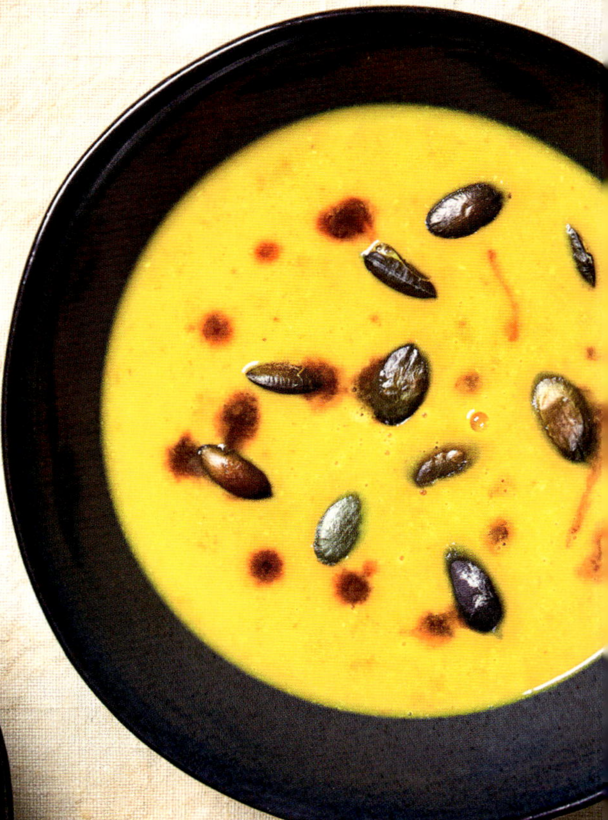

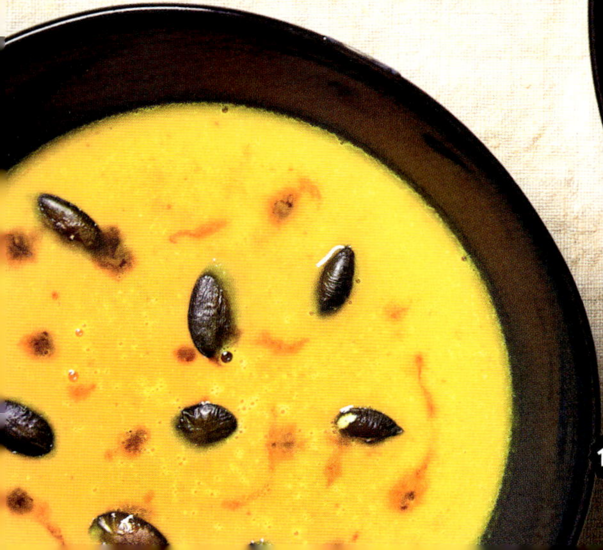

CHILI CON CARNE MIT KAKAO

Für 2 Portionen:
1 Knoblauchzehe | ½ Zwiebel | 1 Möhre | 2 EL Rapsöl | 200 g Rinderhackfleisch | 1 Dose stückige Tomaten (400 g) | Jodsalz ohne Fluorid | Pfeffer aus der Mühle | 1 TL gemahlener Kreuzkümmel | 1 TL Chiliflocken | 1 TL Tomatenmark | 50 ml Gemüsebrühe | ½ Paprika | 1 kleine Dose Mais | 1 kleine Dose Kidneybohnen | 2 TL Kakaopulver

1 Zwiebel und Knoblauch schälen und fein würfeln. Die Möhre waschen, bei Bedarf schälen und in kleine Würfel schneiden.

2 Das Öl in einer Pfanne erhitzen und Zwiebeln und Knoblauch darin glasig andünsten. Das Hackfleisch dazugeben und krümelig anbraten. Zuletzt Möhren dazugeben und ebenfalls kurz mitbraten.

3 Die Tomaten dazugeben und das Chili mit Salz, Pfeffer, Kreuzkümmel, Chili und Tomatenmark würzen. Die Gemüsebrühe angießen und alles 10 Min. bei mittlerer Hitze einkochen.

4 Den Paprika halbieren, weiße Trennwände und Kerne entfernen, die Hälften waschen und in kleine Würfel schneiden. Paprika ebenfalls zum Chili geben und etwa 10 Min. mitköcheln lassen.

5 Mais und Kidneybohnen abtropfen lassen, die Bohnen zusätzlich abbrausen. Zusammen mit dem Kakaopulver in den Topf geben und kurz erwärmen.

Info: Kakao sorgt für eine herb-süße Note im Eintopf. Die enthaltenen Polyphenole sind Nahrung für die guten Darmbakterien. Zudem liefert Kakao u. a. Vitamin E, das das durch Oxidation bedingte Altern der Zellen verzögert. Rindfleisch enthält Eiweiß, das das Ungeborene zum Wachsen braucht. Damit die Bohnen verträglicher sind, wird mit Kreuzkümmel gewürzt, der blähende Zutaten leichter verdaulich macht.

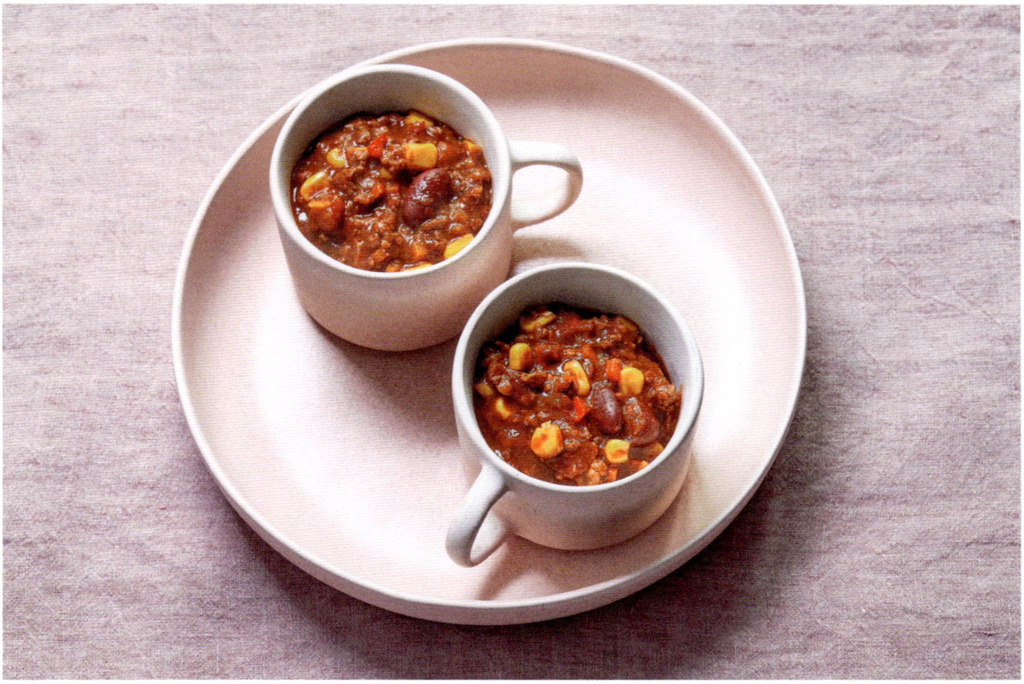

HAUPTGERICHTE

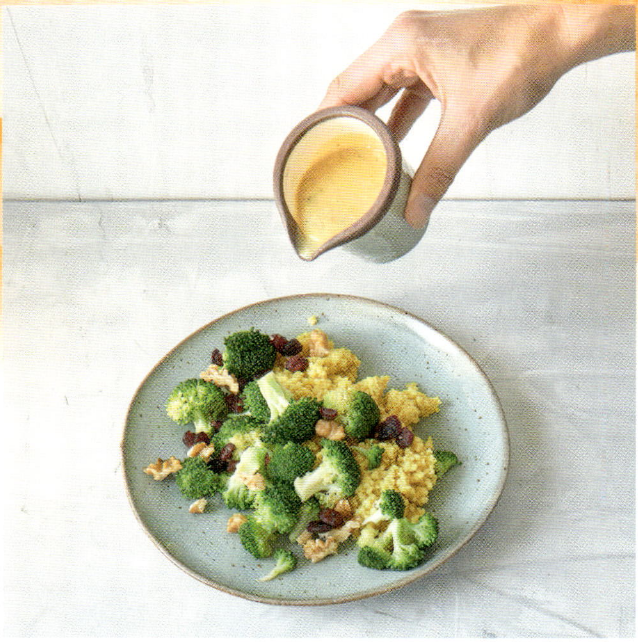

Hauptgerichte spielen bei uns eine große Rolle. Trotz unseres hektischen Alltags, den wir durch die Kinder und durch unsere Berufe haben, essen wir meistens zweimal am Tag warm. Warum? Weil wir am Abend darauf achten, wenig Kohlenhydrate mit einem mittleren oder hohen glykämischen Index zu verzehren, und daher viel, viel Gemüse essen. Oft in Form von gedämpftem oder Ofengemüse. Dazu gibt es in der Regel ein paar frische Kräuter, Butter oder hochwertiges Olivenöl, Salz und Pfeffer, eventuell noch ein Ei, etwas Käse oder Fisch – fertig ist eine herrlich leichte und warme Abendmahlzeit. Mindestens eine warme Mahlzeit sollte jeder täglich zu sich nehmen: Es gibt eine Vielzahl von wertvollen Inhaltsstoffen, an die man nur herankommt, wenn die Speisen gekocht wurden. Abgesehen von den gesundheitlichen Aspekten gibt es bei uns eine weitere Kategorie der Hauptgerichte, wir nennen sie Sonntagsessen. Ganz altmodisch kochen wir sonntags ein besonderes Gericht und genießen diese Mahlzeit bewusst als Highlight der Woche. Allerdings ziehen wir uns dazu nicht mehr fein an wie zu Omas Zeiten. Auch unter den folgenden Rezepten gibt es einige Gerichte, die sich ganz hervorragend als Sonntagsessen eignen. Wir haben sie mit einem kleinen Button für euch kenntlich gemacht. Viel Freude beim Ausprobieren.

VERLOCKENDE SPARGELQUICHE

Für 1 Springform mit 26 cm Ø:
25 g Kürbiskerne | 250 g Mehl | Jodsalz ohne Fluorid | 125 g weiche Butter
Für die Füllung:
3 Frühlingszwiebeln | 10 Stangen grüner Spargel | 150 g Blattspinat | Kirschtomaten | 2 EL Olivenöl | 150 g Crème fraîche | 100 ml Milch | 4 Eier | frisch geriebene Muskatnuss | Salz | Pfeffer aus der Mühle | 70 g Parmesan

1 Die Kürbiskerne in einer Pfanne ohne Fett anrösten. Kurz abkühlen lassen und fein hacken. Die Kürbiskerne mit Mehl, Salz, Butter und 5–6 EL Wasser zu einem glatten Teig verkneten. Abdecken und mindestens 30 Min. kalt stellen.
2 Inzwischen das Gemüse waschen, je nach Sorte putzen und klein schneiden. Öl in einer Pfanne erhitzen, das Gemüse darin kurz anbraten und beiseitestellen.
3 Den Backofen auf 200° vorheizen. Eine Springform einfetten. Den Teig aus dem Kühlschrank nehmen und auf einer leicht bemehlten Arbeitsfläche zu einem großen runden Fladen ausrollen. Die Springform damit auslegen. Den Teig gleichmäßig 3–4 cm am Rand hochziehen und andrücken. Anschließend den Teigboden mit einer Gabel mehrmals einstechen.
4 Crème fraîche, Milch, Eier, 1 Prise Muskatnuss sowie Salz und Pfeffer miteinander verquirlen. Den Parmesan fein reiben.
5 Das Gemüse auf dem Teigboden verteilen und die verquirlte Sauce darübergießen. Zum Schluss mit Parmesan bestreuen. Die Quiche im Ofen (Mitte) etwa 35 Min. backen.
Info: Grüner Spargel liefert u. a. Zink, das an zahlreichen Prozessen und Funktionen im Organismus beteiligt ist, das wichtige Antioxidans Glutathion, das Zellen und Organgewebe schützt, sowie Inulin, das die guten Darmbakterien ernährt.

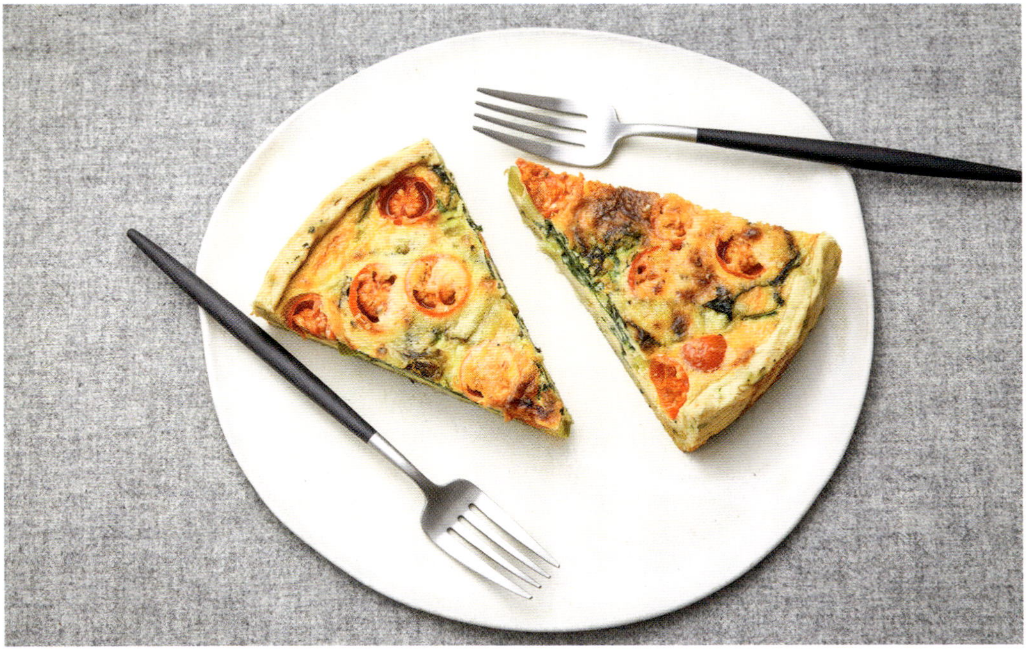

QUINOA MIT AUBERGINEN UND ZUCCHINI

Für 2 Portionen:
150 g Quinoa | 1 Knoblauchzehe | 150 g Aubergine | 150 g Zucchini | 1 kleine Dose weiße Bohnen | 1 EL Olivenöl | 2 EL Butter | Jodsalz ohne Fluorid | Pfeffer | 300 ml Brühe (selbst gemacht oder Instant) | 1 Fleischtomate | 100 g Schafskäse (Feta) | 2 TL gehackte Petersilie | 1 TL gemahlener Kreuzkümmel | 1 Prise Zimtpulver | 1 EL Zitronensaft

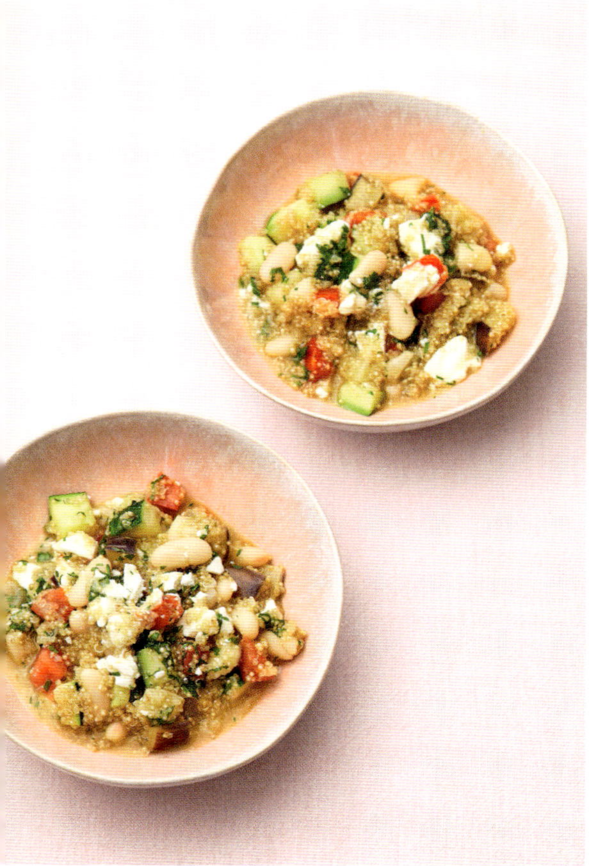

1 Quinoa in einem Sieb gründlich unter kaltem Wasser abspülen und nach Packungsanleitung zubereiten.

2 Knoblauch schälen und klein hacken. Aubergine und Zucchini waschen und klein schneiden. Die weißen Bohnen in ein Sieb abgießen, abspülen und abtropfen lassen.

3 Olivenöl und Butter im Topf erhitzen. Knoblauch dazugeben und kurz anbraten. Zuerst die Aubergine und nach 5 Min. die Zucchini dazugeben und ca. weitere 3 Min. anbraten. Salzen und pfeffern. Den Topf auf der ausgeschalteten Herdplatte stehen lassen.

4 Die abgetropften Bohnen zusammen mit der fertigen Quinoa zum Gemüse geben, die Gemüsebrühe dazugießen und alles gut verrühren und weitere 5 Min. quellen lassen.

5 Inzwischen die Fleischtomate waschen, entkernen und klein würfeln. Den Feta zerbröseln. Beides unter den Quinoa-Mix rühren.

6 Zuletzt das Ganze nochmals salzen und pfeffern, die restlichen Gewürze, Petersilie sowie den Zitronensaft dazugeben und verrühren.

Tipp: Dieses Gericht kann als Hauptgericht eingesetzt werden, aber auch als leckere mediterrane Beilage: zu Ofenhähnchen oder gebratenem oder geschmortem Fleisch. Wer kein Fleisch dazu essen möchte, kann auch zu Halloumi (Käse aus Schafs- und Ziegenmilch) greifen, diesen mit etwas Rosmarin anbraten und dazu servieren. Wer dieses Gericht vegan genießen möchte, ersetzt die Butter durch Olivenöl und den Feta durch kleine in Olivenöl, Salz und Pfeffer angebratene Tofuwürfelchen.

Info: Quinoa enthält alle essenziellen Aminosäuren wie z. B. Lysin, den Baustein des Muskelgewebes und wichtig für die Festigung und Stabilität des Bindegewebes. Die Bohnen stecken u. a. voller Vitamine und Mineralstoffe wie Kalzium und Magnesium, die zusammen für starke Knochen sorgen, und Auberginen liefern wertvolle Ballaststoffe für den Darm.

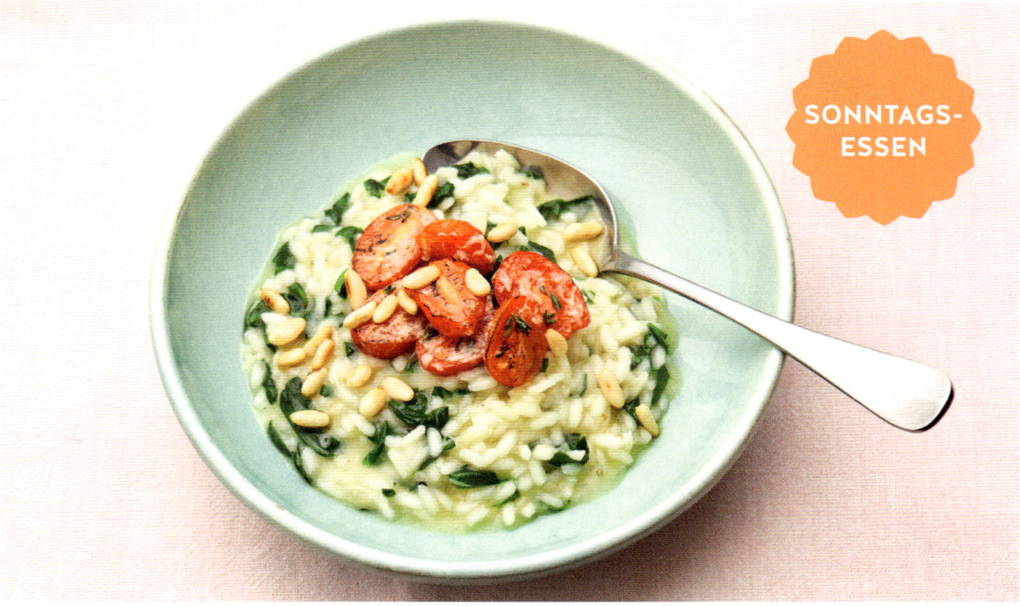

RISOTTO MIT SPINAT UND KIRSCHTOMATEN

Für 2 Portionen:
1 Zwiebel | 1 Knoblauchzehe | 1 EL Olivenöl | 150 g Risottoreis | 400 ml Brühe (selbst gemacht oder Instant) | 1 Handvoll Kirschtomaten | 2 EL Pinienkerne | 1 TL getrockneter Thymian | 50 g Parmesan + mehr zum Bestreuen | 200 g Blattspinat | Jodsalz ohne Fluorid | Pfeffer | frisch geriebene Muskatnuss | 1 EL Butter | abgeriebene Schale von 1 Bio-Zitrone (nach Belieben)

1 Zwiebel und Knoblauch schälen und fein hacken. Öl in einem Topf erhitzen und Zwiebel und Knoblauch darin glasig andünsten. Risotto-Reis hinzufügen und mitdünsten. Nach und nach die Brühe unter ständigem Rühren dazugeben, bis der Reis bissfest ist. Das dauert ca. 18 Min.

2 Die Kirschtomaten waschen, halbieren und mit der Schnittfläche nach oben auf ein Backblech legen. Mit Pinienkernen, Thymian und Parmesan bestreuen und 5 Min. im Backofen grillen.

3 Den Spinat waschen, trocken schleudern, klein hacken und unter den Risotto heben. Mit Salz, Pfeffer und 1 Prise Muskat würzen.

4 Parmesan und Butter sowie nach Belieben die abgeriebene Zitronenschale unterheben. Den Risotto mit den gegrillten Tomaten anrichten.

Info: Blattspinat liefert Betacarotin, das u. a. die Körperzellen vor Oxidation und Schädigung schützt. Risotto-Reis versorgt wie alle Getreidesorten mit hochwertigem Eiweiß, das zu den Grundsubstanzen jeder Zelle gehört, und Tomaten punkten mit Vitaminen und zellschützendem Lycopin. Mit Knochenbrühe zubereitet enthält das Gericht zusätzlich darmheilendes Kollagen. Risotto hat zwar einen hohen glykämischen Index, das kann man jedoch durch eine Mahlzeit mit niedrigem Glyx ausgleichen (z. B. Toskanisches Cecina, siehe Seite 134) und indem man es sich nur ab und zu gönnt.

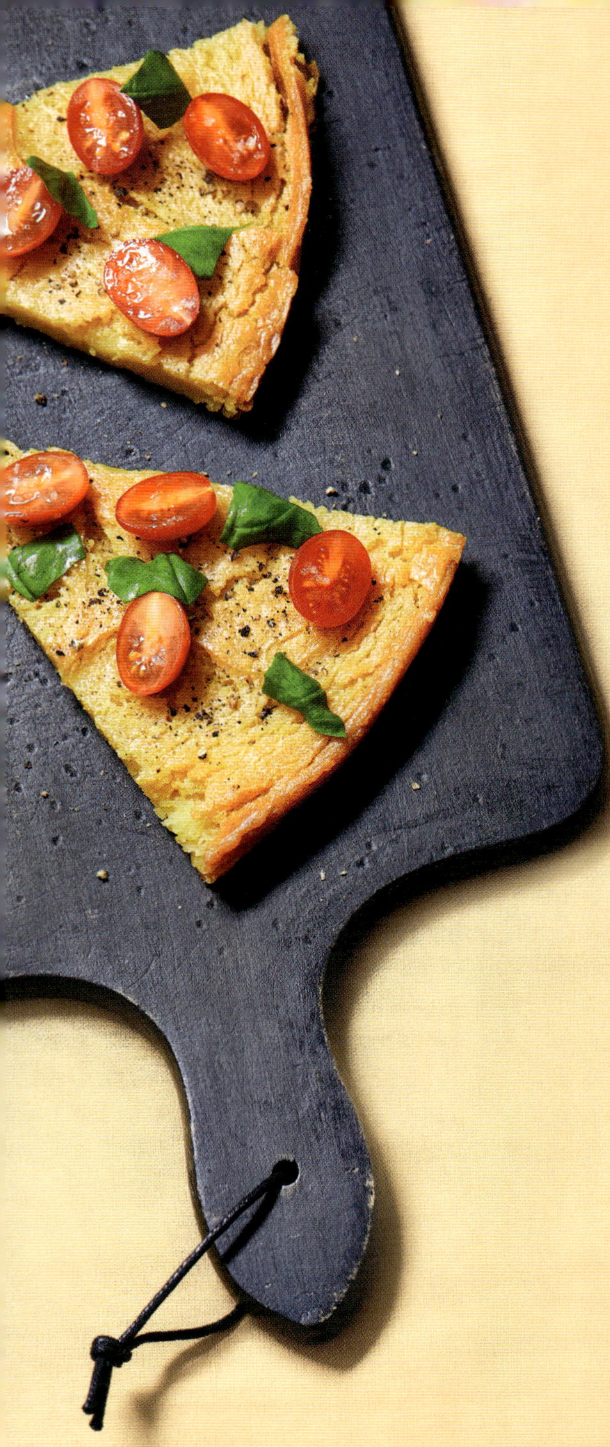

TOSKANISCHES CECINA

Für 1 rundes Backblech (30 cm Ø):
180 g Kichererbsenmehl | 9 EL Olivenöl | 1 TL Jodsalz ohne Fluorid | Pfeffer aus der Mühle

1 Das Kichererbsenmehl in eine Schüssel geben. In die Mitte eine Mulde drücken und nach und nach insgesamt 400 ml Wasser einarbeiten, bis eine glatte, flüssige Masse ohne Klumpen entstanden ist. Achtung: Der Teig ist ziemlich flüssig. Zuletzt Olivenöl und Salz hinzufügen und gründlich unterrühren.

2 Den Teig mit einem Tuch abdecken und 1–2 Std. bei Zimmertemperatur ruhen lassen. Den Backofen auf 250° vorheizen.

3 Den Teig in das runde Backblech gießen. Im Ofen (Mitte) 2 Min. backen, dann die Form 4- bis 5-mal leicht anstoßen bzw. vorsichtig schütteln, sodass die Oberfläche rau wird. Weitere 18–20 Min. backen.

4 Die Kichererbsenpizza in Stücke schneiden und mit etwas frisch gemahlenem Pfeffer servieren.

Tipp: Dieses Streetfood aus der Toskana kann man nach dem Backen z. B. mit frischen Tomaten, Mozzarella und Basilikum belegen. Schmeckt auch lecker mit Rucola, gekochtem Schinken und Olivenringen.

Info: Kichererbsen sind ein sehr hochwertiges Lebensmittel. Sie enthalten alle wichtigen Nährstoffe, wie Eisen, das u. a. an der Blutbildung und am Sauerstofftransport beteiligt ist, B-Vitamine, die wichtig für die Nerven sind, sowie Kalium, das Bluthochdruck entgegenwirkt, und Ballaststoffe für einen gesunden Darm. Olivenöl gilt als eines der gesündesten Öle, da es einfach ungesättigte Fettsäuren und zahlreiche Antioxidantien enthält. Das Essen punktet auch durch einen niedrigen glykämischen Index und ist eine leckere Möglichkeit, mehr gesunde Hülsenfrüchte zu essen.

VOLLKORN-PASTA MIT TOMATEN-PILZ-SAUCE

Für 2 Portionen:
150 g Champignons | 1 Zwiebel | 1 Knoblauchzehe | 2 EL Olivenöl + etwas mehr zum Beträufeln | 1 Dose stückige Tomaten (400 g) | Jodsalz ohne Fluorid | 250 g Vollkorn-Pasta | 1 EL Butter | 2 EL gehackte Petersilie | 50 g Sahne (nach Belieben) | Pfeffer aus der Mühle | Parmesan (nach Belieben)

1 Die Champignons sorgfältig mit Küchenpapier abreiben und in feine Scheiben schneiden. Die Zwiebel und den Knoblauch schälen und in feine Würfel schneiden.
2 1 EL Öl in einer Pfanne erhitzen und die Zwiebeln darin unter gelegentlichem Rühren goldgelb andünsten. Die Tomaten dazugeben, salzen und zugedeckt 20 Min. köcheln lassen.
3 Die Nudeln nach Packungsanweisung in reichlich Salzwasser bissfest kochen. Abgießen, zurück in den Topf geben und in der Butter schwenken.
4 Übriges Öl in einer Pfanne erhitzen, den Knoblauch darin anbraten. Die Pilze dazugeben, salzen und 2–3 Min. mitbraten.
5 Pilze, Petersilie und nach Belieben Sahne unter die Tomatensauce rühren. Mit Salz und Pfeffer abschmecken. Die fertige Sauce mit den Nudeln in tiefen Tellern anrichten. Nach Belieben Parmesan in Spänen darüberhobeln und mit Olivenöl beträufeln.

Info: Frische Pilze haben einen geschlossenen Schirm und duften nur dezent. Champignons enthalten u. a. Phosphor, das in jeder Körperzelle vorkommt und für den gesunden Aufbau von Knochen und Zähnen benötigt wird, sowie Kalium, das in den Nervenzellen an der Reizweiterleitung beteiligt ist. Im Gegensatz zu Wildpilzen sind gezüchtete Champignons nicht mit Schwermetallen belastet – gut für Schwangere! Für einen niedrigeren glykämischen Index die Nudeln nur al dente kochen.

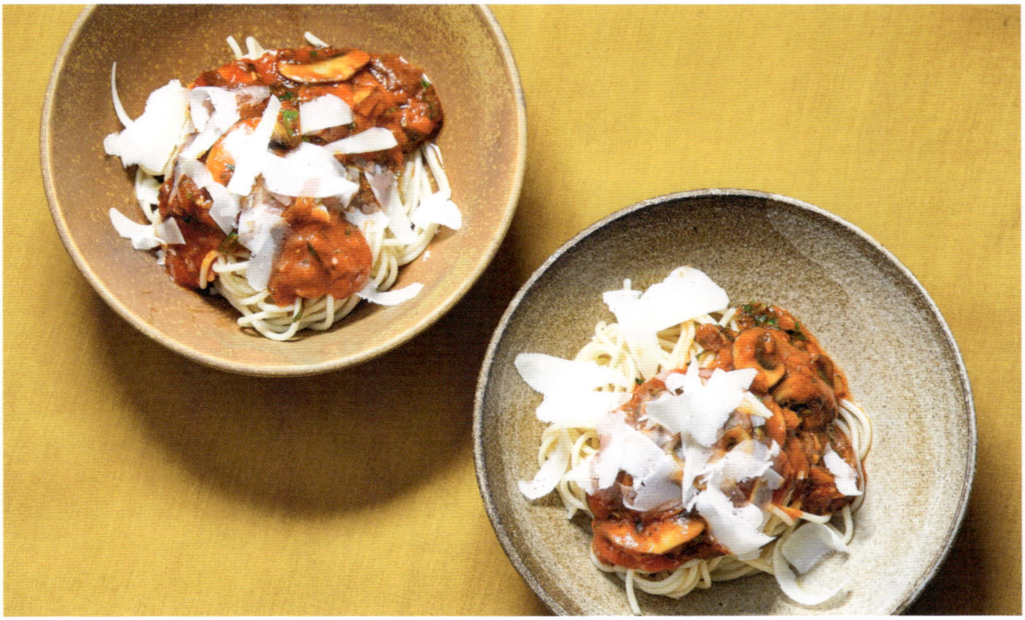

ASIA-LACHS MIT GEMÜSE UND REIS

Für 2 Portionen:
500 g TK-Lachsfilet | Jodsalz ohne Fluorid | 250 g Natur-Basmatireis | 1 Paprika | 1 Zucchino | 1 kleine Aubergine | 1 Zwiebel | 1 Knoblauchzehe | 1 Stängel Zitronengras (ersatzweise abgeriebene Schale von 1 Bio-Zitrone) | 2 EL Olivenöl | 500 ml Kokosmilch | 100 g Brokkoli | 1 TL getrockneter Rosmarin | etwas Zitronensaft | ½ TL Ingwerpulver | Pfeffer aus der Mühle

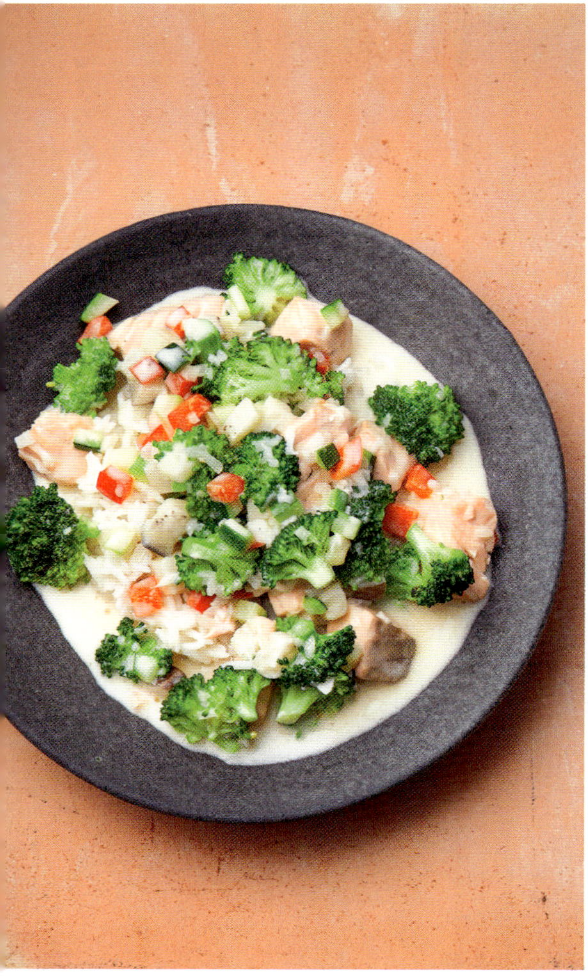

1 Den Lachs zum Auftauen aus dem Tiefkühlfach nehmen.
2 500 ml Salzwasser in einem Topf zum Kochen bringen. Den Reis in ein feines Sieb geben und unter fließendem Wasser gründlich waschen. In den Topf geben und zum Kochen bringen. Deckel auflegen und bei kleiner Hitze ca. 35 Min. garen.
3 Paprika halbieren, weiße Trennwände und Kerne entfernen, waschen und in kleine Würfel schneiden. Zucchino und Aubergine waschen, putzen und ebenfalls in kleine Würfel schneiden. Zwiebel und Knoblauch schälen und klein schneiden. Zitronengras längs auf-, aber nicht ganz durchschneiden.
4 Öl in einem Topf erhitzen und Zwiebeln und Knoblauch darin glasig andünsten. Paprika, Zucchini und Aubergine dazugeben und kurz mitbraten. Mit Kokosmilch ablöschen, Zitronengras dazugeben und alles 15 Min. köcheln lassen. Den aufgetauten Lachs in Würfel schneiden.
5 Brokkoli waschen, putzen und in einzelne kleine Röschen teilen. Lachs und Brokkoli zum Gemüse geben, mit Salz, Rosmarin, Zitronensaft, Ingwer und Pfeffer würzen und weitere 5 Min. köcheln lassen.
6 Den fertigen Reis mit dem Lachsgemüse in tiefen Tellern anrichten und servieren.

Info: Lachs aus Wildfang enthält viele Omega-3-Fettsäuren, die wichtig für die Entwicklung der Zellmembranen sind. Der normale Zuchtlachs schneidet schlechter ab, dennoch bringt auch er etwas von den gewünschten Fettsäuren. Wer seiner Gesundheit etwas richtig Gutes tun möchte, nimmt Wildlachs – der schmeckt jedoch intensiver und wird trockener, das ist nicht jedermanns Sache. Das Gemüse liefert zudem u. a. Provitamin A, das Zellschäden entgegenwirken kann, sowie Magnesium, das die Erregungsübertragung von Nerven auf Muskeln reguliert. Ingwer ist gut für die Verdauung und pusht das Immunsystem.

SCHICKE SCHOLLE MIT KOKOSPÜREE UND OFENGEMÜSE

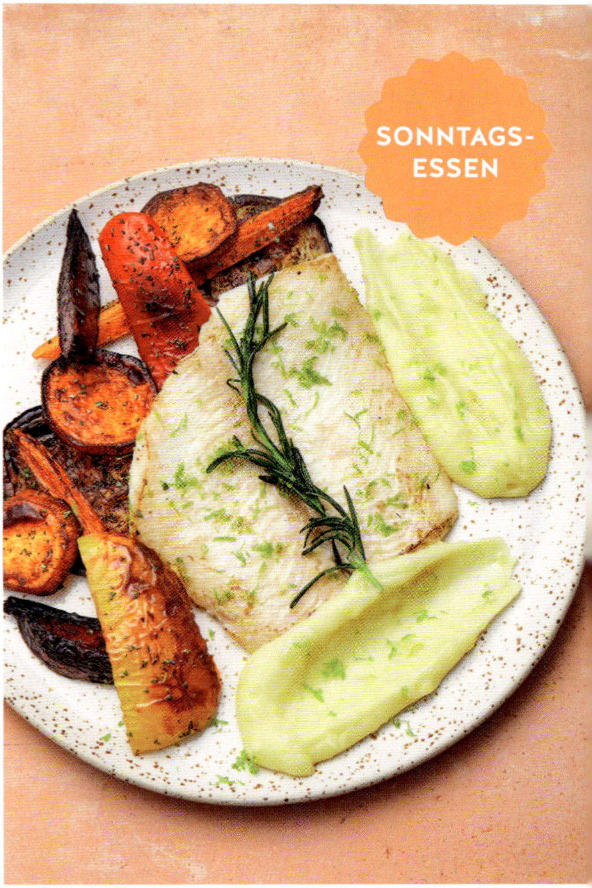

Für 2 Portionen:
650 g mehligkochende Kartoffeln | 1 Aubergine | 1 Paprika | 1 Süßkartoffel | 1 Möhre | 1 kleine Rote Beete | ca. 6 EL Olivenöl | Jodsalz ohne Fluorid | 2 Knoblauchzehen | 3 Zweige Rosmarin | 1 Dose Kokosmilch (450 ml) | Schollenfilets (ca. 400–500 g) | Pfeffer aus der Mühle | abgeriebenen Schale von 1 Bio-Limette

1 Den Backofen auf 200° vorheizen. Ein Backblech mit Backpapier auslegen.
2 Die Kartoffeln in einen Topf geben, mit Wasser bedecken und in ca. 30 Min. weich kochen. Kartoffeln abgießen und etwas abkühlen lassen.
3 Für das Ofengemüse das Gemüse waschen und putzen und je nach Sorte schälen. Die Aubergine und die Süßkartoffel in 1 cm dicke Scheiben, die Paprika in Stücke, die Rote Bete in Spalten schneiden. Das Gemüse mit 3 EL Olivenöl bepinseln, mit etwas Salz bestreuen und auf das Backblech legen.
4 Rosmarin waschen und trocken schütteln. Von 1 Zweig die Nadeln abzupfen und über das Gemüse streuen. Übrigen Rosmarin beiseitelegen. Das Gemüse im Ofen (Mitte) ca. 30 Min. backen, bis es gar und leicht gebräunt ist.
5 Die Kokosmilch mit 100 ml Wasser in einem Topf zum Kochen bringen, mit Salz würzen. Den Knoblauch schälen und ½ Zehe dazupressen. Die gegarten Kartoffeln schälen und zum Kokosmilch-Mix pressen. Die Herdplatte ausschalten und alles vorsichtig mit dem Schneebesen vermengen, bei Bedarf nachsalzen.
6 Übrigen Knoblauch in feine Scheiben schneiden. Die Schollenfilets abtupfen, salzen, pfeffern und mit dem Knoblauch und dem restlichen Rosmarin im übrigen Olivenöl 3–4 Min. anbraten.
7 Den Fisch auf Tellern anrichten, mit der Limettenschale bestreuen und mit Ofengemüse und Kokospüree servieren, den gebratenen Knoblauch und Rosmarin darüberstreuen.

Info: Scholle enthält Eisen, das den roten Blutfarbstoff Hämoglobin bildet. Hämoglobin wird als Hb-Wert gemessen und kann einen Eisenmangel anzeigen. Jod fördert u. a. das Wachstum und das hitzebeständige Vitamin B_3 ist notwendig für ein funktionierendes Nervensystem und für gesunde Hirnfunktionen. Das Kokospüree ist eine vegane Alternative zum klassischen Kartoffelpüree. Scholle kann gut durchgebraten werden und wird dennoch nicht trocken, eignet sich also sehr gut für Schwangere.

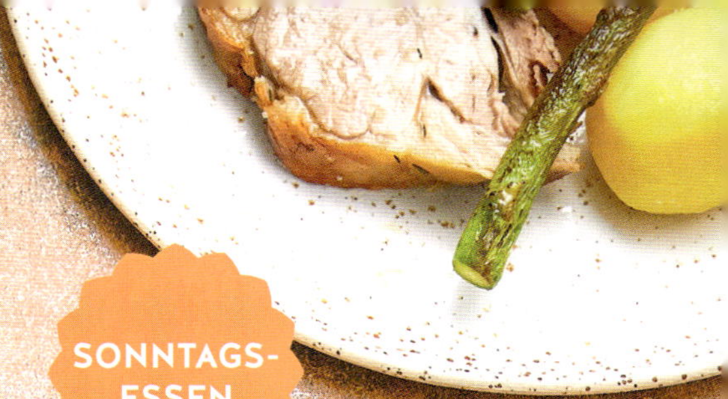

FRÜHLINGSHAFTES LAMM MIT SPARGEL

SONNTAGS-ESSEN

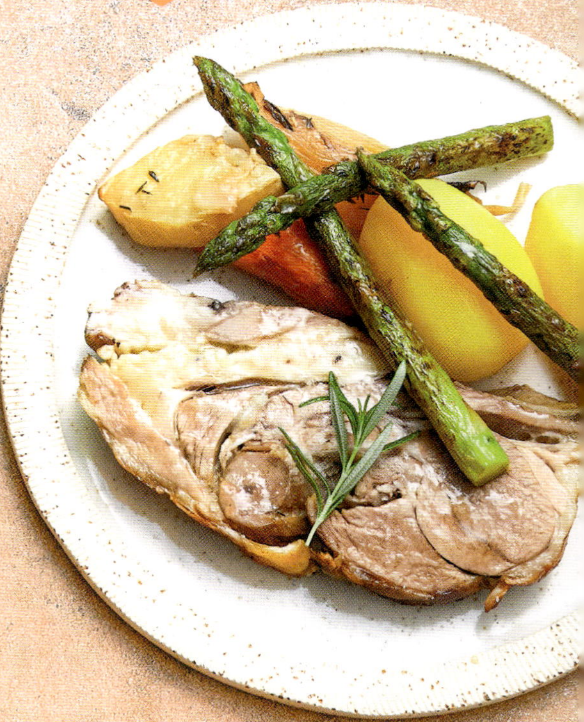

Für 2 Portionen:
1,5 kg Lammschulter (mit Knochen) oder 1 kg ohne Knochen | Jodsalz ohne Fluorid | Pfeffer aus der Mühle | 6 EL Olivenöl | 2 Möhren | 1 große Zwiebel | 2 EL Selleriewürfel | 4 Knoblauchzehen | 500 ml Brühe (selbst gemacht oder Instant) | 1 Bund gemischte Frühlingskräuter (z. B. Kerbel, Sauerampfer, Schnittlauch, Petersilie) | 100 g Butter | abgeriebene Schale von 1 Bio-Zitrone (nach Belieben) | ca. 600 g Kartoffeln | 400 g Spargel

1 Den Backofen auf 200° vorheizen. Die Lammschulter salzen und pfeffern, mit 3 EL Olivenöl einpinseln, in einen Bräter legen. Das Schmorgemüse waschen, putzen und je nach Sorte schälen. In dicke Stücke schneiden und zum Lamm geben. Die Brühe ebenfalls dazugeben.

2 Den Bräter mit einem Deckel gut verschließen. Die Temperatur auf 170° reduzieren. Das Lamm im Ofen (Mitte) 3 Std. 30 Min. garen.

3 Die Kräuter waschen, trocken schütteln und fein hacken. Mit der Butter, Salz, Pfeffer und nach Belieben mit der abgeriebenen Zitronenschale vermischen. Die Kräuterbutter kalt stellen.

4 Die Kartoffeln waschen. In einem Topf mit Wasser bedeckt in ca. 30. Min. gar kochen.

5 10 Min. vor Ende der Garzeit des Lamms den Spargel waschen, die Enden abschneiden und die Stangen im unteren Drittel schälen. 3 EL Olivenöl in einer Pfanne erhitzen und den Spargel darin braten, bis er bissfest ist.

6 Das Lamm herausnehmen, aufschneiden und mit Kartoffeln, Spargel, Schmorgemüse und Kräuterbutter anrichten. Bratensud nach Belieben salzen, pfeffern und als Sauce verwenden.

Tipp: Eine Hälfte des Lamms als Vorrat einfrieren.

Info: Fleisch liefert wertvolle Proteine, die als Baustoffe für Zellen, Enzyme und Hormone dienen. Eisen unterstützt das Wachstum. Viele Vitamine wie z. B. Vitamin B_{12} helfen u. a. dabei, die für Schwangere so wichtigen Folate aufzunehmen. Fleisch hat einen niedrigen glykämischen Index und Weidelamm weist ein günstiges Verhältnis von Omega-3- zu Omega-6-Fetten auf. Grüner Spargel enthält u. a. Chlorophyll, das z. B. die Eisenaufnahme verbessert. Er liefert Inulin und andere Ballaststoffe als Futter für die guten Darmbakterien.

HEISSES OFEN-HÄHNCHEN MIT KARTOFFELGEMÜSE

Für 2 Portionen:
2 Hähnchenkeulen | Jodsalz ohne Fluorid | Pfeffer aus der Mühle | 2 TL edelsüßes Paprikapulver | 1 Zweig Rosmarin | 400 g kleine Kartoffeln | 3 EL Olivenöl | 1 kleiner Zucchino | 1 rote Paprika | 200 g Kirschtomaten | 1 EL getrockneter Oregano

1 Den Backofen auf 200° vorheizen. Ein Backblech mit Backpapier belegen.
2 Die Hähnchenkeulen mit Salz, Pfeffer und Paprikapulver einreiben und auf das Backblech legen. Im Ofen (Mitte) ca. 40–45 Min. backen.
3 Den Rosmarin waschen, trocken schütteln, die Nadeln vom Zweig streifen und fein hacken. Die Kartoffeln waschen, schälen, halbieren und in eine Schüssel geben. Mit Salz, Pfeffer und Rosmarin bestreuen, 2 EL Olivenöl dazugeben und alles vermischen. Nach 10 Min. zum Fleisch legen und 30 Min. mitbacken.
4 Den Zucchino waschen und in längliche Streifen schneiden. Paprika halbieren, waschen, weiße Trennwände und Kerne entfernen und in Streifen schneiden. Die Tomaten waschen. 1 EL Olivenöl, Salz, Pfeffer und Oregano mischen und über das vorbereitete Gemüse träufeln.
5 Paprikastreifen nach 15, Zucchini nach 25 Min. auf das Backblech zu den Hähnchenkeulen und den Kartoffeln geben und mitbacken.

Info: Hähnchen liefert neben wertvollem Vitamin B_{12}, das u. a. am Aufbau der DNS beteiligt ist und Zellteilung und -wachstum anregt, auch Eisen, das wichtig fürs Immunsystem ist. Das in der Paprika reichlich enthaltene Vitamin C wird zwar durch die Hitze zerstört, dafür erhöht sich aber die Bioverfügbarkeit des antioxidativ wirkenden Betacarotins. Paprika enthält auch das hitzestabile Vitamin B_2, das wichtig für die Erhaltung einer Schutzschicht um unsere Nerven ist.

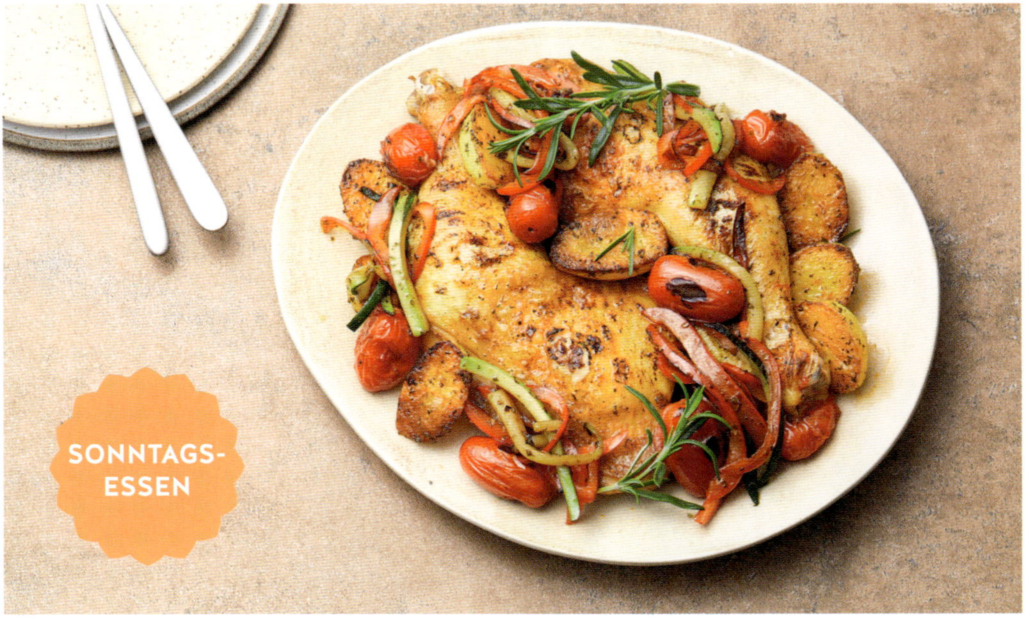

SÜSSE SPEISEN

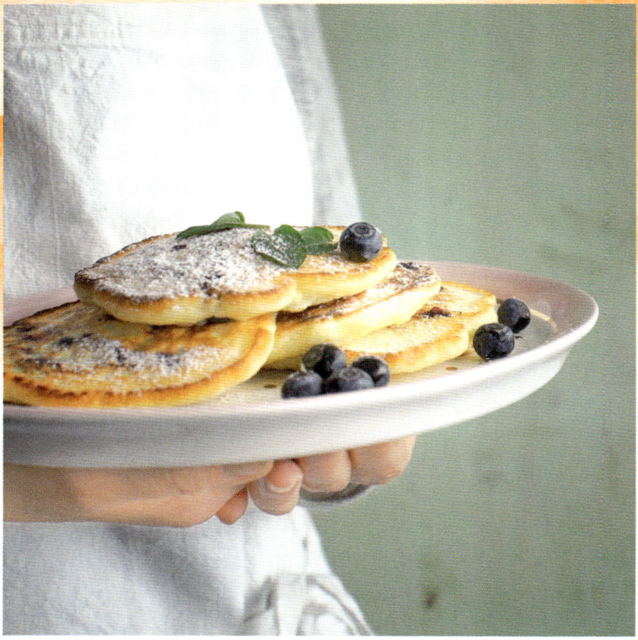

Heißhunger und Gelüste, gerade auf die süßen Dinge des Lebens, sind in der Schwangerschaft und auch sonst nicht ungewöhnlich. In der Schwangerschaft geht es aber auch um die Gesundheit des Kindes und daher ist es wichtig zu versuchen, die »Süßlust« mit gesunden oder zumindest gesünderen Alternativen zu befriedigen. Gleichzeitig könnte man sich abgewöhnen, dass man z. B. nach jeder Mahlzeit etwas Süßes braucht oder am Abend auf dem Sofa unbedingt noch eine kleine Belohnung verdient hat (die natürlich süß ist). Wenn ich Hunger auf etwas Süßes habe, endet das meistens mit einem kleinen Müsli (wie dem Beerenmüsli von Seite 105) oder mit 75-prozentiger Zartbitterschokolade kombiniert mit Trockenobst (siehe Seite 108). Manchmal mache ich mir ein Apfelmus (siehe Seite 146) und esse das zusammen mit Joghurt, Nüssen und gehackten getrockneten Aprikosen und im Sommer genieße ich häufig ein schnelles Beereneis (Rezept siehe Seite 141), das manchmal nur aus gemixten gefrorenen Beeren besteht.
Natürlich esse ich ab und zu auch normale Süßigkeiten oder ein Desserts aber eben nur hin und wieder als besonderes Highlight. Zum Glück gibt es viele leckere Rezepte, mit denen ihr Süßes auf gesündere Art und Weise zu euch nehmen könnt. Einige davon findet ihr hier.

APFELSALAT MIT JOGHURT UND ZIMT

Für 2 Portionen:
1 reife Banane | 2 kleinere Äpfel (z. B. Braeburn) | 300 g Joghurt | ½ TL Zimtpulver | 2 Handvoll Walnusskerne | ½ TL Xylit (ersatzweise 1 TL Ahornsirup oder Honig; nach Belieben) | 1–2 Stück Zartbitterschokolade (mind. 70 % Kakaogehalt)

1 Die Banane schälen und in feine Würfel schneiden. Die Äpfel waschen, vierteln, vom Kerngehäuse befreien und ebenfalls fein würfeln.
2 Joghurt und Zimt miteinander vermischen und cremig rühren. Banane und Äpfel unterziehen.
3 Die Walnüsse fein hacken und unterrühren. Nach Belieben Xylit hinzufügen. In zwei Schälchen füllen, die Schokoladenstücke fein raspeln, darüberstreuen und servieren.
Info: Zimt sollte von Schwangeren zwar nur in Maßen gegessen werden, ist aber sehr gesund: Das Gewürz wirkt antibakteriell, fördert die Verdauung und senkt den Blutzuckerspiegel. Bananen punkten mit Tryptophan: Es hilft den auch als Glückshormon bezeichneten Botenstoff Serotonin zu bilden. Das in Bananen enthaltene Magnesium hilft u. a. bei der Muskelentspannung. Und für Äpfel gilt: One apple a day keeps the doctor away.

SCHNELLES BEERENEIS

Für 2 Portionen:
100 g TK-Himbeeren | 70 g TK-Heidelbeeren | 3 EL Joghurt | 3 EL Sahne | 3 TL Xylit | Minzeblätter zum Dekorieren

1 Alle Zutaten in einen hohen Rührbecher füllen und mit dem Pürierstab cremig mixen.
2 Das Eis auf Teller verteilen. Die Minze waschen, trocken schütteln und auf dem Eis verteilen. Sofort servieren.
Tipp: Auch andere TK-Früchte sind geeignet. Die Milchprodukte könnt ihr durch pflanzliche Alternativen ersetzen oder ganz weglassen.
Info: Himbeeren enthalten mehr Eisen, das u. a. zu einer normalen kognitiven Funktion beiträgt, als andere Beeren. Dazu kommen wertvolle Mineralstoffe wie z. B. Phosphor, das u. a. die Zellmembran in ihrer Funktion unterstützt. Heidelbeeren enthalten u. a. Vitamin E, das für das Immunsystem gebraucht wird, und Anthocyane, die für die dunkle Farbe verantwortlich sind und zu den sekundären Pflanzenstoffen gehören – ihnen wird eine krebspräventive Wirkung nachgesagt.

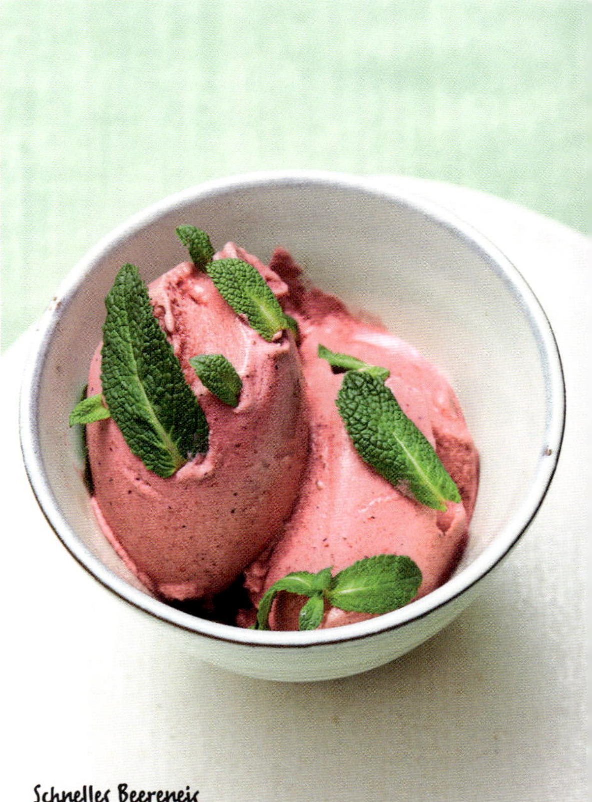

Schnelles Beereneis

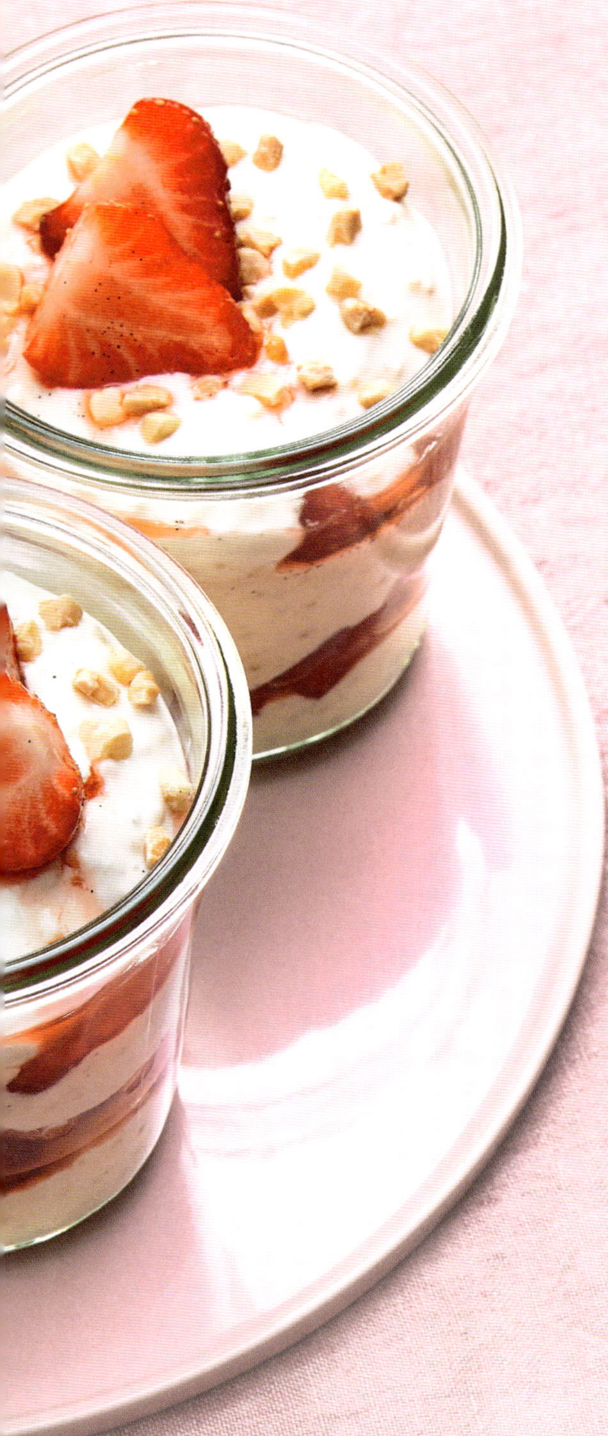

HIRSECREME MIT ERDBEEREN

Für 2 Portionen:
75 g Hirse | 250 ml Milch (ersatzweise Pflanzendrink) | 40 g gehackte Mandeln | 500 g Quark | 300 g Joghurt | 1 TL gemahlene Vanille | 4 EL Honig | 500 g Erdbeeren | 2 EL Orangensaft | 3 EL Ahornsirup

1 Die Hirse zusammen mit der Milch aufkochen und bei kleiner Hitze ca. 15 Min. köcheln. Vom Herd nehmen und abkühlen lassen.
2 Die gehackten Mandeln in einer Pfanne ohne Fett anrösten, bis sie duften. Beiseitestellen.
3 Den Quark mit Joghurt, Vanille und Honig cremig rühren. Am Schluss die gekochte und abgekühlte Hirse unterrühren.
4 Die Erdbeeren waschen, die Kelchblätter entfernen und die Früchte halbieren. Mit Orangensaft, Ahornsirup und Vanille marinieren.
5 Abwechselnd Quark und Erdbeeren in Dessertgläser schichten. Zum Schluss mit den restlichen Erdbeeren und Mandeln bestreuen.
Info: Hirse ist sehr nährstoffreich und eine gute Quelle für B-Vitamine wie das hitzestabile Vitamin B_3, das für die Bildung von Hormonen gebraucht wird, sowie Vitamin E, das gut für Haut und Haare ist. Auch gehört Hirse zu den besonders eisenreichen Getreiden. Eisen trägt u. a. dazu bei, Erschöpfungszuständen vorzubeugen.

PANCAKES MIT HEIDELBEEREN

Für 2 Portionen:
250 g Dinkelmehl | 2 TL Weinstein-Backpulver | 2 Eier | 2 EL Ahornsirup + mehr zum Servieren | 350 ml Milch | 100 ml Buttermilch | Kokosöl zum Braten | 200 g Heidelbeeren

1 Mehl und Backpulver in einer Rührschüssel vermischen.

2 In einer zweiten Rührschüssel die Eier mit dem Ahornsirup hellcremig aufschlagen. Milch und Buttermilch hinzufügen. Die Mehlmischung mit der Eiermilch verrühren und den Teig 10 Min. ruhen lassen.

3 Etwas Kokosöl in eine beschichtete Pfanne geben und erhitzen. Pro Pancake nebeneinander etwa 2–3 EL Teig in die heiße Pfanne setzen. Sobald sich Blasen an der Teigoberfläche bilden, den Teig wenden. Nach und nach 4–6 Pancakes backen. Die Pfanne dabei immer wieder nachfetten.

4 Die Heildebeeren waschen und trocken tupfen. Die fertigen Pancakes mit Ahornsirup und Heidelbeeren servieren.

Info: Heidelbeeren sind ein wahres regionales Superfood. Die kleinen Vitaminbomben enthalten u. a. viel Provitamin A, das im Körper bei Bedarf in Vitamin A umgewandelt wird und u. a. die Sehkraft stärkt. Auch Vitamin E, das Zellschäden vorbeugt, und Vitamin C, das beim Aufbau von Bindegewebe hilft, sind in relevanten Mengen enthalten.

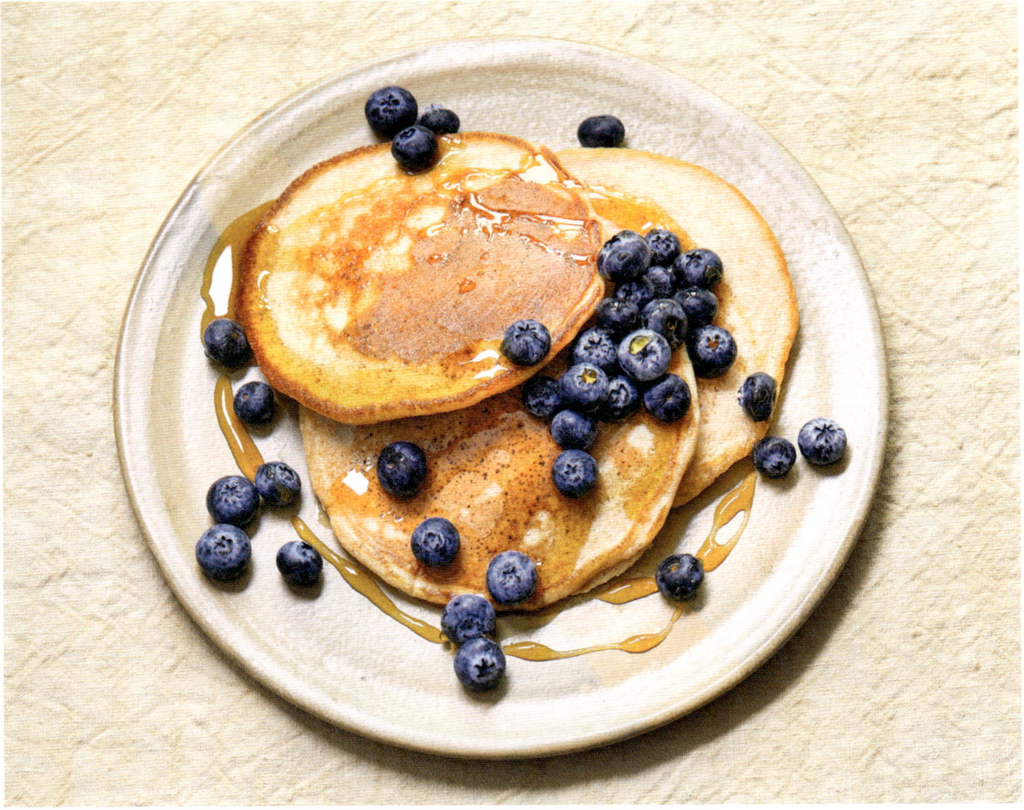

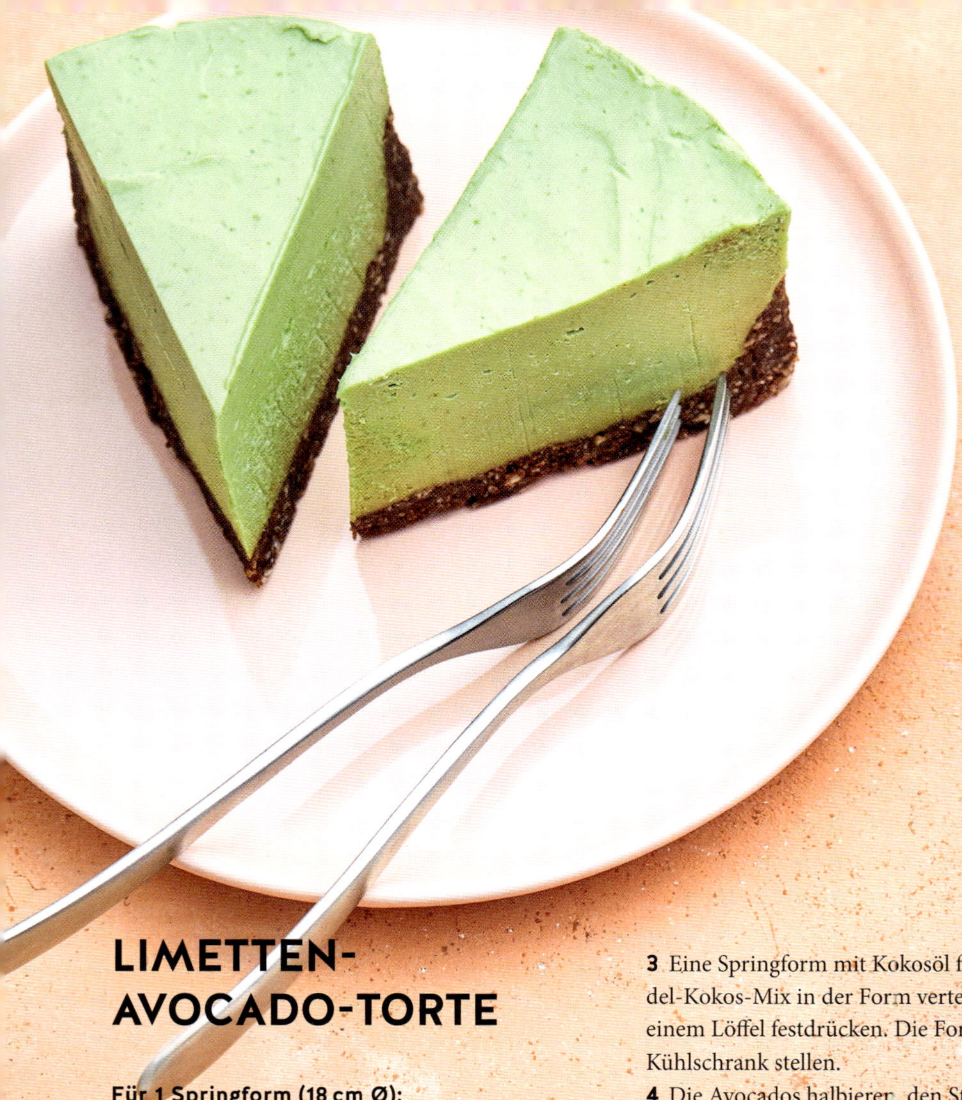

LIMETTEN-AVOCADO-TORTE

Für 1 Springform (18 cm Ø):
130 g Mandeln | 50 g Kokosraspel | 3 EL zerlassenes Kokosöl + mehr für die Form | 30 g Kakaopulver | 180 g Datteln (ohne Stein) | 5 mittelgroße Avocados | 9 Limetten | 180 ml Ahornsirup | 180 ml Kokosöl

1 Den Backofen auf 150° vorheizen. Ein Backblech mit Backpapier belegen. Die Mandeln und Kokosraspel auf das Backblech legen und 7–8 Min. im Ofen (Mitte) rösten. Kokosöl in einem kleinen Topf zum Schmelzen bringen.

2 Mandeln und Kokosraspel mit Kakaopulver, Datteln und Kokosöl in einer Küchenmaschine zu einer krümeligen Masse verarbeiten.

3 Eine Springform mit Kokosöl fetten, den Mandel-Kokos-Mix in der Form verteilen und mit einem Löffel festdrücken. Die Form in den Kühlschrank stellen.

4 Die Avocados halbieren, den Stein entfernen und das Fruchtfleisch in Stücke schneiden. Die Limetten auspressen und mit Avocados, Ahornsirup und Kokosöl pürieren. Nach Belieben mehr Limettensaft oder Ahornsirup dazugeben.

5 Die Form aus dem Kühlschrank nehmen und die Füllung darauf verteilen. Die Form abdecken und mind. 3 Std. in den Kühlschrank stellen.

Info: Avocados weisen einen hohen Gehalt an einfach ungesättigten Fetten auf, die gut für das Herz sind, sowie zahlreiche Nährstoffe wie Vitamin K, das die Knochenbildung aktiviert. Mandeln liefern u. a. viele gesunde Proteine, die Hauptbestandteile der Muskulatur sind, und Limetten versorgen mit Vitamin C.

CRUNCHY MELONENSALAT

Für 2 Portionen:
80 g gehackte Mandeln | 70 g Haferflocken | 40 g Sesam | 40 g Honig | 1 EL Rapsöl | 1 Papaya | 1 Honigmelone | Honig | frisch gepresster Limettensaft

1 Den Backofen auf 175° vorheizen. Ein Backblech mit Backpapier belegen. Mandeln, Haferflocken, Sesam, Honig und Rapsöl in einer großen Schüssel miteinander vermischen.
2 Die Mischung gleichmäßig auf dem Backblech verteilen und im Ofen (Mitte) in 20 Min. goldbraun backen. Das Crunchy mehrmals wenden. Anschließend aus dem Ofen nehmen und abkühlen lassen.
3 Die Papaya halbieren, entkernen, schälen und in mundgerechte Würfel schneiden. Die Honigmelone ebenfalls halbieren. Eine Hälfte zur Seite legen. Die andere Hälfte schälen, entkernen und in kleine Würfel schneiden. Mit den Papayastücken mischen.
4 Die restliche Honigmelone ebenfalls entkernen und das Fruchtfleisch herausschneiden oder -schaben. Zusammen mit dem Honig und Limettensaft pürieren. Je nach Geschmack mehr Honig oder Limettensaft dazugeben.
5 Die Fruchtwürfel mit dem Püree marinieren und zum Schluss mit dem Crunchy bestreuen.
Info: Honigmelonen und Papaya liefern u. a. Kalium, das den Nerven- und Muskelstoffwechsel unterstützt. Mandeln und Sesam enthalten u. a. viel Kalzium und tragen so zur normalen Funktion von Verdauungsenzymen bei sowie das an der Zellteilung beteiligte Magnesium.

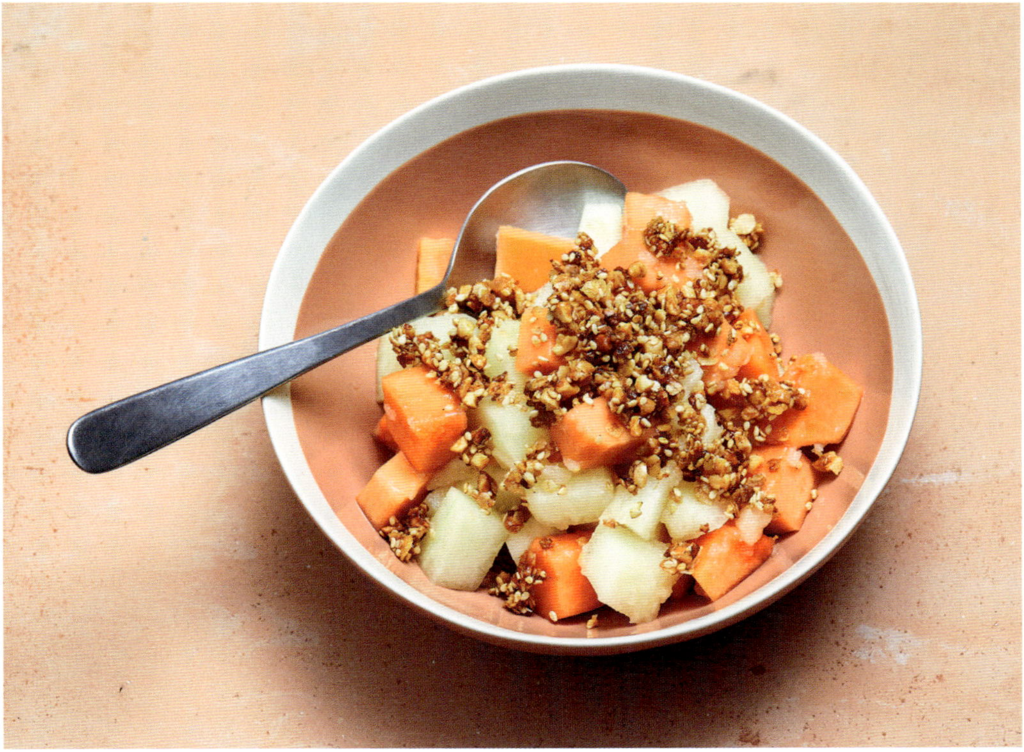

PEKTINREICHES APFELMUS

Für 2 Portionen:
600 g Äpfel (z. B. Elstar, Pinova) | 1 TL Xylit (nach Belieben)

1 Die Äpfel gründlich waschen und in ca. 3 cm große Stücke schneiden.
2 Die Apfelstücke in einen mittelgroßen Topf geben, ein Drittel der Apfel-Füllmenge mit Wasser aufgießen, Deckel auflegen und aufkochen lassen, nach ca. ½ Min. den Herd abschalten.
3 Die Äpfel ca. 10 Min. ziehen lassen. Die Schale sollte glasig sein, aber einige Äpfel noch relativ fest (hängt auch von der Frische der Äpfel und der Apfelsorte ab, je mehliger sie sind, desto schneller zerfallen sie).
4 Alles gründlich pürieren, nach Belieben mit Xylit abschmecken, in saubere Gläser mit Schraubverschluss füllen und kalt stellen (hält sich im Kühlschrank einige Tage).

Tipp: Apfelmus kann man sowohl einfach so essen als auch zu Naturjoghurt, Pfannkuchen oder Reibekuchen servieren.

Info: Die in Äpfeln enthaltenen Pektine haben eine festigende und wasserregulierende Funktion und können Giftstoffe im Darm binden, die Flavonoide, Polyphenole und Ballaststoffe sind Futter für die Darmmikrobiota und regenerieren gleichzeitig die Magenschleimhaut. Weil die Äpfel nur knapp gar sind, bleiben mehr Vitamine erhalten und das Pektin wird besser bioverfügbar.

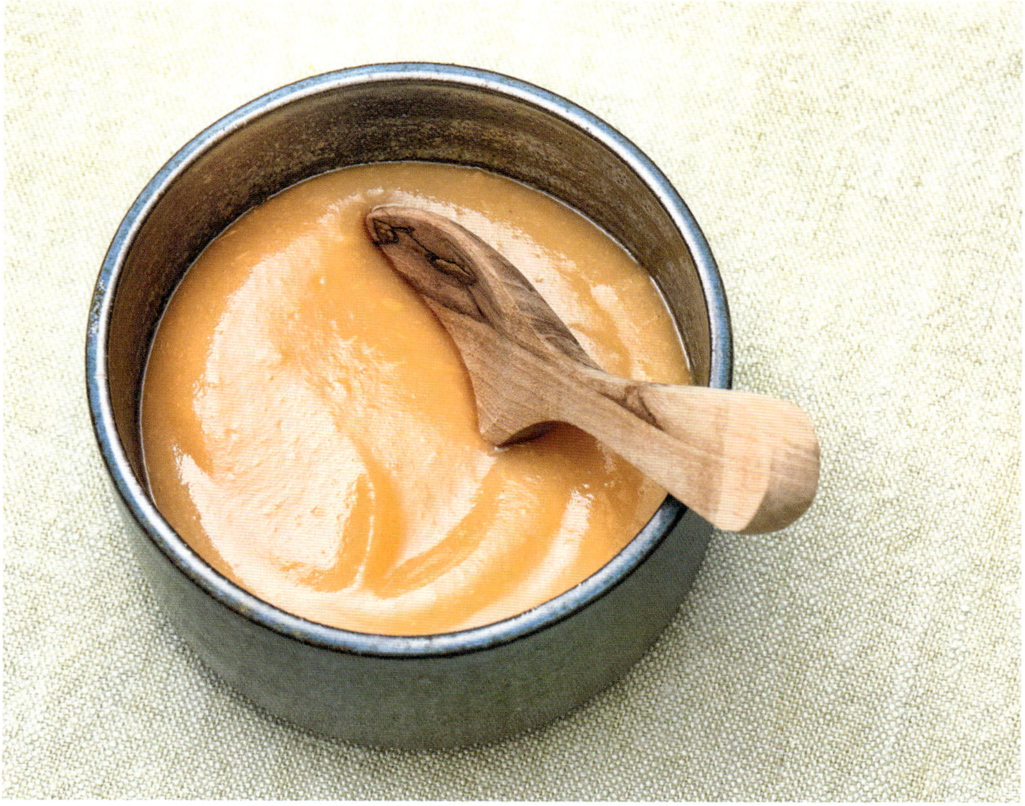

GESCHMORTE BIRNEN MIT SCHOKOSAUCE

Für 2 Portionen:
60 g Zartbitterschokolade (mind. 75 % Kakaogehalt) | 2 Birnen (z. B. Williams Christ) | 3 EL Butter | 4 EL Mandelblättchen

1 Die Schokolade in Stücke teilen und in einer Metallschüssel über einem heißen Wasserbad schmelzen lassen. Ab und zu umrühren.
2 Inzwischen die Birnen gründlich waschen, in Viertel schneiden, die Kerngehäuse herausschneiden und schälen.
3 In einer beschichteten Pfanne 1 EL Butter bei mittlerer Hitze zerlassen, die Birnenstücke hineingeben und ungefähr 5 Min. sanft anbraten. In einer zweiten Pfanne 2 EL Butter ebenfalls bei mittlerer Hitze zerlassen und die Mandelblättchen darin goldbraun rösten.
4 Die Birnenstücke auf zwei Tellern verteilen, die Schokoladensauce darübergießen und großzügig mit Mandelblättchen garnieren.
Info: Grundsätzlich steckt in Schokolade natürlich viel Zucker, weshalb sie nur in Maßen genossen werden sollte. Dunkle Schokolade enthält darüber hinaus aber auch viel Kakao und der liefert u. a. Flavanole, die die Blutgefäße elastischer machen und leicht blutdrucksenkend wirken. In den vitamin- und mineralstoffreichen Birnen steckt z. B. Mangan, das neben anderem gut für den Bindegewebsstoffwechsel ist. Mandeln enthalten Ballaststoffe, die das Wachstum probiotischer Bakterien im Darm unterstützen.

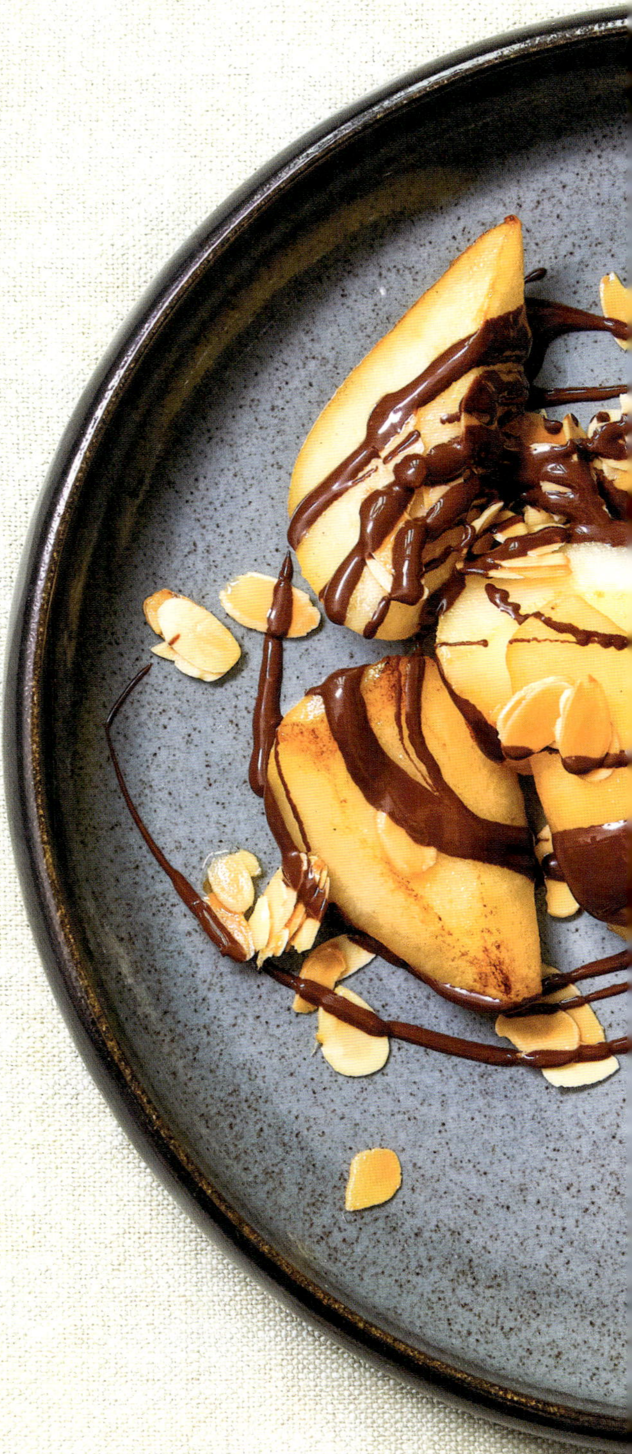

NÄHRSTOFFREICH ESSEN IM FRÜHLING

In der Frühlingssaison wächst endlich wieder die Auswahl für eine regionale Küche. Gut sind jetzt Gerichte mit vielen frühlingsfrischen Nährstoffen, die euch nach der Winterpause mit neuer Kraft versorgen und zusammen mit dem lange vermissten Sonnenlicht eure Vitalitätsspeicher wieder auffüllen.

Tageszeit	Bestandteile	Nährstoffe u. a.	Gut für den Darm
Starter	1 Glas lauwarmes Wasser mit einem Spritzer Zitronensaft	- Mineralien - Vitamin C	Lauwarmes Wasser auf nüchternen Magen regt die Verdauung an
Frühstück	Der beste Frischkäse-Dip, Rezept siehe Seite 104, z. B. mit getoastetem Roggenvollkornbrot	- Kalzium - Eiweiß - Vitamin C	- Antioxidantien - Kalzium - B-Vitamine
Zwischenmahlzeit	Pektinreiches Apfelmus, Rezept siehe Seite 146, z. B. mit Joghurt und Walnüssen	- Kalium - Provitamin A - Polyphenole	- Milchsäurebakterien - Pektine - Ballaststoffe
Mittagessen	Salat mit Feta, Rezept siehe Seite 112	- Folsäure - Kalzium - Magnesium	- Ballaststoffe - Milchsäurebakterien - gesunde Fette
	Verlockende Spargelquiche, Rezept siehe Seite 131	- Eisen - Jod - Vitamin B_3	- Präbiotika - Ballaststoffe - Senföle
Zwischenmahlzeit	Herrliche Limetten-Avocado-Cremetorte, Rezept siehe Seite 144	- Vitamin C - Ballaststoffe - Betacarotin	- gesunde Fette - Ballaststoffe
Abendessen	Grüne Kräutersuppe, Rezept siehe Seite 122, z. B. mit Dinkelvollkorntoast und Butter	- Chlorophyll - Eisen - Vitamin K	- Antioxidantien - Kollagen (Brühe) - Ballaststoffe

Trinken: Bitte achtet darauf, über den Tag verteilt genug Flüssigkeit zu euch zu nehmen – 2 bis 3 Liter, idealerweise Wasser. Mehr zum Thema Getränke in der Schwangerschaft steht ab Seite 71.

NÄHRSTOFFREICH ESSEN IM SOMMER

Im Sommer können wir uns mit vollen Händen aus einer großen Vielfalt an frischen Lebensmitteln bedienen und bunt, abwechslungsreich und ohne große Anstrengungen gesund essen. Viele Gemüse- und Obstsorten wie Beeren haben jetzt Saison und liefern zahlreiche Mikronährstoffe für werdende Mütter und ihre Babys.

Tageszeit	Bestandteile	Nährstoffe u. a.	Gut für den Darm
Starter	1 Glas lauwarmes Wasser mit einem Spritzer Zitronensaft	- Mineralien - Vitamin C	Lauwarmes Wasser auf nüchternen Magen regt die Verdauung an
Frühstück	Saftiges Beeren-Kirsch-Müsli mit frischen Beeren, Rezept siehe Seite 105	- Antioxidantien - Provitamin A - Folsäure	- sekundäre Pflanzenstoffe - Ballaststoffe - Milchsäurebakterien
Zwischenmahlzeit	Gesunde Kräuteroliven, Rezept siehe Seite 108	- Natrium - Folsäure - Eisen	- gesunde Fette - Antioxidantien - Bitterstoffe
Mittagessen	Asia-Lachs mit Gemüse und Reis, Rezept siehe Seite 136	- Omega-3-Fettsäuren - Provitamin A - Magnesium	- gesunde Fette - Ballaststoffe - Präbiotika
Zwischenmahlzeit	Crunchy Melonensalat, Rezept siehe Seite 145	- Vitamin C - Kalzium - Magnesium	- Ballaststoffe - Präbiotika - Enzyme
Abendessen	Lauwarmer Gemüsesalat, z. B. mit geröstetem Roggenvollkornbrot mit Olivenöl, Rezept siehe Seite 119	- Betakarotin - Kalium - Lycopin	- Ballaststoffe - Antioxidantien - Präbiotika

Trinken: Bitte achtet darauf, über den Tag verteilt genug Flüssigkeit zu euch zu nehmen – 2 bis 3 Liter, idealerweise Wasser. Mehr zum Thema Getränke in der Schwangerschaft steht ab Seite 71.

NÄHRSTOFFREICH ESSEN IM HERBST

Im Herbst werden die Tage kürzer und der Körper muss seinen Wärmehaushalt in Schwung bringen, um gesund durch diese wechselhafte Jahreszeit zu kommen. Dabei helfen Gerichte, die wärmende Eigenschaften aufweisen und zudem mit vielen wertvollen Nährstoffen und Mikronährstoffen zu einer guten Versorgung mit allem beitragen, was die werdende Mutter braucht.

Tageszeit	Bestandteile	Nährstoffe u. a.	Gut für den Darm
Starter	1 Glas lauwarmes Wasser mit einem Spritzer Zitronensaft	- Mineralien - Vitamin C	Lauwarmes Wasser auf nüchternen Magen regt die Verdauung an
Frühstück	Avocado-Zitronen-Aufstrich, Rezept siehe Seite 103, z. B. auf getoastetem Roggenvollkornbrot	- Folsäure - Vitamin E - B-Vitamine	- gesunde Fette - Ballaststoffe - Betakarotin
Zwischenmahlzeit	Power-Apfel-Hafer-Smoothie, Rezept siehe Seite 107	- Kalium - Kalzium - Provitamin A	- Pektine - Ballaststoffe - Milchsäurebakterien
Mittagessen	Apfel-Rote-Bete-Salat mit Nüssen und Sesam, Rezept siehe Seite 115	- Eisen - Folsäure - Zink	- wertvolle Fette - Ballaststoffe - sekundäre Pflanzenstoffe
	Schicke Scholle mit Ofengemüse und Kokospüree, Rezept siehe Seite 137	- Eisen - Jod - Vitamin B_3	- gut verträglich - Ballaststoffe - sekundäre Pflanzenstoffe
Zwischenmahlzeit	Geschmorte Birnen mit Schokosauce, Rezept siehe Seite 147	- Flavanole - Mangan - Aminosäuren	- Ballaststoffe - Pektine - sekundäre Pflanzenstoffe
Abendessen	Kürbissuppe mit roten Linsen, Rezept siehe Seite 128	- Provitamin A - Eisen - Eiweiß	- Ballaststoffe - B-Vitamine - Pektine

Trinken: Bitte achtet darauf, über den Tag verteilt genug Flüssigkeit zu euch zu nehmen – 2 bis 3 Liter, idealerweise Wasser. Mehr zum Thema Getränke in der Schwangerschaft steht ab Seite 71.

NÄHRSTOFFREICH ESSEN IM WINTER

Der Winter ist kalt und dunkel. Da wir aber auch jetzt eine kräftigende und nährstoffreiche Ernährung brauchen – gerade wenn wir schwanger sind – bringen nun auch Dosentomaten oder tiefgefrorene Beeren und besonders saisonale Wurzelgemüse reichlich Vitamine, Mineralien und Spurenelemente auf den Tisch und liefern uns die nötige Energie.

Tageszeit	Bestandteile	Nährstoffe u. a.	Gut für den Darm
Starter	1 Glas lauwarmes Wasser mit einem Spritzer Zitronensaft	- Mineralien - Vitamin C	Lauwarmes Wasser auf nüchternen Magen regt die Verdauung an
Frühstück	Alternative Himbeermarmelade, Rezept Seite 104, z. B. auf frischem Vollkornbrot mit Quark (20 % Fett)	- B-Vitamine - Magnesium - Kalzium	- Antioxidantien - Ballaststoffe - Fruchtsäuren
Zwischenmahlzeit	Kleine Kraftpakete, Rezept siehe Seite 108	- Kalzium - Magnesium - Betakarotin	- wertvolle Fette - Ballaststoffe - Polyphenole
Mittagessen	Radicchiosalat mit Koriander, Rezept siehe Seite 114	- Folsäure - Vitamin C - Kalzium	- Bitterstoffe - Ballaststoffe - gesunde Fette
	Chili con Carne mit Kakao, Rezept siehe Seite 129	- Vitamin B_{12} - Eisen - Vitamin B_2	- Ballaststoffe - sekundäre Pflanzenstoffe - Präbiotika
Zwischenmahlzeit	Apfelsalat mit Joghurt und Zimt, Rezept siehe Seite 141	- Tryptophan - Magnesium - Kalzium	- Ballaststoffe - Pektine - Milchsäurebakterien
Abendessen	Kartoffel-Ingwer-Eintopf, Rezept siehe Seite 126	- Betakarotin - Vitamin E - Kalium	- Ballaststoffe - Präbiotika - wertvolle Fette

Trinken: Bitte achtet darauf, über den Tag verteilt genug Flüssigkeit zu euch zu nehmen – 2 bis 3 Liter, idealerweise Wasser. Mehr zum Thema Getränke in der Schwangerschaft steht ab Seite 71.

NÄHRSTOFFREICH ESSEN FÜR EILIGE

Hier findet ihr Anregungen, wie ihr genug Nährstoffe aufnehmen könnt, auch wenn ihr keine Zeit zum Kochen habt. Und für den Fall, dass es noch schneller gehen muss, gibt es Freestyle-Blitzvarianten.

Tageszeit	Bestandteile	Nährstoffe u. a.	Gut für den Darm
Starter	1 Glas lauwarmes Wasser mit einem Spritzer Zitronensaft	- Mineralien - Vitamin C	Lauwarmes Wasser auf nüchternen Magen regt die Verdauung an
Frühstück	Avocado-Zitronen-Aufstrich, Rezept siehe Seite 103, z. B. auf getoastetem Vollkornbrot; Blitz: Vollkornbrot mit Avocado, Salz und Pfeffer	- Folsäure - Vitamin E - B-Vitamine	- gesunde Fette - Ballaststoffe - Betakarotin
Zwischenmahlzeit	1 Glas selbst gemachte Brühe (vorab aufgetaut und erhitzt), Rezept siehe Seite 121, 1 Apfel und eine Handvoll Nüsse; Blitz: 1 Apfel und 1 Handvoll Nüsse	- Magnesium - Kalzium - B-Vitamine - Vitamin E	- Kollagen (Brühe) - Ballaststoffe - Pektine - gesunde Fette
Mittagessen	Toskanisches Cecina, Rezept siehe Seite 134, mit Tomaten und Oliven; Blitz: Spiegelei mit getoastetem Vollkornbrot mit Butter, Tomaten und Oliven	- Magnesium - B-Vitamine - Kalium - Eiweiß	- Ballaststoffe - Antioxidantien - Präbiotika - sekundäre Pflanzenstoffe
Zwischenmahlzeit	Schnelles Beereneis, Rezept siehe Seite 141; Blitz: Beeren (vorab aufgetaut, erhitzt, abgekühlt oder frische Beeren) mit Naturjoghurt	- Eisen - Phosphor - Vitamin E	- Ballaststoffe - Milchsäurebakterien - sekundäre Pflanzenstoffe
Abendessen	Bunter Salatmix, Rezept siehe Seite 112, dazu Vollkornbrot mit Butter und Schinken	- Provitamin A - Eiweiß - Vitamin B_{12}	- Ballaststoffe - Betakarotin - Antioxidantien

Trinken: Bitte achtet darauf, über den Tag verteilt genug Flüssigkeit zu euch zu nehmen – 2 bis 3 Liter, idealerweise Wasser. Mehr zum Thema Getränke in der Schwangerschaft steht ab Seite 71.

NÄHRSTOFFREICHER VEGAN-DAY

Heute keine Lust auf tierische Produkte? Kein Problem, mit diesen Rezeptideen kommt ihr vegan über den Tag, könnt so euren Säure-Basen-Haushalt ausgleichen und dabei reichlich Nährstoffe tanken, die euch und das Baby mit allem versorgen, was ihr braucht. Ich rate Schwangeren generell nicht zum Veganismus, aber hier und da ein veganer Tag ist definitiv gut für die Gesundheit!

Tageszeit	Bestandteile	Nährstoffe u. a.	Gut für den Darm
Starter	1 Glas lauwarmes Wasser mit einem Spritzer Zitronensaft	- Mineralien - Vitamin C	Lauwarmes Wasser auf nüchternen Magen regt die Verdauung an
Frühstück	Krönendes Kräutertopping, Rezept siehe Seite 103, z. B. auf getoastetem Rollgenvollkornbrot mit Avocado	- Folsäure - Vitamin E - B-Vitamine	- gesunde Fette - Ballaststoffe - Betacarotin
Zwischenmahlzeit	Gesunde Kräuteroliven, Rezept siehe Seite 108	- Natrium - Folsäure - Eisen	- gesunde Fette - Antioxidantien - Bitterstoffe
Mittagessen	Knackige Rohkostplatte (statt Crème-fraîche-Dressing ein anderes verwenden), Rezept siehe Seite 113, dazu geröstetes Vollkornbrot mit Olivenöl	- Chlorophyll - Vitamin C - Magnesium	- Ballaststoffe - gesunde Fette - Antioxidantien
Zwischenmahlzeit	Saftiges Beeren-Kirsch-Müsli, Rezept siehe Seite 105	- Antioxidantien - Provitamin A - Folsäure	- sekundäre Pflanzenstoffe - Ballaststoffe - Milchsäurebakterien
Abendessen	Vollkorn-Pasta mit Tomaten-Pilz-Sauce, Rezept siehe Seite 135	- Phosphor - Kalium - Lycopin	- Ballaststoffe - Präbiotika - sekundäre Pflanzenstoffe

Trinken: Bitte achtet darauf, über den Tag verteilt genug Flüssigkeit zu euch zu nehmen – 2 bis 3 Liter, idealerweise Wasser. Mehr zum Thema Getränke in der Schwangerschaft steht ab Seite 71.

BÜCHER UND WEBSITES, DIE WEITERHELFEN

Schwangerschaft allgemein

Jana Friedrich *Das Geheimnis einer schönen Geburt,* Jana Friedrich

Delia Grasberger *Autogenes Training (mit CD): Über 100 Anwendungsmöglichkeiten für Körper und Seele* GRÄFE UND UNZER VERLAG

Silvia Höfer *Tag für Tag durch meine Schwangerschaft: Faszinierende Bilder, umfassender Rat, spannende Infos* GRÄFE UND UNZER VERLAG

Gerald Hüther und Ingeborg Weser *Das Geheimnis der ersten neun Monate: Reise ins Leben* Beltz

Franz Kaiser und Annette Nolden *Das große Buch zur Schwangerschaft: Umfassender Rat für jede Woche* GRÄFE UND UNZER VERLAG

Online-Hebammensprechstunde
www.babyclub.de/hebammensprechstunde/

Hebammensuche
www.babyclub.de/hebamme/

Hebammenkurssuche
www.babyclub.de/hebammensprechstunde/kurssuche/

Familienplanung – Website der Bundeszentrale für gesundheitliche Aufklärung
www.familienplanung.de

Netzwerk gesund ins Leben
www.gesund-ins-leben.de

Schwangerschaft und Ernährung

Dagmar von Cramm *Das Monats-Kochbuch für Schwangere: Monat für Monat die perfekte Nährstoffpower* GRÄFE UND UNZER VERLAG

Marion Grillparzer *Glyx-Kompass* GRÄFE UND UNZER VERLAG

Sarah Schocke *Veggie for Moms: Die besten vegetarischen Rezepte für Schwangerschaft und Stillzeit* ZS Verlag

Schwangerschaft und Bewegung

Verena Wiechers *Prä- & postnatales Training: Sport und Fitness während der Schwangerschaft und nach der Geburt, inkl. Rückbildungsgymnastik* mamaworkout

DVDs für Prä- und Postnatales Training
www.mamaworkout.de

Für Schwangere, werdende Väter und werdende Eltern

Jens Corssen *Lieben: Warum das größte aller Gefühle in Wahrheit eine Haltung ist* kailash

Anja Constance und Christian Gaca *Von guten Eltern ... und glücklichen Paaren* Kösel

Isabella Heidinger *Das Eltern-Kursbuch für eine entspannte Babyzeit* GRÄFE UND UNZER VERLAG

Gerald Hüther und Uli Hauser *Jedes Kind ist hoch begabt: Die angeborenen Talente unserer Kinder und was wir aus ihnen machen* Knaus

Gerald Hüther und André Stern *Was schenken wir unseren Kindern? Eine Entscheidungshilfe* Penguin

Jesper Juul *Mann und Vater sein* Herder

Jesper Juul *Was Familien trägt* Beltz

Nicola Schmidt *artgerecht – Das andere Baby-Buch: Natürliche Bedürfnisse stillen. Gesunde Entwicklung fördern. Naturnah erziehen* Kösel

Philippa Perry *Das Buch, von dem du dir wünschst, deine Eltern hätten es gelesen: (und deine Kinder werden froh sein, wenn du es gelesen hast)* Ullstein

Marshall B. Rosenberg *Gewaltfreie Kommunikation: Eine Sprache des Lebens* Junfermann

Alexander Uhlmann *Papa, sei bereit!* Js

Weleda AG *Das Weleda Babybuch: Selbstvertrauen, Zuverlässigkeit und Liebe. Warum Eltern nur wenig brauchen* Ulmer

Blog, Podcast, Bücher über Leben mit Kindern
www.gewuenschtestes-wunschkind.de

Blog über Wege achtsamer Elternschaft
www.mutterliebe.net

Baby- und Kindergesundheit

Martin Hirte *Impfen kurz & praktisch: Orientierungshilfen für Eltern bei Impfentscheidungen* Knaur

Jan Vagedes *Das Kinder-Gesundheitsbuch: Kinderkrankheiten ganzheitlich vorbeugen und heilen* GRÄFE UND UNZER VERLAG

Markus Wiesenauer *Quickfinder-Homöopathie für Kinder: Der schnellste Weg zum richtigen Mittel* GRÄFE UND UNZER VERLAG

Essen mit Babys

Dagmar von Cramm *Das große GU Kochbuch für Babys & Kleinkinder: Von der Stillzeit bis zum Kleinkindalter* GRÄFE UND UNZER VERLAG

Lena Merz und Annina Schäflein *Breifrei für Babys* GRÄFE UND UNZER VERLAG

Der gesunde Darm

Giulia Enders *Darm mit Charme* Ullstein

Sandra Strehle *Rezepte für einen gesunden Darm: So bringen Sie Ihren Bauch zur Ruhe* GRÄFE UND UNZER VERLAG

Einkaufstipps

Zeigen bedenkliche Inhaltsstoffe:
Die Apps »*ToxFox*«, »*Codecheck*« und »*Giftfrei einkaufen*«
Ökotest
www.oekotest.de
Stiftung Warentest
www.test.de

Giftfreie Öko- und Biokleider, Möbel, Spielzeug für Babys (und Kinder), z. B.
www.hans-natur.de
www.allnatura.de
www.hessnatur.de
www.assmus.de
www.livipur.de

REGISTER

Sachregister

Rezepte von A-Z

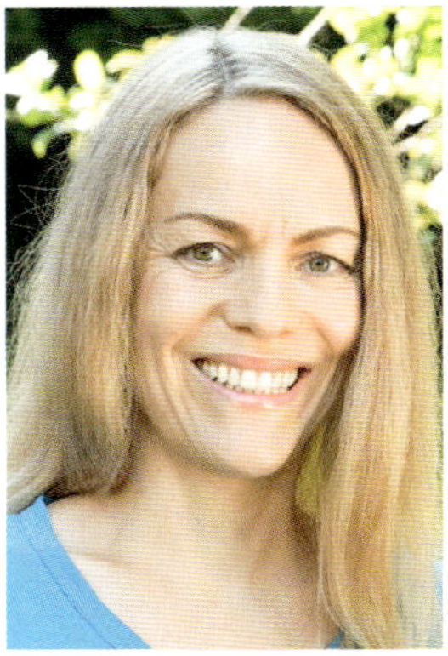

Die Autorin

Mathilde Betti, Jahrgang 1977, arbeitet als Onlineredakteurin bei babyclub.de und als freie Journalistin und Texterin. Sie befasst sich beruflich und privat bereits seit vielen Jahren intensiv mit Ernährung, Familienthemen, einem gesunden Lebensstil und Naturheilkunde. In ihrer Familie hat Essen einen sehr hohen Stellenwert, da auch ihr Mann mit großer Leidenschaft kocht – so probieren sie viel Neues aus und die Kinder haben so bereits in der Schwangerschaft (über das Fruchtwasser) eine große Geschmacksvielfalt kennengelernt. Mit ihrem Mann und den zwei kleinen Söhnen lebt sie in Stuttgart.

Danke

Ich bedanke mich an erster Stelle bei meinem Mann Jochen, der mich bei der Entstehung dieses Buches mit Rat und Tat unterstützt hat, nicht nur inhaltlich, sondern auch indem er sich wenn nötig um unsere Kinder kümmerte, damit ich in Ruhe schreiben konnte. Ich danke auch Bernd Eberle sehr herzlich, ohne den dieses Projekt nicht möglich gewesen wäre. Auch Nadine Widl von GU bin ich für ihre wertvolle Unterstützung sehr dankbar. Mithilfe von Margarethe Brunner konnte ich dem Werk inhaltlich noch das Sahnehäubchen aufsetzen, sie gab mir Impulse, die dieses Buch so richtig rund gemacht haben. Danke auch an alle anderen, die noch beteiligt waren – jeder Beitrag war wichtig für die Entstehung dieses Werkes!

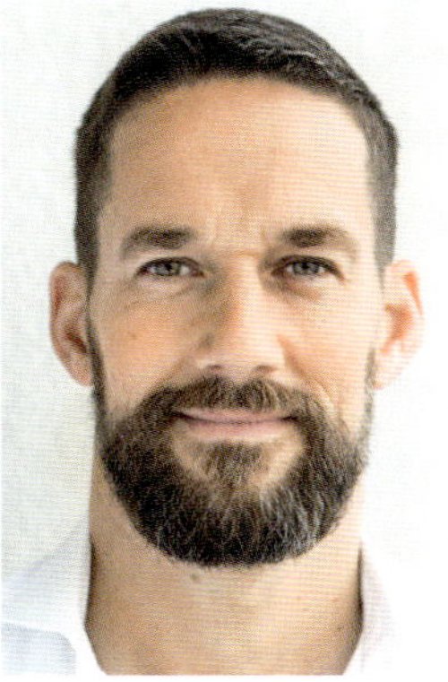

Der Fachexperte

Danke auch an Herrn Dr. med. Christian Matthai, der die Inhalte dieses Buches nicht nur als Experte überprüft hat, sondern auch Teil des Werks ist, indem er für die Leserinnen einordnet, ab welchem Ausmaß der Verdauungsbeschwerden sie ärztlichen Rat einholen sollen. Dr. Matthai ist Facharzt für Gynäkologie und Geburtshilfe sowie Ernährungs-, Sport- und Vitalstoffmediziner. Er betreibt eine eigene Praxis in Wien, ist Autor einiger Bücher, unterrichtet Studenten, hält Vorträge und hat eine eigene Nahrungsergänzungsmittellinie herausgebracht (www.matthai.at).

IMPRESSUM

GU ist eine eingetragene Marke der GRÄFE UND UNZER VERLAG GmbH, www.gu.de

ISBN 978-3-8338-7878-7
1. Auflage 2021

Projektleitung: Nadine Widl
Lektorat: Margarethe Brunner
Bildredaktion: Simone Hoffmann
Umschlaggestaltung und Layout: independent Medien Design, Horst Moser, München; ki36, Petra Schmidt, München
Herstellung: Renate Hutt
Satz: Christopher Hammond
Reproduktion: Medienprinzen GmbH, München
Druck und Bindung: Dimograf

Ein Unternehmen der GANSKE VERLAGSGRUPPE

Bildnachweis:
Cover: Stocksy, The noun project (Illustration)
Fotoproduktion: Vivi D´Angelo
Foodstyling: Antje de Vries, Josh Flatow
Adobe Stock: S. 6, 48, 80; Claudia Lieb: S. 12; Getty Images: S. 16, 30, 33, 42, 44, 70, 94, 100; GU-Archiv/Anke Schütz: S. 29; GU-Archiv/Claudia Lieb: S. 81; Imago Stock: S. 22; iStockphoto: S. 13, 14, 17, 20, 24, 25, 36, 64, 69, 78, 82, 84, 92; Lisa Matthai: S. 158; Monika Grabkowska/Unsplash: S. 120; Plainpicture: S. 18, 86; Seasons Agency: S. 110, 130, 140; Shutterstock: S. 68; Stocksy: S. 8, 10, 40, 90, 102, 106; Verband der deutschen Fruchtsaft-Industrie e.V.: S. 75; Viscom Fotografie: S. 4, S. 158;

Wichtiger Hinweis:

Die Gedanken, Methoden und Anregungen in diesem Buch stellen die Meinung bzw. Erfahrung der Verfasserin dar. Sie wurden von der Autorin nach bestem Wissen erstellt und mit größtmöglicher Sorgfalt geprüft. Sie bieten jedoch keinen Ersatz für persönlichen kompetenten medizinischen Rat. Jede Leserin, jeder Leser ist für das eigene Tun und Lassen auch weiterhin selbst verantwortlich. Weder Autorin noch Verlag können für eventuelle Nachteile oder Schäden, die aus den im Buch gegebenen praktischen Hinweisen resultieren, eine Haftung übernehmen.

QUALITÄTS GARANTIE

LIEBE LESERINNEN UND LESER,

wir wollen Ihnen mit diesem Buch Informationen und Anregungen geben, um Ihnen das Leben zu erleichtern oder Sie zu inspirieren, Neues auszuprobieren. Wir achten bei der Erstellung unserer Bücher auf Aktualität und stellen höchste Ansprüche an Inhalt und Gestaltung. Alle Anleitungen und Rezepte werden von unseren Autoren, jeweils Experten auf ihren Gebieten, gewissenhaft erstellt und von unseren Redakteuren/innen mit größter Sorgfalt ausgewählt und geprüft.

Haben wir Ihre Erwartungen erfüllt? Sind Sie mit diesem Buch und seinen Inhalten zufrieden? Wir freuen uns auf Ihre Rückmeldung. Und wir freuen uns, wenn Sie diesen Titel weiterempfehlen, in Ihrem Freundeskreis oder bei Ihrem online-Kauf.

Sollten wir Ihre Erwartungen so gar nicht erfüllt haben, tauschen wir Ihnen Ihr Buch jederzeit gegen ein gleichwertiges zum gleichen oder ähnlichen Thema um.

KONTAKT ZUM LESERSERVICE

GRÄFE UND UNZER VERLAG
Grillparzerstraße 12
81675 München
www.gu.de

Umwelthinweis:

Dieses Buch ist auf PEFC-zertifiziertem Papier gedruckt. PEFC garantiert, dass Holz- und Papierprodukte aus nachhaltig bewirtschafteten Wäldern stammen.

Syndication:
www.seasons.agency

www.facebook.com/gu.verlag